临床内科疾病诊治与护理

主　编　王秀萍　马显华　李惠贤　鲁瑞涛
副主编　李凤兰　王立峰　朱晓英　王志玲
张渊博　王　晗　姬小婷　张　赢
编　者（按姓氏笔画排序）
马显华　王　卓　王　雪　王　晗
王立峰　王志玲　王秀萍　王美英
田　宏　包美珍　吉　锋　朱晓英
许珊珊　李凤兰　李惠贤　宋发亮
宋志红　张　霞　张　赢　张渊博
陈磊鑫　赵　丰　赵鲜红　姬小婷
韩　笑　鲁瑞涛

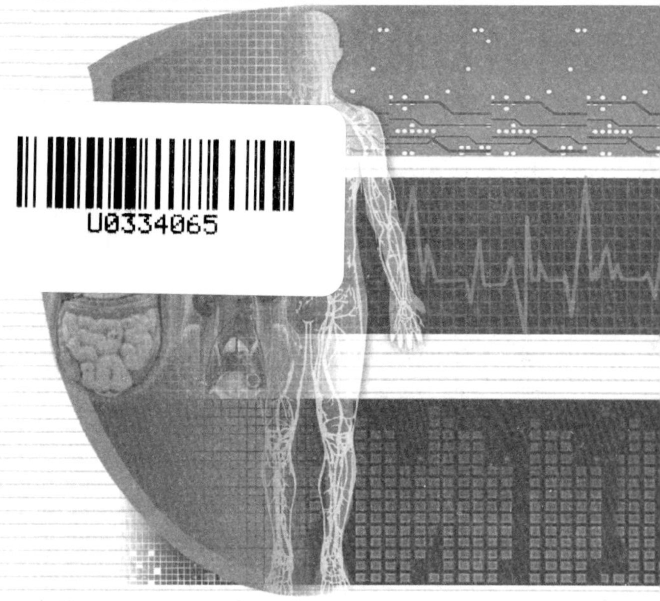

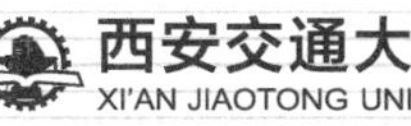
西安交通大学出版社
XI'AN JIAOTONG UNIVERSITY PRESS
国家一级出版社
全国百佳图书出版单位

图书在版编目(CIP)数据

临床内科疾病诊治与护理 / 王秀萍等主编. — 西安 : 西安交通大学出版社, 2022.5
ISBN 978-7-5693-2558-4

Ⅰ. ①临… Ⅱ. ①王… Ⅲ. ①内科-疾病-诊疗 ②内科-疾病-护理 Ⅳ. ①R5 ②R473.5

中国版本图书馆 CIP 数据核字(2022)第 050288 号

书　　名 临床内科疾病诊治与护理
主　　编 王秀萍　马显华　李惠贤　鲁瑞涛
责任编辑 张永利
责任校对 赵丹青

出版发行 西安交通大学出版社
(西安市兴庆南路 1 号　邮政编码 710048)
网　　址 http://www.xjtupress.com
电　　话 (029)82668357　82667874(市场营销中心)
(029)82668315(总编办)
传　　真 (029)82668280
印　　刷 河北正德印务有限公司

开　　本 787mm×1092mm　1/16　**印张** 12　**字数** 299 千字
版次印次 2022 年 5 月第 1 版　2022 年 5 月第 1 次印刷
书　　号 ISBN 978-7-5693-2558-4
定　　价 78.00 元

如发现印装质量问题,请与本社市场营销中心联系。
订购热线:(029)82665248　(029)82667874
投稿热线:(029)82668803
读者信箱:med_xjup@163.com

前　言

内科学是临床医学的重要组成部分。随着我国人口老龄化进程的不断加快，各种常见内科疾病的发病率逐年呈上升趋势，如何掌握好内科常见疾病的诊治与护理知识，也越来越被临床内科医生及护理工作者所重视。鉴于此，我们组织了一批拥有多年临床经验的临床内科医生及护理人员，在参考大量相关书籍的基础上，编写了这本《临床内科疾病诊治与护理》，目的在于将常见内科疾病的诊疗与护理融为一体，以便供相关专业的医护人员参考使用。

本书共分为八章，内容包括心血管内科疾病、呼吸内科疾病、内分泌科疾病、肾脏内科疾病、血液内科疾病、神经内科疾病、消化内科疾病、风湿免疫科疾病等。各章内容基本涵盖了各科常见疾病的病因、临床表现、诊断、鉴别诊断、治疗、护理等。

本书内容全面具体，资料翔实，简明扼要，使读者能够全面系统地掌握相关知识。本书除适合临床内科医生和护理人员、相关科研人员参阅外，还可作为医学院校学生的拓展阅读资料。

本书的编写人员都是长期工作在医、教、研一线的临床及护理专家，他们在繁忙的工作之余编写完成了书稿，付出了艰辛的劳动，在此特向各位编写人员致以诚挚的谢意。

书稿完成后，虽经多次审校，但由于参与编写的人员较多、编者学识水平有限以及学科知识的不断更新，书稿中难免有不尽如人意之处，恳请阅读本书的同行能多提宝贵意见及建议，以便我们后期进行完善。

编　者

2021 年 9 月

目　录

第一章　心血管内科疾病

第一节　急性心力衰竭

急性心力衰竭临床上以急性左心衰竭最为常见，急性右心衰竭则较少见。急性左心衰竭指急性发作或加重的左心功能异常所致的心肌收缩力降低、心脏负荷加重，造成心输出量骤降、肺循环压力突然升高、周围循环阻力增加，引起肺循环充血而出现急性肺淤血、肺水肿并可伴组织器官灌注不足和/或心源性休克的临床综合征。急性右心衰竭指某些原因使右心室心肌收缩力急剧下降或右心室前后负荷突然加重，从而引起右心输出量急剧减少的临床综合征。急性心力衰竭可以突然起病，或在原有慢性心力衰竭的基础上急性加重。

一、病因与病理

1. 急性左心衰竭

(1)慢性心力衰竭急性加重。

(2)急性弥散性心肌损害引起心肌收缩无力，如急性心肌梗死、急性重症心肌炎、药物所致的心肌损伤与坏死、围生期心肌病。

(3)急性血流动力学障碍。①急性起病的心脏容量负荷加重：如外伤、急性心肌梗死或感染性心内膜炎引起的瓣膜损害、腱索断裂、左心室乳头肌功能不全、室间隔穿孔、主动脉窦瘤破入心腔、人工瓣膜急性损害以及过快或过多静脉输血或输入含钠液体。②急性起病或加重的机械性阻塞引起心脏排血受阻，如重度主动脉瓣狭窄或二尖瓣狭窄；以及心室流出道梗阻、心房内血栓或黏液瘤嵌顿。③高血压危象。④主动脉夹层。⑤急性起病的心室舒张受限，如急性大量心包积液或积血、心脏压塞、快速的异位心律等。⑥严重的心律失常，如心室颤动(简称室颤)和其他严重的室性心律失常、显著的心动过缓等，使心脏暂停排血或排出量显著减少。

2. 急性右心衰竭

急性右心衰竭多见于右心室梗死、急性大块肺栓塞和右侧心瓣膜病。

二、临床表现

急性心力衰竭表现为迅速发生或在慢性心力衰竭基础上急性加重的心力衰竭症状和体征。病情严重程度可不同，从劳累性呼吸困难逐渐加重到急性肺水肿和心源性休克。

1. 急性肺水肿

急性肺水肿为急性左心衰竭最常见的表现，典型发作表现为突然、严重气急，每分钟呼吸可达 30～40 次，端坐呼吸，阵阵咳嗽，面色灰白，口唇发绀，大汗，常咳出泡沫样痰，严重者可从口腔和鼻腔内涌出大量粉红色泡沫液。疾病发作时，心率、脉搏增快，血压可升高、正常或低于正常；两肺可闻及广泛的水泡音和/或哮鸣音；心尖部可听到奔马律，但常被肺部水泡音掩盖；胸部X线片可见典型蝴蝶形大片阴影，由肺门向周围扩展。

急性肺水肿早期肺间质水肿阶段时可无上述典型的临床表现和X线表现，而仅表现为气促、阵阵咳嗽、心率增快、心尖部奔马律和肺部哮鸣音，X线片显示上肺静脉充盈、肺门血管模糊不清、肺纹理增粗和肺小叶间隔增厚。间质肺水肿如不能及时诊断并采取治疗措施，可以发展成肺泡性肺水肿。

2. 休克

由心输出量突然且显著减少引起的休克，称为心源性休克。临床上，患者除休克外，多伴有心功能不全。

3. 昏厥

因心输出量明显减少引起脑部缺血而发生的意识丧失，称为心源性昏厥。如昏厥不能及时恢复，可出现四肢抽搐、呼吸暂停、发绀等表现，称为阿-斯综合征，主要见于急性心脏排血受阻或严重心律失常。

三、诊断

1. 诊断要点

(1)Killip分级：用于急性心肌梗死功能损伤评价。其具体的分级方法是：Ⅰ级，无心力衰竭；Ⅱ级，有心力衰竭，肺部中下野有湿啰音(肺野下1/2)，可闻及奔马律，胸部X线表现为肺淤血；Ⅲ级，有严重的心力衰竭，且有肺水肿，布满湿啰音(超过肺野下1/2)；Ⅳ级，有心源性休克、低血压(收缩压≤90mmHg)、发绀、少尿、出汗。

(2)Forrester分级：根据临床表现和血流动力学状态分级，主要用于急性心肌梗死患者，也可用于其他原因的急性心力衰竭的评价。血流动力学分级根据肺毛细血管楔压(PCWP)或平均肺毛细血管楔压(mPCWP)及心脏指数(CI)：Ⅰ级，PCWP≤17mmHg，CI＞2.2L/(min·m^2)，无肺淤血及周围灌注不良；Ⅱ级，PCWP＞17mmHg，CI＞2.2L/(min·m^2)，有肺淤血；Ⅲ级，PCWP＞17mmHg，CI≤2.2L/(min·m^2)，有周围组织灌注不良；Ⅳ级，PCWP＞17mmHg，CI≤2.2L/(min·m^2)，有肺淤血和组织灌注不良。

(3)临床程度分级：可根据皮肤的干湿、冷暖和肺部是否有湿啰音分为四个等级。皮肤干暖，无肺部啰音(Ⅰ级)；皮肤湿暖伴有肺部啰音(Ⅱ级)，患者有急性左心衰竭和肺淤血；皮肤干冷伴有肺部啰音(Ⅲ级)，患者有肺淤血或肺水肿，并有早期末梢循环障碍和组织脏器灌注不良；皮肤湿冷伴有肺部啰音(Ⅳ级)，此时患者有急性左心衰竭，还有心源性休克或其前兆。

2. 辅助检查

(1)心电图检查：主要可了解有无急性心肌缺血、心肌梗死和心律失常，可提供急性心力衰竭病因诊断依据。

(2)胸部X线片：急性心力衰竭患者可显示肺门血管影模糊、蝶形肺门，重者呈弥散性肺内大片阴影等肺淤血征。

(3)超声心动图检查：有助于评价急性心肌梗死的机械并发症、室壁运动失调、心脏的结构与功能、心脏收缩/舒张功能的相关数据，了解有无心脏压塞。

(4)脑钠肽检测：检查血浆脑钠肽(BNP)和氨基末端脑钠肽原(NT-pro BNP)，有助于急性心力衰竭的快速诊断与鉴别，阴性预测值可排除急性心力衰竭（AHF）。诊断急性心力衰竭的参考值：NT-pro BNP＞300pg/mL，BNP＞100pg/mL。

（5）心肌标志物检测：心肌肌钙蛋白（cTnT 或 cTnI）或 CK-MB 异常，有助于诊断急性冠状动脉综合征。

（6）有创的导管检查：安装漂浮导管进行血流动力学监测，有助于急性心力衰竭的治疗。急性冠状动脉综合征的患者酌情可行冠状动脉造影及血管重建治疗。

（7）其他检查：具体如下。①动脉血气分析：急性心力衰竭时常有低氧血症，酸中毒与组织灌注不足可有二氧化碳潴留。②常规检查：如检查血常规、电解质、肝肾功能、血糖、高敏 C 反应蛋白（hs-CRP）。

本病根据急性呼吸困难的典型症状和体征、NT-pro BNP 升高，一般诊断并不困难。进一步检查可明确病因诊断，有助于进行针对性治疗。

四、鉴别诊断

急性左心衰竭应与可引起明显呼吸困难的疾病，如支气管哮喘和哮喘持续状态、急性大块肺栓塞、肺炎、严重的慢性阻塞性肺疾病（COPD）伴有感染等相鉴别，还应与其他原因所致的非心源性肺水肿（如急性呼吸窘迫综合征）以及非心源性休克等疾病相鉴别。

五、治疗

急性心力衰竭因发病急、病情重，治疗时应短期内稳定生命体征，纠正血流动力学异常，避免心力衰竭进一步恶化，另外应注意去除诱发急性心力衰竭的诱因，尽早针对急性心力衰竭进行病因治疗。急性心力衰竭救治措施的重点是减轻心脏前、后负荷，纠正血流动力学异常。

1. 初始治疗

（1）体位：嘱患者取坐位，双脚下垂，以减少静脉回心血量，减轻心脏前负荷。

（2）吸氧：开始时氧流量为 2～3L/min，也可高流量给氧（6～8L/min），需要时，可予以面罩加压给氧或正压呼吸；应用酒精吸氧（即氧气流经 50%～70%酒精湿化瓶），或给予有机硅消泡剂，使泡沫表面张力降低而破裂，有利于肺泡通气的改善；吸氧后，保持动脉血氧饱和度（SaO_2）在 95%～98%。

（3）控制出入量：对急性心力衰竭患者应严格控制饮水量和输液量，保持每天出入量负平衡（约 500mL/d），严重肺水肿者可负平衡至 1000～2000mL/d，甚至达 3000～5000mL/d，但应注意复查电解质，并注意有无低血容量情况出现。

（4）镇静：吗啡是治疗急性肺水肿极为有效的药物，通过抑制中枢性交感神经，反射性地降低外周静脉和小动脉张力，减轻心脏前负荷。吗啡能降低呼吸中枢和咳嗽中枢的兴奋性、减慢呼吸和镇咳、松弛支气管平滑肌、改善通气功能，其中枢镇静作用还能减轻或消除焦虑、紧张、恐惧等反应，通常采用 3～5mg 吗啡静脉注射，必要时每隔 15 分钟重复 1 次，共 2 次或 3 次，或 5～10mg 皮下注射。但应注意的是，低血压或休克、慢性阻塞性肺疾病、支气管哮喘、神志障碍及伴有呼吸抑制的危重患者须禁用吗啡。吗啡的不良反应常表现为恶心及呕吐，如症状明显，可给予止吐剂。

（5）快速利尿：强效袢利尿剂可大量迅速利尿，降低心脏容量负荷，缓解肺淤血。例如，呋塞米 20～40mg，或托塞米 10～20mg，或布美他尼 0.5～1mg，静脉注射，可根据利尿反应调整剂量。若袢利尿剂疗效不佳，可加用噻嗪类和/或醛固酮受体拮抗剂。

(6)解除支气管痉挛:地塞米松 10mg 和/或安定 250mg,静脉注射,持续哮喘时,可用氢化可的松或氨茶碱加入 5%葡萄糖溶液中静脉滴注,但急性心肌梗死时氨茶碱应慎用。

2. 血管活性药物的应用

(1)血管扩张剂:可降低左、右心室充盈压和全身血管阻力,减轻心脏负荷,缓解呼吸困难,但当患者收缩压<90mmHg 或存在严重的主动脉瓣及二尖瓣狭窄、肥厚性梗阻型心肌病时应禁用。

1)硝酸酯类:在不减少每搏心输出量和不增加心肌耗氧的情况下,能减轻肺淤血,常用硝酸甘油加入 5%葡萄糖溶液,静脉滴注,初始剂量为 5～20μg/min,最大剂量为 100～200μg/min,密切监测血压,防止血压过度下降。

2)硝普钠:对于严重心力衰竭的患者和原有后负荷增加者(如高血压心力衰竭或二尖瓣反流),推荐硝普钠从 0.3μg/(kg·min)开始,缓慢加量至 1～5μg/(kg·min),静脉滴注。本药适合短期使用,长期应用可引起硫氰酸盐毒性。

(2)重组人脑钠肽(RhBNP):可通过血管环鸟苷-磷酸受体通路介导血管扩张,具有利钠、利尿、降低肺毛细血管楔嵌压和肺动脉压的作用,能够适度抑制交感神经系统、醛固酮和内皮素等血管收缩神经激素活性,对于纠正急性心力衰竭时血流动力学异常具有较好作用。其通常的负荷量为 1.5μg/kg,静脉注射,再以维持剂量 0.0075μg/(kg·min)静脉滴注 24 小时,最常见的不良反应为低血压。

(3)乌拉地尔:具有外周和中枢双重扩血管作用,可降低血管阻力,降低 PCWP,缓解呼吸困难,降低后负荷,增加心输出量。根据患者血压情况,给予负荷剂量,静脉注射 12.5～25mg,再以维持剂量 25～400μg/(kg·min)进行维持。

3. 正性肌力药物

正性肌力药物适用于低心排综合征(如症状性低血压),或心排出量降低伴有淤血的患者,可减轻低灌注所致的症状,保证重要脏器的血供。

(1)多巴酚丁胺:在治疗急性心力衰竭时短期应用,主要用于缓解症状,起始剂量为 2～3μg/(kg·min),通常不需要负荷剂量,最大剂量可达 20μg/(kg·min),停药前应逐渐减量至停止。多巴酚丁胺可诱发室性或房性心律失常、心动过速,也可诱发冠心病患者胸痛或加重心肌缺血,使用过程中应注意观察。

(2)多巴胺:小剂量多巴胺[<3μg/(kg·min)]可激活多巴胺受体,降低外周血管阻力,增强肾、冠状动脉和脑血流。中等剂量多巴胺[3～5μg/(kg·min)]可刺激 β 受体,直接或间接增加心肌收缩力及心排出量。大剂量多巴胺[>5μg/(kg·min)]则作用于 α 受体,导致血管收缩和血管阻力增加,用于维持伴有低血压的心力衰竭患者,但可增加心率,诱发心动过速或心律失常,应注意观察。

(3)磷酸二酯酶抑制剂:常用药物为米力农,首剂为 25μg/kg,稀释后 15～20 分钟内静脉注射,继之 0.375～0.75μg/(kg·min),维持静脉点滴,临床上也可以直接采用缓慢静脉滴注,尤其对低充盈压患者,可避免低血压风险。

(4)毛花苷 C:如患者未长期服用地高辛等洋地黄类药物,可首剂给予 0.4mg,以 5%葡萄糖注射液稀释后缓慢注射,6～8 小时后可根据需要再给予 0.2mg 静脉注射,但目前已不主张快速洋地黄化。洋地黄尤其适合于:①低心排量心力衰竭。②心房颤动快速心室率心力衰竭。

毛花苷C使用过程中应注意：急性心肌梗死（发病24小时内）、急性心肌炎、低钾血症等患者应禁用，甲状腺功能低下者也应慎用。

（5）其他：钙增敏剂左西孟旦、松弛素、血管加压素 V_2 受体拮抗剂、腺苷受体拮抗剂等需要更多临床证据的支持。

4. 非药物方法的应用

（1）主动脉内球囊反搏：是一种有效的改善心肌灌注且同时降低心肌耗氧量、增加心排出量的治疗手段，适用于心源性休克、血流动力学障碍的严重冠心病或顽固性肺水肿等。

（2）人工机械通气：急性心力衰竭时由于肺淤血（肺水肿）、心功能受损、组织灌注不良，患者会出现不同程度的低氧血症和组织缺氧，人工机械通气维持 SaO_2 在95%～98%，可以有效防止外周脏器和多器官功能衰竭。无创通气治疗是一种无须气管插管、自主呼吸触发的机械通气治疗，包括两种方法：持续气道正压通气和双水平气道正压通气，可进一步减少呼吸做功和提高全身代谢的需求。气管插管机械通气治疗是有创性机械通气，主要用于病情恶化伴随发生Ⅰ型或Ⅱ型呼吸衰竭者、对无创机械通气无反应的患者，以及继发于ST段抬高型急性冠状动脉综合征所致的肺水肿患者。

（3）血液净化治疗：适用于高容量负荷（如肺水肿）且对袢利尿剂和噻嗪类利尿剂抵抗者，能够减轻肺水肿和外周水肿，改善血流动力学，且有助于恢复对利尿剂的治疗反应。

（4）病因治疗：首先寻找导致急性心力衰竭的发病原因和诱发因素，从根本上缓解和治疗心力衰竭。

1）急性冠状动脉综合征并发急性心力衰竭：冠状动脉造影证实为严重左主干及多支血管病变且能够进行介入治疗者，应尽早行急诊经皮冠状动脉介入治疗，血运重建后可以明显改善心力衰竭。

2）急性心脏机械并发症并发急性心力衰竭：对于急性心肌梗死后并发心室游离壁破裂、室间隔穿孔、重度二尖瓣关闭不全，或由于心脏瓣膜疾病并发症（如腱索断裂）及感染性心内膜炎导致的瓣膜穿孔而引起的急性心脏瓣膜关闭不全，主动脉瓣或二尖瓣的严重狭窄以及联合瓣膜病的心功能急性失代偿期，外科手术有助于改善病情。

六、护理

1. 心理护理

急性心力衰竭患者常因极度呼吸困难而表现出恐惧或焦虑等不良心理反应，而不良心理反应可导致交感神经兴奋性增高，加重呼吸困难，形成恶性循环。医护人员在抢救时，必须保持镇静、操作熟练、忙而不乱，使患者产生信任、安全感，避免在患者面前讨论病情；指导患者进行自我心理调整，如深呼吸、放松疗法等，向患者说明恐惧对病情的不良影响，如增加心脏负荷、诱发心律失常、加重支气管痉挛等，取得患者主动配合，以减轻其不良心理反应。

2. 健康指导

（1）向患者及其家属讲解导致本病的诱因，并指导患者如何避免诱发因素。

（2）遵医嘱积极治疗原有心脏病。

（3）嘱患者在静脉输液前要主动告诉护士自己有心脏病病史，以便于护士在输液时控制输液量及速度。

第二节 心源性休克

心源性休克是指由各种原因引起的心脏泵血功能障碍，导致急性组织灌注不足，从而产生的临床综合征。心源性休克的血流动力学改变包括持续性低血压（收缩压<90mmHg，或收缩压较基线水平下降>30mmHg，持续30分钟以上）、肺毛细血管楔压大于18mmHg、心脏指数小于2.2L/(min·m^2)。其临床表现包括低血压伴组织灌注不足（少尿、意识障碍、四肢湿冷等）以及一系列心肌功能障碍的体征。

一、病因与病理

任何引起严重的急性左心室衰竭或右心室衰竭的原因都能导致心源性休克。继发于急性心肌梗死的左心衰竭是心源性休克最常见的原因。急性心肌梗死患者中，心源性休克的发生率为10%～20%。常见的心源性休克原因如下。

1.急性心肌梗死

急性心肌梗死可由于泵衰竭、机械性并发症、右心室梗死等原因导致心源性休克。

(1)泵衰竭：如大面积梗死、既往存在左心室功能障碍的小面积梗死、梗死扩展、梗死延展、再梗死等，可导致心源性休克。梗死扩展指由于梗死区心肌变薄和拉长所致的心室扩张，心肌梗死范围的大小并未增加。与梗死扩展不同，梗死延展指心肌梗死后重新发生的心肌坏死，有心肌坏死范围的真正增加。再梗死则指心肌梗死后再次发生的新的心肌梗死。

(2)机械性并发症：如乳头肌断裂所致的急性二尖瓣反流、室间隔缺损、游离壁破裂导致的心脏压塞等，可导致心源性休克。

(3)右心室梗死：可导致心源性休克。

2.其他心肌疾病

其他心肌疾病，如心肌炎、围生期心肌病、伴流出道梗阻的肥厚型心肌病、应激性心肌病等，亦可导致心源性休克。

3.心瓣膜病

心瓣膜病，如急性二尖瓣反流、急性主动脉瓣反流、主动脉或二尖瓣狭窄伴快速性心律失常、人工瓣膜功能障碍等，可导致心源性休克。

4.快速性心律失常

快速性心律失常，如室性心动过速、心房颤动、心房扑动等，可导致心源性休克。

5.其他情况

其他情况，如长时间的心肺分流术、感染性休克伴重度心肌抑制、穿透性或钝性心脏创伤、心脏原位移植排异反应、大块肺梗死等，亦可导致心源性休克。

二、临床表现

心源性休克的临床表现包括原发心脏疾病和休克两个方面，在休克的不同发展阶段，具有不同的临床表现。同时，不同患者、不同病因的心源性休克的临床表现也具有高度的异质性。

心源性休克的表现可被原发心脏疾病掩盖，也可因原发心脏病变过重而使心源性休克被忽视。

1. 休克早期

患者意识清醒，但烦躁不安、焦虑或激动，面色及皮肤苍白，口唇发绀，出冷汗，肢体湿冷，心率加快，脉搏尚有力，收缩压偏低或接近正常，但不稳定，舒张压升高，脉压变小，尿量可减少。

2. 休克中期

患者除上述表现外，神志尚清楚，但表情淡漠、反应迟钝，意识逐渐模糊，脉搏细速，指压稍重即消失，收缩压降至 80～90mmHg 或以下，脉压变小（30mmHg 以下），口渴，尿量减少（20mL/h 以下）；重度休克时，患者可出现呼吸急促，并可陷入昏迷状态，收缩压低于 60mmHg，甚至测不出，无尿。

3. 休克晚期

此期可发生弥散性血管内凝血（DIC）和多器官功能障碍综合征（MODS）。DIC 可引起出血，可有皮肤、黏膜和内脏出血，以消化道出血和血尿较为常见，肾上腺出血可导致急性肾上腺皮质功能衰竭，胰腺出血可致急性胰腺炎。MODS 可引起心力衰竭、急性呼吸衰竭、急性肾衰竭、脑功能障碍和急性肝衰竭等。

三、诊断

1. 诊断要点

心源性休克是器官组织的一种低灌注状态，系急性心肌梗死或其他各种原因所致的终末期心力衰竭，临床诊断标准如下。

（1）存在引起心源性休克的病因。

（2）全身低灌注表现：肢体湿冷，尿量＜20mL/h 和/或神志改变等。

（3）血流动力学表现：①持续性低血压，收缩压＜90mmHg，或收缩压较基线水平下降＞30mmHg，持续 30 分钟以上。②心排出量显著下降，心脏指数（CI）＜2.2L/（min・m^2）。③肺动脉楔压＞18mmHg。肺动脉漂浮导管和/或多普勒超声心动图检查有助于心源性休克的诊断。

2. 辅助检查

（1）心电图检查：在由急性心肌梗死所致的心源性休克中，最常见的心电图表现是 ST 段抬高，但也有不伴 ST 段抬高的心源性休克。约 25％的患者可能表现为 ST 段压低或非特异性 ST 段改变。心电图还可发现陈旧性心肌梗死和心律失常。心电图右心前区导联的改变提示患者有右心室梗死的可能。急性心肌炎的心电图异常表现比较多样，常见快速性心律失常，尤其是窦性心动过速或房颤，有些患者有新发的室内传导障碍。心源性休克可使终末期心力衰竭变得更严重，心电图可能表现为广泛的陈旧性心肌梗死、室间传导障碍或束支传导阻滞。

（2）超声心动图检查：对于心源性休克患者的诊断极有价值，可用于诊断乳头肌断裂或室间隔缺损等机械性并发症。超声心动图还可评估整个左心室功能，包括非梗死区的代偿性高动力状态，可判断由广泛心肌梗死引起的心源性休克患者是否存在严重的局部室壁活动异常。严重弥散性低动力状态提示休克的原因可能是心肌病。患者的短期和长期病死率与超声心动图所显示的初始左室心功能、二尖瓣反流的程度有关。对怀疑有游离壁破裂的患者，超声心动图可证实是否存在心包积液。新近的研究表明，多普勒超声心动图能准确地测出心源性休克患者的肺动脉收缩压和楔压，当二尖瓣血流减速时间≤140 毫秒时，高度提示肺动脉楔压≥20mmHg；在无肺动脉导管的情况下，可以用超声心动图来进行临床评估。超声心动图是极重要的检查手段，操作时必须快速进行，尤其是对于以急性心脏缺血起病的患者。

(3)胸部 X 线片：约 2/3 的患者胸部 X 线片可以发现肺血管淤血、肺水肿。首次心肌梗死引起心源性休克的患者，其心脏大小通常没有改变，但有心肌梗死病史的患者，其心脏会增大。

四、鉴别诊断

1. 低血压

二者主要从既往病史和临床表现进行鉴别。低血压患者既往无器质性病变表现，心率不快，微循环充盈良好，无苍白和冷汗，尿量正常。

2. 低血容量性休克

低血容量性休克有明确的内、外出血或失液因素(包括严重呕吐、腹泻、肠梗阻和各种原因的内出血等)，并有明显的脱水征(眼窝凹陷)，中心静脉压常$<5cmH_2O$。

3. 感染性休克

感染性休克有感染的证据，包括急性感染、近期手术、创伤、传染病等，或有感染中毒症状，如寒战、发热、白细胞增高等。

4. 过敏性休克

过敏性休克有明确的致敏因素，可有皮肤过敏表现及呼吸系统表现(喉头水肿、三凹征)。

5. 神经源性休克

神经源性休克有强刺激因素，如创伤、疼痛等可能导致机体强烈应激反应的原因。

五、治疗

1. 一般治疗

(1)休息、镇痛：嘱患者绝对卧床休息，给予有效镇痛；患者可平卧，急性肺水肿患者可取半坐卧位，有急性心肌梗死，可用吗啡 3～5mg 静脉注射或皮下注射，或同时予以地西泮(安定)、苯巴比妥。吗啡可使右心回流血量减少、血压进一步降低，故需严密观察血压、心率、心律及心室充盈指标。

(2)建立有效的静脉通道：必要时，可行深静脉插管，并留置导尿管，以监测尿量。

(3)监护：持续给予心电、血压、血氧饱和度监护。

(4)纠正低氧血症：心源性休克常出现低氧血症，低血压合并低血氧使心功能进一步受到损害。在保持呼吸道通畅的前提下，予以高流量吸氧，一般为 6～10L/min，以纠正低氧血症和改善组织氧合作用，使 $SaO_2>95\%$。需要注意的是，在有 CO_2 潴留时，高流量吸氧有加重呼吸性酸中毒的可能。

2. 补充血容量

所有休克都有有效血容量相对或绝对不足，随着休克的发展，会导致血管床开放、毛细血管通透性增加、净水压增加、体液从血管内转移到血管外,使有效循环血量锐减,需进行扩容治疗。

3. 血管活性药物的应用

在心源性休克患者平均动脉压<70mmHg 时,脏器血供严重受损,需使用升血压药,以维持血压,保证重要脏器的血供。

(1)拟交感肾上腺素类药:本类药通过直接激活肾上腺素能受体起作用,外周血管效应通过 α_1 和 β_2 受体介导的收缩和舒张作用。常用的拟交感肾上腺素类药有多巴胺、多巴酚丁胺、去甲肾上腺素、间羟胺(阿拉明)、异丙肾上腺素等。

(2)血管扩张药:心源性休克不宜单独使用血管扩张药,因其对血压不利。例如,心排出量和血压均低而肺小动脉楔压高,外周血流灌注不良,血管扩张药与正性肌力性药联用有协同效果。当心排出量降低,左心室充盈压升高(>20mmHg)而动脉压不低(>90mmHg)时,可单独应用血管扩张药。血管扩张药可降低外周血管阻力,减少左心室容量和充盈压,降低心肌耗氧量,改善左心室功能,改善脏器血流灌注。应用血管扩张药的前提是心室要有足够的充盈压、流入和流出道无梗阻,右心室梗死、右心室流出道梗阻者禁忌用血管扩张药。常用的血管扩张药有硝普钠、硝酸甘油、酚妥拉明等。

4. 正性肌力药物

(1)洋地黄制剂:一般在急性心肌梗死的前 24 小时,尤其是 6 小时内及心源性休克早期,应尽量避免使用洋地黄制剂。洋地黄制剂作用有限,虽可增加心排出量,但无法预测其对体循环阻力和左心室充盈压的影响,且洋地黄会增加心肌耗氧量。

(2)磷酸二酯酶抑制药:此类药通过抑制环腺苷酸(cAMP)的降解而升高细胞内浓度,其血流动力学效应与多巴酚丁胺类似,但对心率影响较少。本类药可增加细胞内效应,增强心肌收缩力,降低血管阻力,增加心排出量,降低左心室充盈压。其正性肌力作用虽增加心肌耗氧量,但由于室壁张力降低,心室容积减少和外周阻力降低,其净效应仍然是心肌耗氧量减少。此类药短期疗效满意,远期疗效不确定,在心源性休克中较洋地黄类更合理,效果更好。常用的磷酸二酯酶抑制药有米力农、氨力农、依诺昔酮(安甲苯咪酮)等。

5. 其他治疗

(1)纠正酸中毒和电解质紊乱。

(2)应用糖皮质激素。

(3)应用纳洛酮。

(4)进行心肌保护。

6. 防治并发症

(1)呼吸衰竭:包括持续氧疗,必要时在呼气末进行正压给氧,适当应用呼吸兴奋药,如尼可刹米(可拉明)0.375g 或洛贝林(山梗菜碱)3~6mg,静脉注射。此外,应保持呼吸道通畅,定期吸痰,加强抗感染等。

(2)急性肾衰竭:注意纠正水、电解质紊乱及酸碱失衡,及时补充血容量,酌情使用利尿药,如呋塞米(速尿)20~40mg,静脉注射;必要时,可进行血液透析或腹膜透析。

(3)保护脑功能:酌情使用脱水药及糖皮质激素,合理使用兴奋药及镇静药,适当补充促进脑细胞代谢药,如脑活素、三磷酸腺苷等。

(4)防治弥散性血管内凝血(DIC):休克早期,应积极应用右旋糖酐-40、阿司匹林(乙酰水杨酸)、双嘧达莫(潘生丁)等抗血小板及改善微循环药物;有DIC早期指征时,应尽早使用肝素抗凝,首剂3000~6000U,静脉注射,后续以500~1000U/h静脉滴注,监测凝血时间,调整用量;后期适当补充消耗的凝血因子,对有栓塞表现者,可酌情使用溶栓药,如小剂量尿激酶(25万~50万U)或链激酶。

(5)血管紧张素转化酶抑制剂(ACEI):血管紧张素Ⅱ受体拮抗剂(AngⅡ)有强烈的收缩血管作用和进一步加强交感神经的作用。血管紧张素转化酶抑制剂可减少AngⅡ,对能耐受此类药的急性心肌梗死患者,可使心血管病死率下降20%,是急性心肌梗死的一线用药,但心源性休克多发生于心肌梗死后数小时,血压下降多不能耐受血管紧张素转化酶抑制剂,需待血压等血流动力学指标稳定后,方可考虑应用,应用时,需从小剂量开始,逐渐加至最大耐受量。

7.其他病因导致的心源性休克的治疗

急性心脏压塞者,应立即进行心包穿刺减压;乳头肌断裂或室间隔穿孔者,应尽早进行外科修补。如为急性心脏压塞所致,由于心包腔急性大量血液或渗出液积聚,导致心脏充盈受限、心排出量下降,此时因立即进行心包穿刺抽液,以解除对心脏的压迫。

六、护理

1.一般护理

(1)心源性休克的患者心功能很差,对外界活动耐受力很低,因此需要绝对卧床休息,将头部抬高30°~45°、腿部垂于床面以下或放于床面上,这样可以减少回流入心脏的血液,减轻心脏负荷,改善心功能。

(2)做好口腔护理,保持呼吸道通畅,防止因误吸而发生肺炎。

2.病情观察

(1)患者处于急性期要禁止饮食,避免误吸入肺部或发生呕吐物误吸入肺部。

(2)要注意保暖,不要用热水袋,以免将皮肤烫伤。

第三节 主动脉瓣狭窄

主动脉瓣狭窄是指主动脉瓣口小于正常的先天畸形。正常的主动脉瓣口面积超过3.0cm^2,当瓣口面积减小至1.5cm^{2}时,为轻度狭窄;当瓣口面积减小至1.0cm^{2}时,为中度狭窄;当瓣口面积小于1.0cm^{2}时,为重度狭窄。

一、病因与病理

主动脉瓣狭窄最常见的病因是先天性主动脉瓣畸形、老年性主动脉瓣钙化和风湿性主动脉瓣狭窄。欧美国家以前两者为主,我国仍以风湿性为多见。

单纯风湿性主动脉瓣狭窄罕见,几乎都合并二尖瓣病变及主动脉瓣关闭不全。病理变化为瓣叶交界粘连、瓣膜增厚、纤维钙化(以瓣叶游离缘尤为突出)。

三尖瓣的钙化性主动脉瓣狭窄(即所谓的老年退行性狭窄)多见于老年患者,近年来发生率呈上升趋势。其发病机制可能与主动脉瓣应力和剪切力异常升高、湍流致血管内皮损伤、慢性炎症、RAS系统被激活、脂蛋白沉积、钙磷代谢紊乱、遗传等因素有关；与冠心病有相似的危险因子，如老龄、男性、肥胖、高血压、高血脂、吸烟、糖尿病等。本病一旦发生，病变呈进行性发展，直至最终需要进行瓣膜置换；病理表现为瓣体部的钙化，很少累及瓣叶交界处。钙化程度是本病临床转归的预测因子之一。

先天性主动脉瓣狭窄可为单叶式、二叶式或三叶式，其中二叶式主动脉瓣最多，约占50％。普通人群中二叶式主动脉瓣的发生率为1％～2％，部分有家族史（染色体显性遗传）。

二、临床表现

1. 症状

主动脉瓣狭窄可历经相当长的无症状期，猝死的风险极低（每年＜1％）；一旦出现症状，临床情况急转直下，若不及时手术，2年生存率为20％～50％。其三大症状为劳力性呼吸困难、心绞痛、黑矇或昏厥。早期表现多不典型，特别是老年人或不能运动的患者，症状极易被忽视，或因缺乏特异性而被误以为衰老导致的体能下降或其他疾病的症状。劳累、情绪激动、感染等可诱发急性肺水肿；有症状的主动脉瓣狭窄猝死的风险会升高。如未能及时手术，随病程发展和心功能损害加重，晚期可出现顽固的左心衰竭症状和心输出量降低的各种表现，甚至有右心衰竭的表现。

2. 体征

主动脉瓣狭窄患者的心浊音界可正常，心力衰竭时向左扩大，心尖区可触及收缩期抬举样搏动，左侧卧位时可呈双重搏动。胸骨右缘第2肋间可闻及低调、粗糙、响亮的喷射性收缩期杂音，呈递增递减型，于第一心音（S_1）后出现，收缩中期最响，以后逐渐减弱，主动脉瓣关闭（出现第二心音）前终止，常伴有收缩期震颤，吸入亚硝酸异戊酯后杂音可增强。杂音可向颈动脉及锁骨下动脉传导，杂音越长、越响，收缩高峰出现越迟，狭窄程度越重。合并心力衰竭后，杂音可变轻而短促。瓣膜无明显钙化时（先天性主动脉瓣狭窄），可有收缩早期喷射音（主动脉瓣开瓣音）；钙化明显时，主动脉瓣第二心音（A_2）减弱或消失，亦可出现第二心音逆分裂，常可在心尖区闻及第四心音（S_4），提示左心室肥厚和左心室舒张末压升高。左心室扩大和衰竭时，可有第三心音（舒张期奔马律）。

三、诊断

1. 诊断要点

根据临床症状、查体见心底部主动脉瓣区喷射性收缩期杂音、超声心动图检查证实主动脉瓣狭窄，即可明确本病的诊断。

2. 辅助检查

（1）X线检查：左心缘圆隆，心影早期不大，继发心力衰竭时，左心房及左心室扩大，或可见主动脉瓣钙化、升主动脉扩张。晚期患者可见肺动脉主干突出、肺静脉增宽和肺淤血等征象。

（2）心电图检查：可见左心室肥厚与劳损表现，多有左心房增大，部分患者可见左前分支阻滞和其他各种程度的房室传导阻滞或束支传导阻滞，以及各种心律失常等。

（3）超声心动图检查：具体如下。

1）超声心动图表现：超声心动图是主动脉瓣狭窄首选的评价手段。主动脉瓣硬化为钙化性主动脉瓣狭窄的早期表现，表现为主动脉瓣增厚、回声增强，可伴有局部钙化，多始于瓣叶根部，逐渐向瓣尖扩展；瓣膜活动略显僵硬，跨瓣 V_{max} 为 1.5～2.5m/s。随着病程进展，瓣膜钙化加重（但极少累及交界处），活动受限，瓣口变形、狭小，开放呈星形，跨瓣血流速度加快。风湿性主动脉瓣狭窄表现为交界处粘连，瓣叶增厚、钙化，游离缘尤为突出，瓣口开放，呈三角形。几乎所有患者都同时伴有二尖瓣风湿性病变。

2）定量主动脉瓣狭窄程度：常用指标有最大血流速度（V_{max}）、最大跨瓣瞬时压差（PPG）、平均跨瓣压差（MPG）、主动脉瓣口面积（AVA）（连续方程式法），应结合瓣膜钙化程度及活动度等间接征象进行综合判断，并考虑心脏功能、高动力状态、小心腔和过度肥厚、高血压（动脉阻抗）、主动脉瓣反流、二尖瓣病变、升主动脉内径（压力恢复现象）、体形等对测量结果的干扰。

四、鉴别诊断

本病的鉴别诊断主要依赖 B 超和彩色多普勒超声检查。

（1）先天性主动脉瓣下/瓣上狭窄：多为固定性狭窄，超声可明确高速血流的部位、左室流出道及主动脉根部的形态。主动脉瓣下狭窄常由异常隔膜或肌束引起，血流动力学特征与主动脉瓣狭窄类似。主动脉瓣上狭窄不常见，如 Williams 综合征，成人阶段出现持续性或间断性梗阻。

（2）动力性主动脉瓣下狭窄：多见于特发性肥厚型主动脉瓣下狭窄、左心室小而厚的患者（如某些女性高血压）处于高动力状态下（应激、贫血、发热、血容量不足等）、某些心尖部心肌梗死（基底段收缩代偿性增强过度）患者。梗阻主要发生在收缩中晚期，连续多普勒呈特征性频谱曲线（峰值后移，收缩早期曲面朝上）；梗阻程度因受到多种血流动力学因素（容量负荷、心率/律、心肌收缩力、β 受体阻滞药）影响而多变，甚至可呈间歇性或隐匿性。

（3）其他可产生收缩期杂音的病变，如主动脉扩张、三尖瓣关闭不全等，超声心动图可以明确诊断。

五、治疗

1. 随访

主动脉瓣狭窄进展速度存在显著的个体差异，目前无有效的临床预测指标，定期进行临床随访和超声检查，特别是早期识别症状，对于决定手术时机至关重要，应教育患者了解可能出现的症状，一旦出现，需立即复诊。对于症状可疑者，运动负荷超声心动图可以帮助判断。超声心动图随访频度：重度主动脉瓣狭窄者每年 1 次，中度主动脉瓣狭窄者每 1～2 年 1 次，轻度主动脉瓣狭窄者每 3～5 年 1 次。二叶式主动脉瓣合并主动脉瓣狭窄者，还必须同时评价主动脉根部及升主动脉内径。二叶式主动脉瓣患者的亲属中，9% 的人也有二叶式主动脉瓣，即使无二叶式主动脉瓣的亲属，也有可能合并升主动脉病变，因此需对二叶式主动脉瓣患者的一级亲属进行超声筛查。

2. 药物治疗

主动脉瓣狭窄无特异性治疗，一般应避免过度的体力劳动和剧烈运动，合并高血压者应积极控制血压。有症状但无法手术的患者，可对症治疗，但预后极差。

六、护理

(1)日常护理:非常重要,术后应当限制患者的活动量,还应当保持良好的心态,不宜情绪激动,更不能劳累,提高自己的睡眠质量,还应当积极预防呼吸道感染。

(2)药物护理:患者进行手术之后,应当遵医嘱服用治疗药物,且要定期进行复诊;在药物方面,要合理运用,还要按时、按量服用,患者不宜自行调整药物的用量。

(3)饮食调理:在饮食方面,应当保持均衡,且要保证足够的营养,手术后不宜食用生冷以及辛辣等刺激性食物,成年患者应当忌烟、酒。

(4)注意休息:在手术1~3个月内,患者不宜进行剧烈的运动,否则会影响到身体的恢复,还会影响到手术的治疗效果。

(5)术后患者不宜饮水过多,因为大量饮水、茶、汤等容易迅速增加患者的血容量,还会增加患者的心脏负担,影响到患者的心脏健康恢复。

(6)患者应当远离刺激性严重的食物,更不能使用兴奋性的药物。比如,生姜、胡椒、辣椒等容易导致患者的血压升高,并可导致神经系统兴奋性增强,使心率加快。

第四节　慢性肺源性心脏病

慢性肺源性心脏病是指肺组织、肺血管或胸廓的慢性病变引起肺组织结构和/或功能异常,产生肺血管阻力增加,肺动脉压力增高,使右心室扩张或/和肥厚,伴或不伴右心功能衰竭的心脏病。

慢性肺源性心脏病在我国是常见病、多发病,多与吸烟有关,但约有30%的患者为非吸烟人群,而且以农村女性多见,个体易感因素、遗传、气道高反应性、环境因素、职业粉尘和化学物质、空气污染等与本病的发病也密切相关。

一、病因与病理

影响支气管、肺的疾病主要包括以下几种。①阻塞性肺疾病:如慢性阻塞性肺疾病(COPD)、支气管哮喘、肺囊泡化及纤维化、支气管扩张、支气管炎等,其中在我国80%~90%的慢性肺源性心脏病的病因为COPD。②限制性肺疾病:如神经肌肉疾病、脊柱后侧突、肺结核后遗症、药物相关性肺疾病、过敏性肺泡炎、结缔组织病、特发性肺间质纤维化、明确病因引起的肺间质纤维化、肺纤维化合并肺气肿等。③中枢性呼吸功能不全:如中枢性肺泡通气不足、肥胖-低通气综合征、睡眠呼吸暂停综合征等。④其他:如肺泡低通气综合征、肺发育不良等。在上述四类疾病中,以COPD、间质性肺病和睡眠呼吸暂停综合征引起的慢性肺源性心脏病最为多见。

二、临床表现

本病病程进展缓慢,可分为功能代偿期与功能失代偿期两个阶段。

1.功能代偿期

患者都有慢性咳嗽、咳痰或哮喘史,逐步出现乏力、呼吸困难,查体有明显肺气肿表现,包括桶状胸、肺部叩诊呈过清音、肝浊音上界下降、心浊音界缩小甚至消失,听诊呼吸音低,可有干、湿啰音，心音减低，有时只能在剑突下听到，肺动脉区第二心音亢进，剑突下有明显心脏冲动，是病变累及心脏的主要表现。颈静脉可有轻度怒张，但静脉压并不明显增高。6 分钟步行试验是评价患者运动能力的简便方法，若 6 分钟步行距离小于 400m，则患者的死亡及临床症状恶化风险明显升高。

2. 功能失代偿期

若肺组织损害严重，可引起缺氧、二氧化碳潴留，导致呼吸和/或心力衰竭。

(1)呼吸衰竭：多见于急性呼吸道感染后。缺氧早期主要表现为发绀、心悸和胸闷等。病变进一步发展时，会发生低氧血症，可出现各种精神、神经症状，称为肺性脑病。

(2)心力衰竭：多发生在急性呼吸道感染后，因此常合并有呼吸衰竭，以右心衰竭为主，可出现各种心律失常。

此外，肺源性心脏病是以心、肺病变为基础的多脏器受损害的疾病，在重症患者中，可有肾功能不全、弥散性血管内凝血、肾上腺皮质功能减退所致的面颊色素沉着等表现。

三、诊断

1. 诊断要点

本病由慢性广泛性肺、胸部疾病发展而来，呼吸和循环系统的症状常混杂出现，故早期诊断比较困难。一般认为，凡有慢性广泛性肺、胸部疾病的患者，一旦发现有动脉型肺动脉高压(PAH)、右心室增大而同时排除了引起右心增大的其他心脏疾病可能时，即可诊断为本病。PAH 和右心室增大是肺源性心脏病早期诊断的关键。

2. 辅助检查

(1)血液检查：红细胞计数和血红蛋白增高，血细胞比容正常或偏高，全血黏度、血浆黏度和血小板黏附率及聚集率常增高，红细胞电泳时间延长，血沉一般偏快；动脉血氧饱和度常低于正常值，二氧化碳分压高于正常值，以呼吸衰竭时显著。在心力衰竭期，可有丙氨酸氨基转移酶和血浆尿素氮、肌酐、血及尿β微球蛋白、血浆肾素活性、血浆血管紧张素Ⅱ含量增高等肝肾功能受损表现。合并呼吸道感染时，可有白细胞计数增高。在呼吸衰竭不同阶段，可出现高钾、低钠、低钾或低氯、低钙、低镁等变化。

(2)痰细菌培养：旨在指导抗生素的应用。

(3)X 线检查：具体如下。

1)诊断标准：①右肺下动脉横径＞15mm。②肺动脉中度凸出或其高度＞3mm。③右心室增大。

2)临床分型：①正常型，心肺无异常表现。②间质型，非血管性纹理增多、粗乱(含轨道征)或/和网织结节阴影，多见于肺下野或中下野，或兼有一定程度的肺气肿。③肺气肿型，表现为肺过度膨胀(如横膈低平、左肋膈角＞35°等)，肺血管纹理自中带或内带变细、移位变形或/和稀疏，有肺大疱或不规则局限透明区，或兼有一定程度的间质改变。

(4)心电图检查：通过心电图可发现，右心室肥大具有较高的特异性，但其敏感性较差，有一定易变性。急性发作期由于缺氧、酸中毒、碱中毒、电解质紊乱等，可引起 ST 段与 T 波改变以及各种心律失常，当解除诱因、病情缓解后常可有所恢复且心律失常消失。心电图常表现为右心房和右心室增大，V_1 导联的 R 波振幅、V_1 导联的 R/S 值和肺动脉压水平无直接关系。肺动脉高压伴 COPD 的患者，心电图上的异常表现通常要少于肺动脉高压伴其他疾病的患者，因为前者肺动脉高压的程度相对较轻，而且胸腔过度充气造成的桶状胸往往会导致心电图呈低电压。

心电图诊断右心房及右心室增大的标准：在Ⅱ、Ⅲ、aVF、V_1、V_2 导联，P 波电压达 0.25mV；Ⅰ导联 R 波电压达到 0.2mV，用此标准评估肺动脉高压时，其敏感性可高达 89%。

(5)超声心动图检查：常表现为右心房和右心室增大、左心室内径正常或缩小、室间隔增厚，右心室压力过高引起的室间隔活动异常具有特异性，而右心室壁和周围组织结构的分辨能力限制了心脏超声对于右心室扩大的辨别能力。右心室的功能障碍很难用心脏超声来量化，但可通过室间隔的位置和偏曲度从侧面得以反映。如果心脏超声发现心包积液、右心房扩大、间隔移位，通常提示预后较差。

由于慢性右心室压力负荷过重及左心室充盈不足，因此二尖瓣收缩期脱垂及室间隔运动异常相当常见。通过测量三尖瓣反流速度，用 Bernoulli 公式可得到右心室收缩压增高的多普勒超声心动图证据。多普勒超声心动图显示二尖瓣反流及右室收缩压增高，多平面经食管超声心动图可显示右心室正常射血分数(RVEF)下降。

(6)肺功能检查：在心肺功能衰竭期不宜进行本检查，症状缓解期可考虑测定。患者均有通气和换气功能障碍，表现为时间肺活量及最大通气量减小、残气量增加。此外，肺阻抗血流图及其微分图的检查在一定程度上能反映机体内肺血流容积改变，了解肺循环血流动力学变化、肺动脉压力大小和右心功能；核素心血管造影有助于了解右心功能；肺灌注扫描时，如肺上部血流增加、下部减少，则提示有肺动脉高压存在。

四、鉴别诊断

1. 冠状动脉粥样硬化性心脏病(冠心病)

慢性肺源性心脏病和冠状动脉粥样硬化性心脏病均多见于老年人，且均可有心脏扩大、心律失常及心力衰竭，少数患者心电图的胸导联上可出现 Q 波。但前者无典型心绞痛或心肌梗死的表现，酷似心肌梗死的图形多发生于急性发作期的严重右心衰竭时，随病情好转，酷似心肌梗死的图形可很快消失。

2. 风湿性心瓣膜病

慢性肺源性心脏病的右房室瓣关闭不全与风湿性心瓣膜病的右房室瓣病变易混淆，但依据病史及临床表现，结合 X 线片、心电图、超声心动图、血气分析等检查所见，不难鉴别。

3. 其他

原发性心肌病(有心脏增大、心力衰竭以及房室瓣相对关闭不全所致杂音)、缩窄性心包炎(有颈静脉怒张、肝大、水肿、腹腔积液及心电图低电压)及发绀型先天性心脏病伴胸廓畸形时，均需与慢性肺源性心脏病相鉴别。一般通过病史、X 线、心电图及超声心动图检查等，即可进行鉴别。

五、治疗

慢性肺源性心脏病是原发于重症胸、肺、肺血管基础疾病的晚期并发症，防治很困难，其中 81.8%的患者由慢性支气管炎、支气管哮喘并发肺气肿发展而来，因此积极防治这些基础疾病是避免肺心病发生的根本措施。

嘱患者应讲究卫生、戒烟和增强体质，提高全身抵抗力，减少感冒和各种呼吸道疾病的发生。对已发生慢性肺源性心脏病的患者，应针对缓解期和急性期分别加以处理。呼吸道感染是发生呼吸衰竭的常见诱因，故需要积极予以控制。

(一)缓解期的治疗

缓解期治疗是防止肺心病发展的关键，可采用以下方法。

(1)冷水擦身和膈式呼吸及缩唇呼气以改善肺脏通气等耐寒及康复锻炼。

(2)镇咳、祛痰、平喘和抗感染等对症治疗。

(3)提高机体免疫力药物如核酸酪素注射液(麻疹减毒疫苗的培养液)皮下或肌内注射，或核酸酪素口服液，每次 10mL，3 次/天，36 个月为 1 个疗程。气管炎菌苗皮下注射、卡介苗素注射液肌内注射等。

(4)临床试验表明，长期氧疗可以明显改善有缺氧状态的慢性肺心病患者的生存率。

(5)中医中药治疗，宜扶正固本、活血化瘀，以提高机体抵抗力，改善肺循环情况。对缓解期患者进行康复治疗及开展家庭病床工作能明显降低急性期的发作频率。

(二)急性期的治疗

1. 控制呼吸道感染

呼吸道感染是发生呼吸衰竭和心力衰竭的常见诱因，故需积极应用药物予以控制，目前主张联合用药，宜根据痰培养和致病菌对药物敏感的测定选用，但不要受痰菌药物试验的约束，可考虑经验性抗菌药物治疗。急性发作的 COPD 可分为单纯型、复杂型和慢性化脓型，其中单纯型推荐的经验性治疗抗菌药物是阿莫西林、多西环素、复方磺胺甲噁唑；复杂型推荐的是喹诺酮类、β_2 内酰胺酶抑制剂复方制剂、第 2 代或第 3 代头孢菌素、新大环内酯类；慢性化脓型推荐的是环丙沙星、其他静脉用抗假单胞菌抗生素(如哌拉西林钠、头孢他啶、头孢吡肟、碳青霉烯类、氨基糖苷类)。除全身用药外，尚可给予局部雾化吸入或气管内滴注药物。长期应用抗生素要防止发生真菌感染，一旦真菌已成为肺部感染的主要病原菌，应调整或停用抗生素，给予抗真菌药物治疗。

2. 改善呼吸功能、抢救呼吸衰竭

改善呼吸功能、抢救呼吸衰竭时，应采取综合措施，包括缓解支气管痉挛、清除痰液、畅通呼吸道，可用沐舒坦 15mg，2 次/天，雾化吸入；给予持续低浓度吸氧，应用呼吸兴奋剂、Bi-PAP 正压通气等，必要时，可施行气管切开、气管插管和机械呼吸器治疗等。

3. 控制心力衰竭

对于轻度心力衰竭患者，应给予吸氧，改善呼吸功能，控制呼吸道感染后，症状即可减轻或消失。对于较重的心力衰竭患者，应加用利尿剂，亦能较快控制病情。

(1)利尿剂：一般以间歇、小量呋塞米及螺内酯(安体舒通)交替使用为妥，目的为降低心脏前、后负荷，增加心排出量，降低心腔充填压，减轻呼吸困难，使用时应注意其可引起血液浓缩，使痰液黏稠，加重气道阻塞；电解质紊乱，尤其是低钾、低氯、低镁和碱中毒，可导致难治性水肿和心律失常。若需长时间使用利尿剂，可合用有保钾作用的血管紧张素转换酶抑制剂，如卡托普利、培哚普利、福辛普利等，以避免肾素分泌增加、血管痉挛，增强利尿作用。中草药中，如复方五加皮汤、车前子、金钱草等亦有一定的利尿作用。

(2)洋地黄类:在呼吸功能未改善前,洋地黄类药物疗效差,且慢性肺源性心脏病患者肝、肾功能差,因此用量宜小,否则极易发生毒性反应,出现心律失常。急性加重期以静脉注射毛花苷 C(西地兰)或毒毛花苷 K 为宜,其见效快,可避免在体内蓄积,若心力衰竭已纠正,可改用地高辛维持。

(3)血管扩张剂:除减轻心脏的前、后负荷外,还可扩张肺血管,以降低肺动脉压。全身性血管扩张药大多对肺血管也有扩张作用,如直接扩张血管平滑肌的药物(肼屈嗪)、钙离子拮抗药(硝苯地平)、α 受体阻滞药(酚妥拉明)、ACEI(卡托普利)以及 β 受体激动药、茶碱类、依前列醇等,均可不同程度地降低肺动脉压力,但应注意这些药物对心排出量及动脉血压的影响,应从小剂量开始。慢性肺源性心脏病是以右心病变为主的全心病变,可发生右心衰竭、急性肺水肿或全心衰竭,且心力衰竭往往与呼吸衰竭并存,因此治疗心力衰竭前应先治疗呼吸衰竭,一般随着呼吸功能的改善,急性增高的肺动脉压可随之下降,右心室负担减轻,轻症心力衰竭患者可得到纠正。

4. 控制心律失常

除常规处理外,需注意针对病因进行治疗,包括控制感染、纠正缺氧、纠正酸碱及电解质平衡失调等。病因消除后,心律失常往往会自行消失。此外,应用抗心律失常药物时还要注意避免应用普萘洛尔等 β 受体阻滞剂,以免引起气管痉挛。

5. 应用肾上腺皮质激素

在有效控制感染的情况下,短期大剂量应用肾上腺皮质激素对抢救早期呼吸衰竭和心力衰竭有一定作用,通常用氢化可的松 100~300mg 或地塞米松 10~20mg 加于 5%葡萄糖溶液 500mL 中,静脉滴注,每天 1 次,后者亦可静脉推注,病情好转后 2~3 天停用。如有胃肠道出血,肾上腺皮质激素的使用应十分慎重。

6. 并发症的处理

应积极处理相关并发症,如酸碱平衡失调和电解质紊乱、消化道出血、休克、弥散性血管内凝血等。

六、护理

(一)一般护理

1. 休息与活动

让患者认识到充分休息有助于心、肺功能恢复的重要性。

(1)在心、肺功能代偿期,嘱患者应遵循量力而行、循序渐进的原则,鼓励患者进行适量活动,活动量以不引起疲劳、不加重症状为宜。

(2)在心、肺功能失代偿期,嘱患者应绝对卧床休息,协助患者采取舒适体位,如半卧位或坐位,减少机体耗氧量,促进心、肺功能的恢复,减慢心率和减轻呼吸困难,必要时取双足下垂位,可减少回心血量,从而减轻肺淤血,以利于呼吸。

(3)对于长期卧床的患者,应协助其定时翻身、更换姿势,并使其保持舒适、安全的体位,可依据患者的耐受能力,指导患者在床上进行缓慢的肌肉松弛活动,如上肢交替前伸、握拳,下肢交替抬离床面，使肌肉保持紧张5秒后，松弛并平放于床上，鼓励患者进行呼吸功能锻炼，以提高活动耐力。

(4)指导患者采取既有利于气体交换，又能节省能量的姿势。如站立时，可以背倚墙，使膈肌和胸廓松弛，全身放松。坐位时，使凳高合适，患者两足正好平放在地，身体稍向前倾，两手摆在双腿上或趴在小桌上，桌上放软枕，使患者胸椎与腰椎尽可能在一条直线上。卧位时，可抬高床头，并略抬高床尾，使患者下肢关节轻度屈曲。

(5)协助患者排尿或大便时，嘱患者尽量避免过度用力，必要时按医嘱给予通便药物，如杜密克等；协助患者生活护理时，最好分阶段进行，避免因劳累而加重心脏负担。

2. 饮食护理

给予患者高蛋白、高热量、高纤维素、易消化、清淡饮食，以防止患者因便秘、腹胀而加重呼吸困难。嘱患者勿进食含糖高的食物，以免引起痰液黏稠。如患者出现水肿、腹腔积液或尿少时，应限制其钠水摄入，嘱其每天进食钠盐<3g、水分<1500mL、蛋白质在1.0～1.5g/kg。因碳水化合物可增加CO_2生成量，增加呼吸负担，故嘱患者应减少碳水化合物的摄入，一般要求其食物中的碳水化合物≤60%，少食多餐，减少用餐时的疲劳，进餐前、后应漱口，以保持口腔清洁，促进食欲。必要时，可遵医嘱为患者静脉补充营养素。

3. 氧疗与机械通气治疗

对于气急、发绀者，应给予氧气吸入，4～6L/min，以提高其血氧饱和度，纠正组织缺氧，改善呼吸困难症状。对于Ⅱ型呼吸衰竭的患者，可依据血气分析结果，若$PaCO_2$>60mmHg，应予1～2L/min氧气吸入，以免加重二氧化碳潴留。必要时，可进行机械通气，并做好相关的护理配合。

(二)病情观察

观察患者的生命体征及意识状态，注意有无发绀和呼吸困难及其严重程度；观察患者有无右心衰竭的表现；密切观察患者有无头痛、烦躁不安、神志改变等肺性脑病的临床表现；定期监测患者的动脉血气分析、心电图；准确记录患者24小时出、入液量，并注意观察患者用药后的不良反应。

(三)患者症状、体征的护理

(1)水肿的护理：因慢性肺源性心脏病患者常有营养不良、身体下垂部位水肿，若长期卧床，极易形成压疮，故应注意观察其全身水肿情况以及有无皮损、压疮的发生；指导患者穿宽松、柔软的衣服，定时更换体位，在受压处垫海绵垫或使用气垫床。

(2)呼吸困难的护理：根据患者处于心、肺功能代偿期或失代偿期，给予针对性的活动指导；嘱患者充分休息，减少机体耗氧量，以促进心、肺功能的恢复，减慢心率和减轻呼吸困难；限制钠、水的摄入，准确记录出、入液量；及时、准确用药，观察用药疗效和不良反应；对于病情危重者，应给予心电监护。

(四)用药护理

(1)对二氧化碳潴留、呼吸道分泌物多的重症患者，应慎用镇静剂、麻醉药、催眠药，如必须用药，使用后应注意观察患者是否有抑制呼吸和咳嗽反射的情况出现。

(2)应用利尿剂后，易出现低钾、低氯性碱中毒，痰液黏稠而不易排出，以及血液浓缩等不良反应，应注意观察和预防。使用排钾利尿剂时，应监测患者血钾，督促患者遵医嘱补钾。对于利尿剂的使用，尽可能在白天给药，以免因夜间频繁排尿而影响患者睡眠。

(3)使用洋地黄类药物时，应询问患者有无洋地黄用药史，遵医嘱准确用药，注意观察药物毒性反应。用药前，注意防止缺氧和低钾血症，以免发生毒性反应。

(4)因血管扩张药在扩张肺动脉的同时也扩张体动脉，往往造成体循环血压下降，反射性地引起心率增快、氧分压下降、二氧化碳分压上升等不良反应，故在应用血管扩张剂时，应注意观察患者心率及血压情况，严格控制输液速度。

(5)使用抗生素时，应注意观察感染控制的效果、有无继发性感染等。

(6)使用抗凝药物时，应注意观察患者有无皮肤黏膜出血等情况。

(五)心理护理

慢性肺源性心脏病由于病程长，病情多反复，严重者不能平卧，患者容易产生焦虑，因此要关注患者的心理状态，以及有无焦虑、忧郁等不良情绪，做好其心理疏导。

(六)安全护理

慢性肺源性心脏病患者易并发肺性脑病，应注意对肺性脑病的护理，保证患者安全。

(1)吸氧护理：持续低流量、低浓度给氧，氧流量为1～2L/min，浓度在25%～29%。应注意防止因高浓度吸氧而抑制呼吸，加重二氧化碳潴留。

(2)病情观察：定期监测患者的动脉血气分析，密切观察其病情变化，如出现头痛、烦躁不安、表情淡漠、神志恍惚、精神错乱、嗜睡和昏迷时，应及时上报医生并协助进行处理。

(3)用药护理：遵医嘱可给予呼吸兴奋剂，但应注意控制输液速度，并观察药物的疗效和不良反应，如心悸、呕吐、震颤、惊厥等。

(4)休息与安全：嘱患者应绝对卧床休息；对于呼吸困难者，可取半卧位；对于有意识障碍者，可给予床档和约束带进行安全保护，必要时可由专人进行护理。

第二章　呼吸内科疾病

第一节　急性上呼吸道感染

急性上呼吸道感染简称上感，是外鼻孔至环状软骨下缘(包括鼻腔、咽或喉部)急性炎症的概称。常见的病原体为病毒，少数为细菌。其发病无年龄、性别、职业和地区差异，一般病情较轻，病程较短，预后良好，但由于发病率高，且具有一定的传染性，有时可引起严重的并发症，应积极防治。

本病是人类常见的传染病之一，多发生于冬、春季节，可通过咳嗽、喷嚏的飞沫或被污染过的物品而传播，多为散发，有时可造成流行。由于病毒类型较多，人体对病毒感染后产生的免疫力较弱且短暂，病毒间也无交叉免疫，因此可反复发病。

一、病因

急性上呼吸道感染中，有70%～80%的患者由病毒引起，其中主要包括鼻病毒、冠状病毒、腺病毒、流感病毒等；细菌感染者占20%～30%，可单独或继发于病毒感染后发生，以溶血性链球菌、流感嗜血杆菌、肺炎链球菌和葡萄球菌为多。接触病原体后是否发病，取决于传播途径和人群易感性。各种可导致全身或呼吸道局部防御功能降低的原因，如受凉、淋雨、过度紧张或疲劳等，均可诱发本病。年老体弱、儿童和有慢性呼吸道疾病者易患本病。

二、临床表现

1. 普通感冒

普通感冒又称急性鼻炎或上呼吸道卡他，以鼻咽部卡他症状为主要表现，起病较急，初期有咽干、咽痒或烧灼感，发病的同时或数小时后，可有喷嚏、鼻塞、流清水样鼻涕，2～3天后鼻涕会变稠。

患者可伴有咽痛、听力减退、流泪、味觉迟钝、声嘶、少量咳嗽等，一般无发热或仅有低热，有轻度畏寒和头痛，查体时可见鼻腔黏膜充血、水肿、有分泌物，咽部有轻度充血。如无并发症，患者一般经5～7天可痊愈。

2. 咽炎和喉炎

咽炎和喉炎的临床特征为咽部发痒和灼热感，疼痛不持久，也不突出；当有吞咽疼痛时，常提示有链球菌感染，咳嗽少见。急性喉炎可出现声嘶、咳嗽时疼痛，常有发热、咽炎或咳嗽。查体可见喉部充血水肿，局部淋巴结有轻度肿大和触痛，可闻及喘息声。

3. 疱疹性咽峡炎

疱疹性咽峡炎表现为明显咽痛、发热，病程约为1周，查体时可见咽部充血，软腭、腭垂、咽及扁桃体表面有灰白色疱疹及浅表溃疡，周围有红晕。本病多发生于夏季，多见于儿童，偶见于成人。

4. 咽结膜热

咽结膜热的临床表现有发热、咽痛、畏光、流泪、咽及结合膜明显充血，病程 4～6 天，常发生于夏季，多为游泳时传播，以儿童为多见。

5. 细菌性咽-扁桃体炎

细菌性咽-扁桃体炎起病急，有明显咽痛、畏寒、发热，体温可达 39℃以上；查体时可见咽部明显充血，扁桃体肿大、充血，表面有黄色点状渗出物，颌下淋巴结肿大、压痛，肺部无异常体征。

三、诊断

1. 诊断要点

急性上呼吸道感染一般根据病史、症状、体征、实验室检查可做出初步诊断，白细胞计数正常或偏低、病原学检查有助于病因诊断。由于许多疾病发病初期或机体抵抗力下降、免疫缺陷时常以本病的症状为首发表现，应值得注意，以免误诊或漏诊。

2. 辅助检查

(1)血常规：病毒感染者，白细胞计数正常或偏低，淋巴细胞比例升高。细菌感染者，可见白细胞计数和中性粒细胞比例升高，并有核左移现象。

(2)病原学检查：因病毒类型繁多，且明确类型对治疗无明显帮助，一般无须明确病原学检查，可利用免疫荧光法等方法判断病毒类型。细菌培养可判断细菌类型和药物敏感试验，以指导临床用药。

四、鉴别诊断

1. 过敏性鼻炎

过敏性鼻炎起病急骤，患者常有鼻腔发痒、频繁喷嚏、流清水样鼻涕，疾病发作与环境、气温或异常气味有关，一般数分钟至 1～2 小时可痊愈；查体时可见鼻黏膜苍白、水肿，鼻分泌物涂片可见嗜酸性粒细胞增多。

2. 流行性感冒

流行性感冒起病急，全身症状较重，患者高热、全身酸痛、眼结膜炎症状明显，但咽部症状较轻，病毒分离或血清学检查可供鉴别。

3. 急性传染病前驱症状

麻疹、脊髓灰质炎、脑炎等在患病初期常有上呼吸道症状，在这些病的流行季节或流行区时应进行密切观察，并进行必要的实验室检查，以资区别。

五、治疗

急性上呼吸道感染多为病毒所致，目前尚无特殊有效的药物.临床治疗以休息、多饮水、对症处理、中医中药应用及防治继发性感染为主。

1. 对症治疗

有头痛、发热、全身肌肉酸痛者,可给予解热镇痛药;有鼻塞者,可用盐酸伪麻黄碱等选择性收缩上呼吸道黏膜血管的药物,也可用1%麻黄碱滴鼻;有频繁喷嚏、多量流涕者,可给予抗过敏药物;有明显咳嗽者,可适当使用镇咳药。

2. 抗菌药物治疗

对确有细菌感染或临床症状重、估计有继发细菌感染者,可选用抗生素,否则不可应用,一般可选用青霉素族、头孢菌素类、大环内酯类或喹诺酮类抗生素。

3. 抗病毒药物治疗

应早期应用抗病毒药物,如利巴韦林有较广的抗病毒谱,对流感病毒、副流感病毒和呼吸道合胞病毒等有较强的抑制作用;奥司他韦对甲、乙型流感病毒神经氨酸酶有强效抑制作用,可缩短病程;也可考虑选用金刚烷胺、吗啉胍。

六、护理

(1)环境与休息护理:嘱患者应注意个人卫生和休息,保持室内温度、湿度和空气流通。

(2)用药护理:遵医嘱用药,注意观察药物的疗效与不良反应。

(3)发热的护理:多数急性上呼吸道感染患者会表现出高热症状,需要保证其绝对静卧休息,采用头部冷敷、温水擦浴等方法进行物理降温,若效果仍不理想,需遵医嘱给予降温药物治疗,并保证足够的水分供给。

(4)感染的预防与护理:上呼吸道感染患者一般具有传染性,应注意隔离患者,减少探视;告知患者在咳嗽或打喷嚏时,避免对着他人,并用双层纸巾捂住口鼻;对患者使用过的餐具、痰盂等用具,应按规定每天进行消毒。

第二节 急性气管支气管炎

急性气管支气管炎是以气管为主并可累及支气管的急性自限性炎症(1～3周),主要表现为咳嗽,诊断的前提是临床和影像学表现没有肺炎证据。中华医学会定义的急性气管支气管炎是由于生物性或非生物性因素引起的气管、支气管黏膜的急性炎症。

一、病因

1. 感染

本病可以由病毒、细菌直接感染,也可因急性上呼吸道感染的病毒或细菌蔓延引起(常见的致病菌为流感嗜血杆菌、肺炎链球菌、葡萄球菌等),也可在病毒感染的基础上继发细菌感染。

2. 物理、化学因素

过冷空气、粉尘、刺激性气体或烟雾的吸入对气管及支气管黏膜的急性刺激,亦可引起本病。

3. 变态反应

常见的致敏原(如花粉、有机粉尘、真菌孢子等)吸入,或对细菌蛋白质过敏,引起气管、支气管的变态性反应,寄生虫(钩虫、蛔虫等)大量幼虫移行至肺,也可引发本病。

二、临床表现

本病起病往往先有上呼吸道感染的症状，如鼻塞、流涕、咽痛、声音嘶哑等。在成人，流感病毒、腺病毒和肺炎支原体感染可有发热，伴有乏力、头痛、全身酸痛等全身毒血症症状，而鼻病毒、冠状病毒等引起的急性支气管炎常无这些表现。当炎症累及支气管黏膜时，则可出现咳嗽、咳痰。咳嗽是急性支气管炎的主要表现，开始为刺激性干咳，3～4 天后鼻咽部症状减轻，咳嗽转为持续性，并成为突出症状，受凉、吸入冷空气、晨起或体力活动时咳嗽会加剧。咳嗽可为阵发性或持续性，剧咳时可伴有恶心、呕吐以及胸、腹肌疼痛，咳嗽可持续 2～3 周(吸烟者会更长)。半数患者有咳痰，痰为黏液性，随病程发展可转为脓性痰，偶可见痰中带血。当有气管受累时，深呼吸及咳嗽可有胸骨后疼痛。部分患者可出现支气管痉挛，表现为喘鸣、气急和程度不等的胸部紧缩感，有慢性肺部疾病的患者可有发绀和呼吸困难。当黏液分泌物潴留于较大支气管时，可闻及粗干啰音，咳嗽后啰音会消失。当有支气管痉挛时，可闻及哮鸣音。

三、诊断

1. 诊断要点

急性气管支气管炎通常是一个临床诊断，对于没有慢性肺部疾病的患者来说，重要的是需要除外肺实质疾病。

2. 辅助检查

患者周围血中白细胞计数和分类多正常。当细菌感染较重时，白细胞总数和中性粒细胞比例会升高，痰培养可发现致病菌。当进行胸部 X 线检查时，肺部大多正常或仅有肺纹理增粗。

四、鉴别诊断

1. 流行性感冒

流行性感冒起病急骤，患者多表现为高热，有明显全身酸痛、头痛、乏力等症状，常有流行病史。一般依据病毒分离和血清学检查，可供鉴别。

2. 急性上呼吸道感染

急性上呼吸道感染者鼻咽部症状明显，一般无咳嗽、咳痰，肺部无异常体征。

3. 其他

支气管肺炎、肺结核、肺癌、肺脓肿、麻疹、百日咳等多种肺部疾病可伴有急性支气管炎的症状，应详细检查，以资鉴别。

五、治疗

1. 一般治疗

嘱患者适当休息，多饮水；给予患者足够的热量。

2. 抗菌药物治疗

根据感染的病原体及药物敏感试验，选择敏感抗菌药物进行治疗，一般未能得到病原菌阳性结果前，可以选用青霉素类、头孢菌素类、大环内酯类、氟喹诺酮类。多数患者用口服抗菌药物即可，症状较重者可用肌内注射或静脉注射。

3. 对症治疗

嘱患者可选用复方氯化铵合剂、溴己新（必嗽平）、沐舒坦等镇咳、祛痰；也可进行雾化治疗，以帮助患者祛痰，或选用具有止咳祛痰作用的中成药；当患者有气喘症状时，可选用平喘药（如茶碱类、β_2肾上腺素受体激动剂等）；当患者有发热时，可选用解热镇痛剂。

六、护理

1. 一般护理

嘱患者保持环境整洁，定期开窗通风，保持室内空气清新，避免花粉等过敏原；冬季应注意保暖，避免冷空气刺激。对于吸烟者，嘱其实施戒烟计划，避免烟雾、粉尘等刺激。

2. 用药护理

遵医嘱使用祛痰药，并观察用药疗效及不良反应。对于年老体弱或痰液较多、无力咳痰者，应避免使用强效镇咳药，以免抑制咳嗽中枢和加重呼吸道梗阻。

3. 发热的护理

对于发热的患者，如体温不高，一般无须特殊处理；如体温超过 38.5℃，应给予退热处理，可采取物理降温（如温水擦浴），或遵医嘱给予药物降温。

第三节　慢性支气管炎

慢性支气管炎（简称慢支）是指气管、支气管黏膜及其周围组织的慢性非特异性炎症，以慢性咳嗽、咳痰或伴有喘息且反复发作为主要特征。

一、病因

慢性支气管炎的病因极为复杂，迄今尚有许多因素还不够明确，往往是多种因素长期相互作用的综合结果。

1. 感染病毒、支原体和细菌

感染病毒、支原体和细菌是本病急性发作的主要原因。病毒感染以流感病毒、鼻病毒、腺病毒和呼吸道合胞病毒常见；细菌感染以肺炎链球菌、流感嗜血杆菌和卡他莫拉菌及葡萄球菌常见。

2. 大气污染

化学气体（如氯气、二氧化氮、二氧化硫等刺激性烟雾）、空气中的粉尘等均可刺激支气管黏膜，使呼吸道的清除功能受损，为细菌入侵创造了条件。

3. 吸烟

吸烟为本病发病的主要因素，吸烟时间的长短与吸烟量决定着发病率的高低，吸烟者的患病率较不吸烟者高 2～8 倍。

4. 过敏因素

喘息型支气管患者多有过敏史，患者痰中嗜酸性粒细胞和组胺的含量以及血中 IgE 明显高于正常。此类患者实际上属于慢性支气管炎合并哮喘。

5. 其他因素

气候变化，特别是寒冷空气，与慢性支气管炎患者的病情加重有密切关系。当有自主神经功能失调、副交感神经功能亢进、老年人肾上腺皮质功能减退时，慢性支气管炎的发病率也会增加。维生素 C、维生素 A 缺乏者，也易患慢性支气管炎。

二、临床表现

1. 症状与体征

患者常在寒冷季节发病，出现咳嗽、咳痰，尤以晨起显著，白天多于夜间。病毒感染时，痰液为白色黏液泡沫状；当继发细菌感染时，痰液转为黄色或黄绿色，多呈黏液脓性，偶可带血。慢性支气管炎反复发作后，支气管黏膜的迷走神经感受器反应性增高，副交感神经功能亢进，可出现过敏现象，从而发生喘息。

患者早期多无体征，急性发作期可在肺底部闻及干、湿啰音，喘息型支气管炎患者在咳嗽或深吸气后可闻及哮鸣音，发作时有广泛哮鸣音。

2. 并发症

(1)阻塞性肺气肿：为慢性支气管炎最常见的并发症。

(2)支气管肺炎：慢性支气管炎蔓延至支气管周围肺组织中时，患者表现为寒战、发热、咳嗽加剧、痰量增多且呈脓性，白细胞总数及中性粒细胞增多，胸部 X 线片显示双下肺野有斑点状或小片阴影。

三、诊断

1. 诊断要点

凡咳嗽、咳痰或伴有喘息，每年发作持续 3 个月，连续 2 年或 2 年以上者，并排除其他心、肺疾患(如肺结核、肺尘埃沉着病、支气管哮喘、支气管扩张症、肺癌、肺脓肿、心脏病、心功能不全等)、慢性鼻咽疾患后，即可诊断为慢性支气管炎。如每年发病虽不足 3 个月，但有明确的客观检查依据(如胸部 X 线片、肺功能等)时，亦可诊断为慢性支气管炎。

2. 辅助检查

患者如果是细菌感染，血液检查时可以出现白细胞总数及中性粒细胞数的增加，痰液检查时可以培养出致病菌。当进行胸部 X 线检查时，患者早期可以没有明显的异常表现，反复发作者可以见到有气管壁的增厚，表现为肺纹理紊乱、增粗。

(1)血常规：白细胞总数及中性粒细胞数可升高。

(2)胸部 X 线检查：单纯型慢性支气管炎患者胸部 X 线片仅见双下肺纹理增多、增粗、模糊，呈条索状或网状；继发感染时，患者胸部 X 线片呈支气管周围炎症改变，表现为不规则斑点状阴影，重叠于肺纹理之上。

(3)肺功能检查：患者早期病变多在小气道，常规肺功能检查多无异常。

四、鉴别诊断

1. 支气管扩张

支气管扩张多于儿童或青年期发病，常继发于麻疹、肺炎或百日咳后，并有咳嗽、咳痰反复发作的病史，合并感染时痰量会增多，并呈脓性，或伴有发热，病程中常反复咯血；在肺下部周围，可闻及不易消散的湿啰音。晚期重症患者可出现杵状指(趾)，胸部 X 线片上可见双肺下野纹理粗乱或呈卷发状，薄层高分辨 CT(HRCT)检查有助于确诊。

2. 肺结核

活动性肺结核患者多有午后低热、消瘦、乏力、盗汗等表现，咳嗽痰量不多，常有咯血。

老年肺结核患者的症状多不明显，常因被慢性支气管炎的症状所掩盖而误诊，胸部 X 线片可发现结核病灶，部分患者痰结核菌检查可呈阳性。

3. 支气管哮喘

支气管哮喘患者常有过敏性疾病家族史，多于幼年发病，一般无慢性咳嗽、咳痰史。哮喘多突然发作，且有季节性，血和痰中嗜酸性粒细胞常增多，治疗后症状可迅速缓解；发作时，患者双肺布满哮鸣音，呼气延长，缓解后可消失，且无症状，但气道反应性仍增高。对于慢性支气管炎合并哮喘的患者，病史中咳嗽、咳痰多发生在喘息之前，迁延不愈较长时间后，伴有喘息，且咳嗽、咳痰的症状多较喘息更为突出，其使用平喘药物的疗效不如哮喘患者，可资鉴别。

4. 肺癌

肺癌多发生于 40 岁以上男性且有多年吸烟史的患者，刺激性咳嗽常伴痰中带血和胸痛，胸部 X 线片示肺部常有块影或反复发作的阻塞性肺炎，痰脱落细胞及支气管镜等检查可帮助明确诊断。

5. 慢性肺间质纤维化

患者常有慢性咳嗽、咳少量黏液性非脓性痰、进行性呼吸困难、双肺底可闻及爆裂音(Velcro 啰音)，严重者常有发绀，并有杵状指；胸部 X 线片可见中下肺野及肺周边部纹理增多、紊乱，呈网状结构，其间见弥散性细小斑点阴影；肺功能检查呈限制性通气功能障碍，弥散功能减低，PaO_2下降；肺活检是本病确诊的首选检查方法。

五、治疗

1. 急性发作期及慢性迁延期的治疗

急性发作期及慢性迁延期的治疗以控制感染、祛痰、镇咳为主，同时给予解痉平喘。

(1)抗感染药物：按照及时、有效、足量的原则给予抗感染药物，感染控制后及时停用，以免产生细菌耐药或二重感染。一般患者可按常见致病菌用药，可选用青霉素 G 80 万 U，肌内注射；复方磺胺甲噁唑(SMZco)，每次 2 片，2 次/天；阿莫西林，2～4g/d，分 3 次或 4 次口服；氨苄西林，2～4g/d，分 4 次口服；头孢氨苄，2～4g/d，或头孢拉定，1～2g/d，分 4 次口服；头孢呋辛，2g/d，或头孢克洛，0.5～1g/d，分 2 次或 3 次口服；亦可选择新一代大环内酯类抗生素，如罗红霉素，0.3g/d，分 2 次口服。抗菌治疗的疗程一般为 7～10 天，反复感染的病例可适当延长。

有严重感染时，可选用氨苄西林、环丙沙星、氧氟沙星、阿米卡星、奈替米星或头孢菌素类联合静脉滴注给药。

(2)祛痰镇咳药：对于刺激性干咳者，不宜单用镇咳药物，否则痰不易咳出，可给予盐酸溴环已胺醇 30mg，或羧甲基半胱氨酸 500mg，3 次/天，口服。此外，乙酰半胱氨酸及氯化铵甘草合剂也有一定的疗效，α 糜蛋白酶雾化吸入亦有抗炎及祛痰作用。

(3)解痉平喘：主要为解除支气管痉挛，以利于痰液排出。常用药物为氨茶碱，0.1～0.2g，3 次/天，口服；丙卡特罗，50μg，2 次/天；特布他林，2.5mg，每天 2 次或 3 次。慢性支气管炎有可逆性气道阻塞者，常规应用支气管舒张剂，加异丙托溴铵（异丙阿托品）气雾剂、特布他林等吸入治疗。阵发性咳嗽常伴不同程度的支气管痉挛，应用支气管扩张药后，可改善症状，并有利于痰液的排出。

2. 缓解期的治疗

缓解期的治疗应以增强体质、提高机体抗病能力和预防发作为主。

六、护理

1. 一般护理

帮助痰多而咳痰不畅的患者进行排痰，鼓励患者咳嗽，护理者可轻轻拍其胸部及背部，使痰液移动；嘱患者多饮水，以使痰液稀释；给予雾化吸入，可使气管内分泌物湿化且易于咳出。

2. 休息与活动

鼓励患者参加力所能及的体育锻炼，以增强机体免疫力和主动咳痰的能力。

3. 病情观察

(1)如发现患者有明显气促、发绀，甚至出现嗜睡现象，应考虑病情有变，要迅速去医院治疗。

(2)发热、气促、剧咳者，嘱其适当卧床休息。对于吸烟患者，应嘱其戒烟，避免烟尘和有害气体。

(3)嘱患者冬天外出时应戴口罩和系围巾，以预防冷空气的刺激及伤风感冒。

(4)长期大量咳痰者，蛋白质消耗较多，宜给予高蛋白、高热量、富含维生素、易消化饮食，并要控制盐摄入量，避免进食刺激性食品。

第四节　慢性阻塞性肺气肿

肺气肿是指终末细支气管远端部分（包括呼吸性细支气管、肺泡管、肺泡囊和肺泡）过度充气和膨胀，呼吸道壁破坏，肺组织弹性减退以及肺容积增大的病理状态。肺气肿按发病原因可分为老年性肺气肿、代偿性肺气肿、间质性肺气肿、灶性肺气肿、旁间隔性肺气肿和阻塞性肺气肿，其中最常见的是阻塞性肺气肿，约占肺气肿类型的 80%。

一、病因与病理

1. 慢性呼吸道疾病

慢性支气管炎、反复发作的支气管哮喘、支气管扩张、肺纤维化、尘肺等慢性呼吸道疾病可导致阻塞性肺气肿，其中以慢性支气管炎最为常见，具体的发病机制是慢性支气管炎导致管腔狭窄和不完全阻塞，通气受阻。由于吸气时为负压，管腔扩张，而呼气时为正压，管腔缩小，产生活瓣作用，造成吸气易而呼气难，使肺泡内残气增加，过度充气，肺泡扩张和压力增大；炎症波及肺泡壁、支气管弹性纤维、软骨等，致使支架结构被破坏；炎症侵犯血管内膜，加之肺内压上升，导致毛细血管纤细、闭塞，血供障碍等，均可使肺组织弹性下降。

2. 蛋白酶-抗蛋白酶失衡

蛋白酶-抗蛋白酶失衡目前被公认为肺气肿形成的重要原因之一。弹性蛋白酶增加，可导致肺实质的大分子破裂，使肺泡壁受到破坏，正常人在弹性蛋白酶增加时，体内会相应产生抗蛋白酶以对抗，从而保护肺组织不受损害。炎症及吸烟等因素能促使肺内抗蛋白酶系统的活性受到抑制，所以容易发生肺气肿。此外，有先天性 α_1-抗胰蛋白酶缺乏症的患者，更易罹患肺气肿。此类患者在国外较多，发病较早，进展快，但国内很少有报道。

二、临床表现

1. 症状与体征

逐渐加重的气促是肺气肿最重要的症状，最初在劳动、上坡、上楼及快步行走时出现气促，继而散步时亦可发生，严重者在穿衣、进食、说话甚至休息时也有气促。当有呼吸道感染时，以上症状进一步加重，甚至可出现呼吸衰竭的表现，如发绀、神志障碍等。

患者早期一般无异常体征，肺气肿加重后则会逐渐出现以下体征。

(1)视诊：可见桶状胸，呼吸运动减弱。

(2)触诊：双侧语颤减弱。

(3)叩诊：双肺呈过清音，肺下界下移，心浊音界缩小或不易叩出。

(4)听诊：双侧呼吸音减弱，呼气延长，心音遥远，并发感染时可闻及干、湿啰音。

2. 临床分型

(1)气肿型：又称 A 型、PP 型、红喘型，主要病理改变为全小叶肺气肿型，发病以老年人为多见，体型较瘦。患者咳嗽、咳痰轻，气喘重，呈持续性发作；发绀不明显，有桶状胸、呼吸音减低、少量湿啰音，胸部 X 线片示肺气肿影像明显，血气分析见动脉血氧分压(PaO_2)轻度降低，动脉血二氧化碳分压($PaCO_2$)平时正常，感染时升高。肺功能检查显示肺总量增加，残气量明显增加，第一秒用力呼气量(FEV_1)明显降低，晚期可发生右心衰竭。

(2)支气管炎型：又称 B 型、BB 型、紫肿型，主要病理改变为小叶中央型。此型患者一般发病年龄较轻，体型较胖，咳嗽、咳痰重，气喘轻，有明显发绀，桶状胸不明显，呼吸音减低不明显，有大量的湿啰音；胸部 X 线检查可见肺气肿影像不明显，肺纹理增多、粗乱。血气分析见 PaO_2 显著降低，$PaCO_2$ 常明显升高。肺功能检查显示肺总量正常或轻度增加，残气量中度增加，FEV_1 降低，早期可发生右心衰竭且反复出现。

三、诊断

1. 诊断要点

本病早期诊断较为困难，但凡有慢性支气管炎等原发病，逐渐加重的气促，出现肺气肿体征及X线片呈肺气肿征象，若肺功能符合以下指标（残气量/肺总量大于40%，FEV_1<60%，最大通气量占预计值80%），而且使用支气管扩张药后肺功能不能改善者，肺气肿的诊断即可成立。

2. 辅助检查

（1）胸部X线检查：双肺透亮度增加，肋间隙增宽，肋骨倾斜角度减小，膈下降，膈顶平坦，活动减弱；外带肺纹理纤细、稀疏，内带纹理增强；心脏多呈垂直位。

（2）肺功能检查：此为判断气流受限的主要客观指标。慢性阻塞性肺气肿一旦发生，即有通气功能异常。①第1秒用力呼气量占用力肺活量比例（FEV_1/FVC）：此为评价气流受限的敏感指标。②FEV_1/FVC<70%，FEV_1<80%预计值：可确定为不能完全可逆的气流受限。③残气量上升：残气量占肺总量的百分比大于40%时，对慢性阻塞性肺气肿有最重要诊断价值。

（3）血气分析：呼吸功能障碍可导致缺氧，伴或不伴二氧化碳潴留，动脉血氧分压下降、二氧化碳分压上升。有时可出现程度不同、类型不同的酸碱失衡，特别是在合并感染、水电解质紊乱时更易发生。

四、鉴别诊断

慢性阻塞性肺气肿应注意与慢性支气管炎、支气管扩张、支气管哮喘等相鉴别，同时还应与肺结核、肺癌、充血性心力衰竭以及其他原因所致的呼吸气腔扩大相鉴别。

五、治疗

（一）积极控制原发病

预防和有效治疗慢性支气管炎等原发病是控制肺气肿病程演变最关键的环节，特别是慢性支气管炎急性发作期，应积极有效地控制感染、祛痰、解痉，从而解除呼吸道阻塞的可逆因素，防止肺气肿进一步恶化。

（二）一般治疗

（1）教育和劝导患者戒烟，脱离有粉尘及刺激性气体的工作环境。

（2）加强营养：肺气肿患者呼吸负荷重，能量消耗大，常因缺氧、心力衰竭等进食减少，引起营养不良，从而进一步削弱免疫机制，损害呼吸功能，所以给予合理的营养素摄入、改善营养状态尤为重要。

（三）康复治疗

在稳定期进行康复训练可以预防急性发作，改善患者日常活动能力，尽可能恢复其受损的心、肺功能，防止或减缓心、肺功能持续减退。具体方法如下。

1. 呼吸操训练

（1）缩唇呼吸：先用鼻子缓慢深吸气，直到无法吸入，再用吹口哨样的缩唇姿势缓慢呼气，尽可能将气呼尽。

（2）屏气训练：屏气可延长肺内氧气和二氧化碳的交换时间，使更多的氧气进入血液，具体方法为吸气之后屏住呼吸3秒再呼气。

(3)腹式呼吸:主要是靠腹肌和膈肌收缩而进行的一种呼吸方式。肺气肿患者胸式呼吸效率差,通过腹式呼吸锻炼,可增大膈肌活动幅度,从而增加肺通气量。具体方法为:嘱患者放松双肩,左手置于胸部,右手置于腹部,用鼻吸气时收紧腹部肌肉,手可感到腹部膨出;缩唇呼气时,手可感觉腹部下沉。

以上训练时可取仰卧位、坐位或站位,身体宜稍向前倾,将呼吸的频率控制在16～20次/分,呼气与吸气的比例为2∶1或3∶1。训练每重复3次为1组,每完成1组训练休息2分钟,每次练习15～30分钟,每天多次重复练习。

2. 长期家庭氧疗

严重肺气肿造成明显缺氧者,可平时在家中给予低流量吸氧(1～2L/min),每天吸氧10～15小时,可防止患者动脉血氧分压急剧变化,帮助患者减轻心脏负荷、改善体质、提高运动耐量、改善生活质量。

六、护理

1. 一般护理

嘱患者多休息,采取节能体位,以减少耗氧量。

2. 休息与活动

(1)指导患者进行家庭氧疗:流量为1～2L/min,低浓度(25%～29%),持续(每天15小时以上)吸氧。

(2)指导患者进行呼吸功能锻炼:缩唇呼吸的作用是提高支气管内通气时间,防止呼气时小气道过早陷闭,以利于肺泡气体的排出。腹式呼吸是通过腹肌的主动收缩与舒张来增加胸腔容积,可使呼吸阻力减低、肺泡通气量增加,从而提高呼吸效率。其要领是:用鼻吸气,用口呼气,吸气时尽量挺腹,呼气时收缩腹部,将口唇缩拢,似吹口哨状,吸与呼的时间之比为1∶2或1∶3,每分钟呼吸7～8次,如此反复训练,每次10～20分钟,每天2次。

3. 饮食护理

嘱患者加强营养,避免进食易产气食物。

第五节　慢性呼吸衰竭

慢性呼吸衰竭是由慢性胸、肺疾病引起呼吸功能障碍逐渐加重而发生的呼吸衰竭。由于机体的代偿适应,尚能从事较轻体力工作和日常活动者,称为代偿性慢性呼吸衰竭;当并发呼吸道感染、呼吸道痉挛等致呼吸功能急剧恶化、代偿丧失,出现严重缺氧和二氧化碳潴留以及代谢紊乱者,称为失代偿性慢性呼吸衰竭。

一、病因

慢性呼吸衰竭的发生原因以慢性阻塞性肺疾病(COPD)最为常见,其次为重症哮喘发作。此外,弥散性肺纤维化、严重肺结核、尘肺、广泛胸膜粘连、胸廓畸形等呼吸道感染常是导致失代偿性慢性呼吸衰竭的直接诱因。

二、临床表现

慢性呼吸衰竭患者除原发病的相应症状外，主要是由缺氧和二氧化碳潴留引起的多器官功能紊乱。慢性呼吸衰竭的临床表现与急性呼吸衰竭大致相似，但在以下几个方面有所不同。

1. 呼吸困难

COPD所致的呼吸衰竭病情较轻时表现为呼吸费力伴呼气延长，严重时呈浅快呼吸，若并发二氧化碳潴留，$PaCO_2$显著升高或升高过快，可出现二氧化碳麻醉，患者由深慢呼吸转为浅快呼吸或潮式呼吸。

2. 精神及神经系统表现

慢性呼吸衰竭伴二氧化碳潴留时，随着$PaCO_2$的升高，患者可表现为先兴奋后抑制。抑制之前的兴奋表现有烦躁、躁动、夜间失眠而白天嗜睡（睡眠倒错）等；抑制表现有神志淡漠、注意力不集中、定向力障碍、昏睡甚至昏迷，亦可出现腱反射减弱或消失，锥体束征呈阳性等，又称为肺性脑病。

3. 循环系统表现

二氧化碳潴留，使外周体表静脉充盈、皮肤充血、温暖多汗、血压升高，心排出量增多致脉搏洪大，多数患者出现心率加快，因脑血管扩张而产生搏动性头痛。

三、诊断

（一）诊断要点

根据患者有慢性肺部疾患或其他导致呼吸功能障碍的病史，新近有呼吸道感染，且有缺氧、二氧化碳潴留的临床表现，结合动脉血气分析，即可做出诊断。

（二）辅助检查

动脉血气分析能客观反映呼吸衰竭的性质和程度，对指导氧疗、机械通气，以及判断和纠正酸碱失衡、电解质紊乱均有重要价值。

1. 血气分析常用指标

（1）动脉血氧分压（PaO_2）：指动脉血中物理溶解的氧分子所产生的压力。正常人PaO_2为10.6～13.3kPa，平均为12kPa。当PaO_2＜10.6kPa时，即为缺氧，通常将PaO_2＜8kPa作为呼吸衰竭的诊断标准。

（2）动脉血氧饱和度（SaO_2）：指动脉血中血红蛋白含氧的百分率。SaO_2的正常值为95%～98%。在氧离曲线无偏移的情况下，当PaO_2为13.3kPa时，SaO_2为98%；当PaO_2为8kPa时，SaO_2为90%；当PaO_2为5.3kPa时，SaO_2为75%。当PaO_2在8.0～13.3kPa时，氧离曲线处于平坦段，SaO_2仅从90%增加到98%，而PaO_2在8kPa以下时，氧离曲线处于陡直段，PaO_2的轻度增加即可引起SaO_2的大幅度增加。

（3）动脉血二氧化碳分压（$PaCO_2$）：指动脉血中物理溶解的CO_2分子所产生的压力。正常人$PaCO_2$为4.7～6.0kPa，平均为5.3kPa。$PaCO_2$＞6kPa为通气不足，$PaCO_2$＜4.7kPa为通气过度。通常将$PaCO_2$＞6.7kPa作为呼吸衰竭的诊断标准。

（4）pH值：为血液氢离子浓度的负对数值。pH值的正常范围为7.35～7.45，平均为

7.40。pH 值低于 7.35 为失代偿性酸中毒，pH 值高于 7.45 为失代偿性碱中毒。代偿性酸中毒、代偿性碱中毒时，pH 值在正常范围。

(5)碳酸氢盐：包括标准碳酸氢盐(SB)和实际碳酸氢盐(AB)。SB 是动脉血在 38℃、$PaCO_2$为 5.3kPa、SaO_2为 100％的情况下所测得的血浆 HCO_3^- 含量。AB 是在实际 $PaCO_2$与 SaO_2下人体血浆中所测 HCO_3^- 的含量。正常人 AB＝SB，均为 22～27mmol/L，平均值为 24mmol/L。当发生呼吸性酸中毒时，AB＞SB；当发生呼吸性碱中毒时，AB＜SB。近年来，由于酸碱失衡代偿公式的临床应用，因此 AB 的测定和临床意义更大。

2. 应用血气分析对呼吸功能的判断

(1)通气功能障碍：此时 $PaCO_2$ 升高，$PaCO_2$ 降低，且二者升降的数值大致相等(±0.67kPa)，即 $\Delta PaCO_2$升高指约等于 $\Delta PaCO_2$下降值。

(2)换气功能障碍：此时 $PaCO_2$降低，$PaCO_2$正常或降低。这是因 CO_2弥散力强，故不引起 $PaCO_2$增高，而且由于低氧血症对化学感受器的驱动作用，可使呼吸加深、加快，致使 CO_2排出增加，因此 $PaCO_2$还可降低。

(3)通气与换气功能障碍并存：临床上，呼吸衰竭患者常同时兼有通气与换气功能障碍，此时 $PaCO_2$降低尤其明显，即 $\Delta PaCO_2$下降＞$\Delta PaCO_2$升高(±0.67kPa)。

3. 应用血气分析判断酸碱失衡

(1)呼吸性酸中毒(呼酸)：肺泡通气不足，导致体内 CO_2潴留，使 $PaCO_2$原发性升高者，称为呼吸性酸中毒。其血气分析为：①$PaCO_2$＞6.0kPa。②HCO_3^- 代偿性增高，＞24mmol/L，急性呼吸性酸中毒增加量很少，慢性呼吸性酸中毒增加量较多，但不超过代偿极限(45mmol/L，超过者考虑合并代谢性碱中毒)。③pH 值＜7.40。

(2)呼吸性碱中毒(呼碱)：肺泡通气过度，排出 CO_2过多，使 $PaCO_2$原发性降低者，称为呼吸性碱中毒。其血气分析为：①$PaCO_2$＜4.7kPa。②HCO_3^- 代偿性降低，＜24mmol/L，慢性呼吸性碱中毒时降低明显，但不低于代偿极限(12mmol/L，低于者考虑合并代谢性酸中毒)。③pH值＞7.40。

(3)代谢性酸中毒(代酸)：非挥发性酸(如乳酸等)产生过多、排出障碍，或体内失碱过多，使血浆 HCO_3^- 原发性减少者，称为代谢性酸中毒。其血气分析为：①HCO_3^- ＜22mmol/L。②$PaCO_2$代偿性降低，＜5.3kPa，但不低于代偿极限(1.33kPa)。③pH 值＜7.40。

(4)代谢性碱中毒(代碱)：体液 HCO_3^- 含量增加(如低氯、低钾所致)或 H^+ 丢失过多(如严重呕吐)，引起血浆 HCO_3^- 原发性升高者，称为代谢性碱中毒。其血气分析为：①HCO_3^- ＞27mmol/L。②$PaCO_2$代偿性升高，＞5.3kPa，但不超过代偿极限(7.3kPa，超过者考虑合并呼吸性酸中毒)。③pH 值＞7.40。

四、鉴别诊断

1. 心源性肺水肿

心源性肺水肿时出现的呼吸困难与体位有关，伴有咳泡沫样血痰，用强心利尿剂等治疗效果比较好。肺水肿的啰音多在肺底部，呼吸衰竭引起的呼吸困难多与体位关系不大，血氧分析有低氧血症和二氧化碳潴留的表现。

2. 重症自发性气胸

重症自发性气胸，如张力性气胸，可出现呼吸困难等症状，常突然发作，伴有一侧胸痛，患者有紧张、胸闷，甚至心率过快、心律失常、强迫坐位、发绀、大汗、意识不清等。

3. 急性呼吸衰竭

急性呼吸衰竭与慢性呼吸衰竭的病因及发病常有差异。急性呼吸衰竭常因脑外伤、脑炎、电击、化学中毒等引起，呈突然发作；而慢性呼吸衰竭常因支气管和肺部的炎症加重而引起。

五、治疗

慢性呼吸衰竭的治疗原则是畅通呼吸道，纠正缺氧，增加通气量，纠正酸碱失衡及电解质紊乱，去除诱因。

1. 保证呼吸道通畅

保证呼吸道通畅是纠正呼吸衰竭的首要措施，应鼓励患者咳嗽，对于无力咳嗽、咳痰或意识障碍的患者，要加强翻身拍背和体位引流；对于昏迷患者，可采用多孔导管，通过口腔、鼻腔、咽喉部将分泌物或胃内反流物吸出；对于痰液黏稠、不易咳出者，可采用雾化吸入稀释痰液；对于有呼吸道痉挛者，可给予支气管解痉药，必要时可建立人工呼吸道，并采用机械通气辅助呼吸。

2. 氧疗

常用鼻塞或鼻导管进行吸氧，对于Ⅰ型呼吸衰竭患者，应给予低流量(1～2L/min)、低浓度(25%～33%)持续吸氧；因Ⅱ型呼吸衰竭时患者呼吸中枢对高二氧化碳的反应性差，呼吸的维持主要靠缺氧的刺激，若给予高浓度吸氧，可消除缺氧对呼吸的驱动作用，而使通气量迅速降低，二氧化碳分压更加升高，患者很快会进入昏迷。Ⅰ型呼吸衰竭时，吸氧浓度可较高(35%～45%)，宜用面罩给氧，但应注意防止高浓度(大于 60%)、长时间(大于 24 小时)吸氧引起的氧中毒。

3. 增加通气量

对于慢性呼吸衰竭患者，应减少二氧化碳潴留。二氧化碳潴留主要是由于肺泡通气不足引起的，只有增加肺泡通气量，才能有效排出二氧化碳。目前，临床上常通过应用呼吸兴奋药和机械通气来改善肺泡的通气功能。

(1)合理应用呼吸兴奋药可刺激呼吸中枢或周围化学感受器，增加呼吸频率和潮气量，使通气改善，还可改善神志，提高咳嗽反射，有利于排痰。常用药物有尼可刹米，1.875～3.75g，加入 25%葡萄糖液 500mL 中静脉滴注，但应注意供氧，以弥补其氧耗增多的弊端。此外，氨茶碱、地高辛可增强膈肌收缩而增加通气量，可配合应用。必要时，还可选用纳洛酮以促醒。

(2)机械通气的目的在于提供维持患者代谢所需要的肺泡通气，提供高浓度的氧气以纠正低氧血症，改善组织缺氧，代替过度疲劳的呼吸肌完成呼吸作用，减轻心、肺负担，缓解呼吸困难症状。对于神志尚清、能配合的呼吸衰竭患者，可采用无创性机械通气，如做鼻或口鼻面罩呼吸机机械通气；对于病情危重、神志不清或呼吸道有大量分泌物者，应建立人工呼吸道，如气管插管、气管切开、安装多功能呼吸机机械通气者。机械通气为正压送气，操作时各项参数(如潮气量、呼吸频率、吸呼比、氧浓度等)应适中，以免出现并发症。

4. 抗感染治疗

慢性呼吸衰竭急性加重的常见诱因是感染，一些非感染因素诱发的呼吸衰竭也容易继发感染。因此，抗感染治疗是慢性呼吸衰竭治疗的重要环节之一，应注意根据病原学检查及药物敏感试验合理应用抗生素。

5. 纠正酸碱平衡失调

慢性呼吸衰竭常有二氧化碳潴留，导致呼吸性酸中毒。呼吸性酸中毒的发生多为慢性过程，机体常常以增加碱储备来代偿。因此，在纠正呼吸性酸中毒的同时，要注意纠正潜在的代谢性碱中毒，可给予盐酸精氨酸和补充钾盐。

6. 营养支持

慢性呼吸衰竭患者由于呼吸功增加、发热等因素，导致能量消耗上升，机体处于负代谢状态，长时间会降低免疫功能，感染不易控制，呼吸肌易疲劳，故可给予患者高蛋白、高脂肪和低糖，以及多种维生素和微量元素的饮食，必要时可静脉滴注脂肪乳。

7. 病因治疗

病因治疗是治疗慢性呼吸衰竭的根本所在。在解决呼吸衰竭本身造成危害的前提下，应针对不同病因采取适当的治疗措施。

六、护理

慢性呼吸衰竭患者由于病程长、反复住院，普遍存在着悲观、恐惧、忧虑、自卑和挑剔等心理，而每个患者由于性格、年龄、职业、家庭环境、工作性质和文化素质不同，心理反应各异，因此护理人员除积极处理患者的躯体不适外，还应加强其心理护理，消除其紧张情绪，改善其心理状态，调动其主动性，使患者处于有利于治疗康复的最佳心理状态。

1. 对于悲观、失望的心理护理

患者由于反复发作的、不能完全治愈的呼吸系统疾病的折磨，表现为心理上感到悲观和失望。他们最突出的要求是被重视、受尊敬，所以护士在护理患者时应尊重、关心和体贴患者。老年人思维反应相对缓慢，语言表达较迟缓，记忆力也有所下降，有时一个问题要交代好几遍也听不清和记不住。遇到这种情况时，护理人员应耐心解释，不急不躁，态度和蔼，语速要放慢，并且要耐心地听他们诉说病情，经常深入病房，到他们的病床前询问是否需要帮助，遇到问题要及时解决，如当时解决不了，要给予他们答复。做治疗时，动作要干净利索，使他们满意，从而能够积极配合治疗。

2. 对于恐惧、忧虑的心理护理

慢性呼吸衰竭的患者常由于某些诱因急性加重，害怕自己得不到及时救治，或病情不断加重而无法缓解，担心经济困难，难以承受治疗费用。因此，护理人员应向患者介绍与疾病相关的知识，使其对疾病有正确的认识。应针对不同性别、职业和文化背景的患者选用不同的语言，涉及患者的诊断、治疗、病情和预后的问题时，要用科学、严谨、有理有据的语言，避免随意乱说或不懂装懂。

护理人员应多与患者交谈，解除患者对医务人员的陌生感。交谈时，适当使用形象、幽默的语言，不但能很好地传递信息，而且还能消除患者的沉闷和厌倦情绪，活跃病房气氛。当患者倾诉自己的疾病、心情、家庭或单位的烦恼时，护理人员要站在患者的角度上体谅患者，对患者充满同情心，听他们说话时要专心，回答询问要慢些，声音要大些，使患者视护理人员如亲人，不再感到孤独和寂寞。

3. 对于挑剔的心理护理

患者长期患病，不断求医和用药，对疾病和药物的知识有一定的了解，但往往又是盲目的、不系统的，特别相信某些偏方或不相信某药物，因此，常常会违背医嘱，拒服或随意服药，挑剔医生部分诊疗措施。针对此类患者，护理人员应全面、耐心地向其讲解药物的药理作用、不良反应、适应证和禁忌证等，帮助他们建立正确对待药物的心理；还要帮助他们分析，如果不按医嘱服药会造成哪些不良后果；为了防止患者中断治疗，护理人员应向其详细叙述用药时间、剂量和方法，并按时发药，看患者服下药物后再离开。对一些诊疗措施，护理人员也应向患者告知必要性，以便让患者了解和接受。

4. 对于不适应的心理护理

老年患者因病住院，可因原有习惯和生活方式的改变而倍感不方便，但又不肯求助他人，故老年患者的住院生活更需要得到护理人员的细心关照。护理老年患者时，除勤快、细心、耐心、周到和不怕麻烦外，还要充分考虑其特点和习惯，如把物品放在老年患者的易取之处，在考虑老年人的饮食特点的同时，尽量满足老年人的口味，不勉强老年人接受不喜欢的食物，安排好老年人的休息和睡眠。此外，病室设备和布置也需考虑老年人人性化的需要，如在病室内放置轮椅、保持地面干燥等。

第六节　肺结核

肺结核是由结核分枝杆菌引起的肺部慢性传染性疾病，可侵袭人体的诸多脏器，但以感染肺部形成肺结核最为常见。肺结核属于国家法定乙类传染病，是我国重点控制的主要传染病之一，排菌患者为其重要的传染源。肺结核的基本病理特征为渗出、干酪样坏死及其他增生性病变，可形成空洞，除少数患者起病急骤外，大多数患者病程呈慢性经过。肺结核患者的主要表现有低热、盗汗、消瘦、乏力等全身症状以及咳嗽、咯血等呼吸系统表现。若能得到及时诊断和合理治疗，大多数患者可获临床治愈。

一、病因与病理

结核分枝杆菌属于分枝杆菌属，抗酸染色呈阳性，通常简称为结核杆菌。结核杆菌主要分为人型、牛型和鼠型等，对人类致病的主要是人型菌。结核杆菌在外界生命力较强，在阴湿处可存活 5 个月以上，在烈日下曝晒 2 小时、5%～12%甲酚皂溶液接触 2～12 小时、70%酒精接触 2 分钟或者煮沸 1 分钟才能被杀灭。简易的灭菌方法是将痰吐在纸上直接烧掉。

结核病灶中常包括数种生长速度不同的结核杆菌。A 群：存在于细胞外，生长繁殖快，代谢旺盛，致病力强，传染性强，易被抗结核药物（异烟肼、利福平、链霉素）所杀灭。B 群：存在于机体吞噬细胞内，受酸性细胞质的保护而生存，但繁殖缓慢，吡嗪酰胺对此群灭菌效果较好。C 群：偶尔繁殖菌，存在于干酪样坏死组织内，仅对少数药物（利福平、吡嗪酰胺）敏感，是日后复发的根源。D 群：休眠菌，一般耐药，可逐渐被吞噬细胞所消灭。

1. 感染途径

结核杆菌主要经呼吸道传播。排菌的肺结核患者(尤其是痰菌呈阳性,未经治疗者)是主要传染源。健康人主要经吸入患者咳嗽、打喷嚏时喷出的含菌飞沫而受到感染,经消化道传播是次要感染途径。

2. 人体的反应性

(1)免疫与变态反应:人体对结核杆菌的自然免疫力是非特异性的。接种卡介苗或因感染结核杆菌后获得的免疫力则是特异性的,且明显强于自然免疫力,能将入侵的结核杆菌杀死或形成严密包围,制止结核杆菌扩散,促使病灶愈合,但二者对机体预防结核病的保护作用是相对的,人体感染结核杆菌后,由于免疫的存在而不发病,称为结核感染;反之,当机体免疫功能低下或结核杆菌入侵数量大、毒力强时易受感染而发病。结核杆菌的免疫主要是细胞免疫,结核杆菌进入机体后被吞噬细胞所吞噬,经吞噬细胞加工处理后,将抗原信息传递给T淋巴细胞,并使其致敏。当敏感的T淋巴细胞再次接触结核杆菌时,即释放出多种淋巴因子,使巨噬细胞聚集在结核杆菌周围,吞噬并杀灭结核杆菌,此后转变成类上皮细胞及郎格汉斯巨细胞,最终形成结核结节,使病变局限化。结核杆菌侵入机体4～8周,身体组织对结核杆菌及其代谢所发生的敏感反应,称为变态反应。变态反应与T淋巴细胞释放的炎症介质、皮肤反应因子及淋巴毒素等有关,表现为局部组织充血、水肿,并有大量致敏的T淋巴细胞浸润,多引起细胞坏死及干酪样坏死,液化形成空洞,致使病灶扩散,此时结核菌素试验呈阳性反应。

(2)初次感染及再次感染:结核杆菌初次进入人体后即发病,因此时机体无特异性免疫,亦无变态反应,故此种肺结核为原发性肺结核;当机体已形成变态反应和特异性免疫时发病,称为继发性肺结核。

3. 基本病变

(1)渗出性病变:在结核病早期或恶化时出现,表现为充血、水肿和白细胞浸润,此时在病灶和吞噬细胞内易找到结核杆菌。渗出性病变可被完全吸收。

(2)增生性病变:典型表现为结核结节形成,是结核病特征性病变,往往发生在菌量少、人体免疫占优势的情况下,结核结节中不易找到结核杆菌。

(3)变质性病变(干酪样坏死):多在渗出或增生性病变的基础上发生。机体抵抗力下降、入侵结核杆菌数量过多、机体变态反应过强时,渗出性病变与结核结节连同原有组织结构一起坏死,形成干酪样坏死。当干酪样坏死液化后,结核杆菌迅速繁殖,液化物经支气管、气管咳出,形成空洞,结核杆菌经支气管扩散,形成小叶性或大叶性干酪样肺炎。干酪样病灶周围形成纤维包膜,呈球形,称为结核球。干酪样坏死病灶中含有大量结核杆菌,是疾病恶化和加重的表现。

上述3种病变可同时存在于一个病灶内,多以某一病变为主,且可相互转变。

4. 结核病的转归

结核病的转归主要取决于人体抵抗力与变态反应及结核杆菌的致病力之间力量的对比。当免疫力占优势时,病灶可吸收、缩小、纤维化、钙化,趋于稳定和治愈;反之,病灶扩散、增多、溶解,发生干酪样坏死,导致空洞形成。

二、临床表现

典型的肺结核起病缓慢,病程长,可有结核中毒症状及呼吸道症状。多数患者无明显症状,在健康体检做X线检查时才被发现。少数患者表现为急性起病和伴有严重的结核中毒症状。

(一)症状

1. 全身中毒症状

患者的全身中毒症状有低热、乏力、夜间盗汗、消瘦、食欲缺乏等;当病灶恶化时,可有高热;女性患者可有月经紊乱或闭经;午后低热是结核病早期典型症状之一。

2. 呼吸系统症状

(1)咳嗽、咳痰:患者的咳嗽多为慢性咳嗽,表现为干咳或有少量黏液性痰;合并感染时痰量增多,呈黏液脓性痰;伴有支气管内膜结核时咳嗽剧烈,呈呛咳。

(2)咯血:约1/3的患者有不同程度的咯血。当炎症累及毛细血管时,多为小量咯血或痰中带血;当病变损伤小血管时,可有中等量咯血;空洞壁动脉瘤破裂或累及较大的支气管动脉时,则出现大咯血。咯血后常有低热,若发热持续不退,应考虑有结核病灶播散。咯血的严重后果是血块所致的窒息,死亡的概率较大,此时患者极度烦躁、神色紧张、挣扎坐起、胸闷气促、发绀,应立即进行抢救。

(3)呼吸困难:当病变广泛、肺功能减退时,患者可出现呼吸困难;当大咯血血块阻塞大呼吸道,并发自发性气胸或大量胸腔积液时,则有急骤出现的呼吸困难。

(4)胸痛:当病变累及壁层胸膜时,相应胸壁会有刺痛,随深呼吸及咳嗽加重。

(二)体征

位于肺组织深处的或较小的早期结核病灶常无异常体征。若病变范围大而浅时,有支气管呼吸音和细湿啰音,叩诊呈浊音;在结核病变发生广泛纤维化或胸膜粘连增厚时,可有患侧胸壁下陷、肋间隙变窄、气管向患侧移位、叩诊呈浊音等体征。

三、诊断

(一)诊断要点

病史、结核中毒症状以及呼吸系统的症状、体征,可为肺结核的诊断提供重要线索;痰菌检查不仅是确诊肺结核的主要依据,还是考核疗效、确定传染源和随访病情的重要指标;X线检查是诊断肺结核的必要手段,对肺结核的早期诊断,确定病变部位、范围、性质,了解疾病演变以及选择治疗等均具有重要价值。

1. 肺结核的诊断程序

(1)应用痰抗酸杆菌和胸部X线检查对可疑症状(咳嗽持续2周以上、咯血、午后低热、乏力、盗汗、月经不调或闭经、有结核病患者接触史或肺外结核)的患者进行筛查。

(2)通过系统检查和复查,确定肺部的异常阴影是结核性或其他性质。

(3)如确诊为肺结核,应根据X线检查、临床表现和痰菌结果判断病灶有无活动性。

(4)确定活动性后,还要明确患者是否排菌,确定患者是否为传染源。

2. 肺结核的记录

按结核病分类、病变部位、范围、痰菌情况、化学治疗史情况进行书写。

(1)分类:见前述。

(2)病变部位和范围:按左、右肺的上、中、下肺野描述。

(3)痰菌检查:以"涂(+)、涂(-)、培(+)、培(-)"表示,当患者无痰或未查痰时,则注明"无痰"或"未查"。

(4)化学治疗史:分初治和复治。

有下列情况之一者为初治:①尚未开始抗结核治疗的患者。②正进行标准化学治疗方案用药而未满疗程的患者。③不规律化学治疗未满1个月的患者。

有下列情况之一者为复治:①初治失败的患者。②规律用药满疗程后痰菌又恢复阳性者。③不规律化学治疗超过1个月者。④有慢性排菌者。

(二)辅助检查

(1)结核杆菌检查:痰中查到结核杆菌是确诊肺结核的主要依据,同时表明患者病灶为开放性,具有传染性。常用的方法有涂片法、集菌法和培养法,应用聚合酶链反应(PCR)体外扩增微量结核杆菌DNA诊断肺结核敏感性高、特异性强、快速、简便,但假阳性率亦高。对于无痰或儿童不会咳嗽者,可采用清晨的洗胃液作为标本,成年人可通过纤维支气管镜检查采集标本或以其刷洗液为标本查找结核杆菌。

(2)X线检查:是诊断肺结核的重要方法,也是肺结核分型的重要依据,可明确病灶的范围、性质、进展情况及治疗效果。常见的X线表现有纤维化的硬结病灶,呈斑点、条索或结节状,边缘清晰,密度较高;浸润型病灶呈云雾状阴影,边缘模糊,密度较低;干酪样病灶和空洞呈片状阴影,密度较高,浓淡不一,可有环形边界透光区的空洞;肺结核病灶多位于肺上部,呈单侧或双侧,存在时间较长,常有多种性质不同的病灶混合存在。

(3)结核菌素试验:简称结素试验,是诊断结核杆菌感染的参考指标。使用结核菌素的纯蛋白衍生物(PPD)0.1mL(5U),于左前臂内侧皮内注射,使局部隆起呈皮丘样,经48~72小时后,测量皮肤硬结直径。皮肤硬结直径小于5mm者为阴性(-),皮肤硬结直径在5~9mm为弱阳性(+),皮肤硬结直径在10~19mm为阳性(++),皮肤硬结直径大于等于20mm或局部有水疱、坏死者为强阳性(+++)。

结素试验呈阳性仅表示有结核杆菌感染,但并不一定患病。结素试验对婴幼儿的诊断价值较大,3岁以下儿童呈强阳性反应,可视为有新近感染的活动性结核病,应给予积极治疗。结素试验阴性除表示没有结核杆菌感染外,还可见于结核杆菌感染人体时间不到4~8周,变态反应还未充分建立,或应用糖皮质激素、细胞毒性药物等使机体免疫功能受到抑制时,或结核病极其严重且并发有其他危重疾患或淋巴细胞免疫功能缺陷者,如淋巴瘤、白血病、艾滋病等。

(4)纤维支气管镜检查:对发现有支气管结核者,应了解患者有无肿瘤。此外,利用纤维支气管镜吸取患者分泌物,刷检、冲洗,可用于细菌学检查,获取活组织做病理检查等对于诊断亦有重要价值。

(5)其他检查:少数重症患者可有继发性贫血、白细胞计数轻度升高。活动性肺结核患者有血沉增快及C反应蛋白升高,但无特异性诊断价值。

四、鉴别诊断

1. 肺癌

中央型肺癌多有痰中带血、肺门阴影增大，与肺门淋巴结结核相似；周围型肺癌有球形或分叶状阴影，需与结核球相鉴别；弥散性肺泡癌两肺布满大小不等的结节状阴影，颇似粟粒型肺结核。鉴别要点：①肺癌多发生于40岁以上的男性患者，常有吸烟史，一般无结核中毒症状。②肺癌患者主要表现为刺激性干咳、胸痛及进行性消瘦等。③X线检查，癌肿病灶边缘多有切迹、短细毛刺；而结核球周围常有卫星病灶、钙化等。④痰结核杆菌检查、脱落细胞学检查、纤维支气管镜及活组织病理学检查有助于肺结核与肺癌的鉴别诊断。

2. 肺炎

肺炎患者有咳嗽、发热，胸部X线检查有片状阴影，与早期浸润型肺结核难以区别，但支原体肺炎在短时间内可自行吸收消散；过敏性肺炎血液检查可见嗜酸性粒细胞增多，而且其肺内的浸润性病变常呈游走性变化。浸润型肺结核病情进展较快时，可扩展到整个肺叶，形成干酪样肺炎，与肺炎球菌肺炎相似。但后者起病急，常有战栗、高热、胸痛和呼吸困难，咳铁锈色痰，X线检查可见病变常局限于某一肺叶，抗生素治疗常很快见效，肺部炎症一般可在3周左右消失，痰中可找到肺炎球菌。

3. 肺脓肿

伴有空洞的肺结核应与肺脓肿进行鉴别。肺脓肿患者起病较急，体温显著升高，可突然咳出大量脓臭痰，痰中细菌虽多，但无结核杆菌，白细胞计数明显升高，可有核左移及中毒颗粒，抗生素治疗有效。

五、治疗

本病主要以化学药物治疗为主。合理的化学治疗可以杀灭病灶内的全部细菌，对控制结核病流行起着决定性作用，同时也是消灭传染源的重要措施；休息与营养疗法仅起辅助作用。

（一）化学药物治疗（简称化疗）

1. 化疗的原则

化疗的原则是早期、联合、适量、规律和全程用药。只有坚持按原则进行合理化疗，才能达到预防结核杆菌产生耐药性、早期杀菌、最终灭菌的化疗目标。

结核病早期，病灶内的结核杆菌多为A群细菌，生长及代谢均旺盛，对抗结核药物敏感，此时用药可充分发挥抗结核药物的杀菌或抑菌作用。早期病灶中局部血管丰富，药物浓度高，炎症易于吸收，空洞易于关闭或缩小。疾病早期患者抵抗力较强，吞噬细胞功能活跃，更能协助药物发挥抗菌功能。

联合用药是合理化疗的基础。同时应用2种以上的抗结核药物，可增加药物的协同作用，减少耐药菌的产生，显著提高疗效。用药剂量要适当，若剂量过大，则易于产生不良反应；若剂量不足，则组织内难以达到有效的浓度，不但疗效差，不能有效地杀灭或抑制结核杆菌的生长繁殖，而且还易于产生耐药现象。在规定的时间内，按规定的治疗方案，坚持有规律地用药，是结核化疗成功的关键，若疗程不足，会使治疗不彻底，增加复发率。

2. 抗结核药物

目前临床上常用的抗结核药物有以下几种。

(1)全杀菌剂:血液中(包括巨噬细胞内)的药物浓度在常规剂量下,达到试管内最低抑菌浓度的10倍以上时才能起到杀菌作用,如异烟肼、利福平,常规用量即能在细胞外达到该水平,称为全杀菌剂。

(2)半杀菌剂:只能在偏酸性或偏碱性环境中杀灭细胞内或细胞外结核杆菌的药物,称为半杀菌剂。例如,链霉素在偏碱性的环境中才能发挥最大杀菌作用,而且很少渗入巨噬细胞中,故对细胞内结核杆菌无效;吡嗪酰胺可渗入吞噬细胞内,能杀灭吞噬细胞内尤其是酸性环境中的结核杆菌,但对细胞外偏碱性环境中的结核杆菌无效。

(3)抑菌剂:虽不能杀灭结核杆菌,但能抑制其生长,或与其他抗结核药物联用可发挥协同作用、减少耐药性产生等作用的药物,称为抑菌剂,如乙胺丁醇、对氨基水杨酸钠、氨硫脲卷曲霉素等其他或潜在具有抗结核活性的药物,以及利福喷汀、喹诺酮类药物(目前是耐药结核病的主要选择用药)、罗红霉素、抗结核药物复合剂等。

3. 化疗方案

结核病患者视病情轻重、痰菌检查结果、细菌的耐药情况、经济状况、药源供应等,可选用不同的化疗方案。

初治涂阳的治疗方案(含初治涂阴有空洞或粟粒型):具体如下。①每天用药方案:强化期使用异烟肼、利福平、吡嗪酰胺和乙胺丁醇,顿服,连用2个月;巩固期使用异烟肼、利福平,顿服,连用4个月。②间歇用药方案:强化期使用异烟肼、利福平、吡嗪酰胺和乙胺丁醇,隔日1次,顿服,每周3次,连用2个月;巩固期使用异烟肼、利福平,隔日1次或每周3次,连用4个月。

复治涂阴的治疗方案:具体如下。①每天用药方案:强化期使用异烟肼、利福平、吡嗪酰胺,顿服,连用2个月;巩固期使用异烟肼、利福平,顿服,连用4个月。②间歇用药方案:强化期使用异烟肼、利福平、吡嗪酰胺,隔日1次或每周3次,连用2个月;巩固期使用异烟肼、利福平,隔日1次或每周3次,连用4个月。

(二)对症治疗

1. 毒性症状

肺结核患者的毒性症状(又称结核中毒症状)在有效的抗结核治疗1～2周内即可消退,不需特殊处理。对于干酪性肺炎、急性粟粒型肺结核以及结核性胸膜炎伴大量胸腔积液且有高热等严重结核中毒症状的患者,可在使用有效的抗结核药物的同时,加用糖皮质激素,以促使渗液吸收、减轻炎症、减少纤维组织形成及发生胸膜粘连,也有助于高热等结核中毒症状的改善;常用泼尼松15～20mg/d,分3次或4次口服,6～8周后停药。

2. 咯血

小量咯血通过安静休息、镇静,常能自行停止,必要时可用小剂量镇静药、镇咳药物,禁用吗啡。对于年老体弱、肺功能不全的患者,慎用强镇咳药物,以免因抑制呼吸中枢及咳嗽反射而使血块不能排出,引起窒息。咯血量较多时,应嘱患者取患侧卧位,轻轻将气管内存留的积血咳出。目前治疗咯血的药物以垂体后叶素效果最为肯定,一般先用20～30mL葡萄糖溶液或生理盐水加 10U 的垂体后叶素缓慢静脉注射，然后再以 10～40U 垂体后叶素加入 25%的葡萄糖溶液 500mL 中静脉滴注，以维持治疗。垂体后叶素能收缩小动脉，减少肺血流量而减轻咯血，但用药过快时，可引起恶心、呕吐、腹痛、便意、面色苍白及电解质紊乱等不良反应。因该药能引起其他脏器(如子宫)的平滑肌收缩，故孕妇禁用，高血压和冠心病患者禁用或慎用。咯血量过多时，可为患者适量输血。

药物治疗无效、咯血不止时，可考虑经纤维支气管镜查找出血部位，进行局部止血。找到出血部位后，可用去甲肾上腺素 2～4mg 加入 4℃生理盐水中局部滴入，或使用凝血酶等止血药物；亦可在纤维支气管镜直视下放置 Fogarty 气囊导管堵塞出血部位，进行压迫止血；无效时，应做好抢救准备。在出血部位相对明确的情况下，可考虑行手术治疗。

大咯血窒息是对患者最具有致死性的威胁，需严加防范，并积极做好抢救准备。一旦发现患者有胸闷、气促、甲床及口唇发绀、面色苍白、冷汗淋漓、烦躁不安等窒息先兆表现时，应立即使患者取头低足高、躯干与病床之间成 45°的俯卧位，同时轻拍患者背部，以促使血块尽快排出，并迅速吸出患者口腔、鼻腔以及咽喉部位的积血，以确保呼吸道通畅；必要时，可采用气管插管或气管切开的方式，以解除呼吸道阻塞。

六、护理

(一)一般护理

1. 休息与活动

合理休息可以调整新陈代谢，使机体耗氧量降低，呼吸次数减少，还可使肺获得相对休息，有利于病灶的愈合。休息的程度与期限决定于病灶的性质与病变趋势。肺结核患者症状明显，有咯血、高热等严重症状，或结核性胸膜炎伴大量胸腔积液者，应卧床休息；恢复期可适当增加活动，进行体育锻炼，以提高机体的抗病能力。症状较轻的患者，应避免劳累和重体力劳动，保证充足的睡眠和休息，做到劳逸结合。痰涂片阴性和经有效抗结核治疗 4 周以上的患者，一般没有传染性或只有极低的传染性，应鼓励患者恢复正常的家庭和社会生活，有助于减轻肺结核患者的孤独感，缓解其焦虑情绪。

2. 饮食与营养

(1)制订营养计划：肺结核是一种慢性消耗性疾病，宜向患者提供高热量、高蛋白、富含维生素的饮食，忌烟酒及辛辣食物。蛋白质不仅能提供热量，还可增加机体的抗病能力及机体修复能力，患者饮食中应有鱼、肉、蛋、牛奶、豆制品等动植物蛋白，保持成人每天蛋白质摄入量在 1.5～2.0g/kg，其中优质蛋白应占一半以上；多进食新鲜蔬菜和水果，以补充维生素。食物中的维生素 C 有降低血管渗透性的作用，可以促进渗出病灶的吸收；维生素 B 对神经系统及胃肠神经有调节作用，可促进食欲。

(2)增进食欲：增加食物的种类，在患者饮食中应注意添加促进消化、增进食欲作用的食物，如山楂、新鲜水果等，并采用合适的烹调方法，创造温馨的进餐环境。对于有食欲减退者，可少量多餐。

(3)监测体重：每周测 1 次体重，并记录，以了解患者的营养状况是否有改善。

3. 环境

有条件的患者尽量单居一室，使室内保持良好的通风、有阳光照射；对于痰涂片呈阳性的肺结核患者，住院治疗时需进行隔离，病房每天用紫外线进行消毒。

(二)病情观察

(1)症状观察：注意观察患者全身症状及呼吸系统症状，重点观察发热、胸痛、咳痰、咯血情况，如有大咯血，应严密观察患者有无窒息征象。

(2)用药观察：抗结核化疗药物联合使用，不良反应较多，应注意观察患者有无肝功能损害、肾功能损害、周围神经炎、过敏反应、听力障碍、眩晕、胃肠道不适、关节痛及视神经炎等。

(三)症状、体征的护理

(1)指导患者正确留取痰标本：肺结核患者有间断且不均匀排痰的特点，需要多次查痰，应指导患者正确留取痰标本。通常情况下，初诊患者应留即时痰、清晨痰和夜间痰 3 份痰标本，夜间无痰者，应在留取清晨痰后 2～3 小时再留 1 份；对于复诊患者，应送检夜间痰和清晨痰 2 份痰标本。

(2)痰中带菌的患者是重要的传染源，飞沫传播是重要的传播途径，应嘱患者严禁随地吐痰，不可面对他人打喷嚏或咳嗽。在咳嗽或打喷嚏时，可用双层纸巾遮住口鼻，并将纸巾和痰按传染性废弃物处理，最好进行焚烧。

(四)用药护理

(1)向患者介绍有关药物治疗的知识及药物不良反应，告知患者如出现巩膜黄染、肝区疼痛、胃肠不适、眩晕、耳鸣等不良反应时，要及时与医生联系，不要自行停药。大部分不良反应经相应处理后可以完全消失。

(2)向患者强调早期、联合、适量、规律、全程化学治疗的重要性，督促患者严格按医嘱服药，建立按时服药的习惯，防止因治疗失败而产生耐药结核分枝杆菌，增加治疗的困难和经济负担。

(五)心理护理

结核病感染率高，病死率也高，患者容易产生焦虑；肺结核具有传染性，患者担心传染给周围的人，易导致自卑及自责心理；肺结核药物治疗的疗程长，药物毒副反应较多，患者经济负担较重。针对患者的以上心理问题，应向患者及其家属介绍结核病有成熟的预防和治疗手段，告知患者只要严格执行治疗措施，本病大部分是可以临床治愈或痊愈的。

第三章　内分泌科疾病

第一节　原发性醛固酮增多症

原发性醛固酮增多症是由于肾上腺皮质球状带自身病变导致的醛固酮增多症，患者的主要临床特征为高血压、低血钾、肌无力、多尿、血浆群体反应性抗体(PRA)受抑制及醛固酮升高。原发性醛固酮增多症的发病高峰年龄为30～50岁，但新生儿亦可发病。

一、病因及分类

1.肾上腺醛固酮腺瘤(APA)

APA占原发性醛固酮增多症的70%～80%，以单侧肾上腺腺瘤最为多见，双侧或多发性腺瘤较少。腺瘤同侧和对侧肾上腺组织可以正常、增生或伴结节形成，亦可发生萎缩。

2.特发性醛固酮增多症(IHA)

IHA占成年人原发性醛固酮增多症的10%～20%，以儿童最为常见。特发性醛固酮增多症的病理变化为双侧肾上腺球状带增生，增生的皮质伴有或不伴有结节，增生病因不明。特发性醛固酮增多症组织学上具有肾上腺被刺激的表现，而醛固酮合成酶基因并无突变，但该基因表达增多且酶的活性增加。特发性醛固酮增多症的发生可能是由异常促分泌因子增加或肾上腺对血管紧张素Ⅱ过度敏感所致。

3.糖皮质激素治疗敏感性醛固酮增多症

糖皮质激素治疗敏感性醛固酮增多症是一种常染色体显性遗传病，其特点是糖皮质激素可抑制醛固酮过量分泌，且长期治疗能维持抑制效应，提示醛固酮分泌依赖于促肾上腺皮质激素(ACTH)，其特有的生化异常为18-羟皮质醇和18-氧皮质醇明显增多。该疾病是8号染色体在复制时出现异常，编码11β-羟化酶的*CYP11B1*基因和同源染色体上编码醛固酮合成酶的*CYP11B2*基因发生非对等交换，导致醛固酮合成酶在束状带的异位表达，并受ACTH调节，所以糖皮质激素治疗敏感性醛固酮增多症的病理变化表现为束状带的明显增生，而非球状带增生。

4.先天性肾上腺皮质增生症(CAH)

CAH约占原发性醛固酮增多症的1%，可为双侧或单侧增生，但生化特征与醛固酮腺瘤更为相似，行肾上腺单侧或次全切除可纠正醛固酮过多的症状和生化异常。

5.分泌醛固酮的肾上腺皮质癌

此型少见，少于1%的原发性醛固酮增多症由肾上腺癌引起。癌肿往往同时分泌糖皮质激素，亦有单纯分泌醛固酮的病例报道。

6.家族性醛固酮增多症(FH)

FH又分为两型(FH-Ⅰ和FH-Ⅱ)。FH-Ⅰ即为糖皮质激素治疗敏感性醛固酮增多症，病因已明确。FH-Ⅱ亦为家族性疾病,呈常染色体显性遗传,其醛固酮的高分泌既可由肾上腺皮质增生引起,也可由醛固酮腺瘤引起,病因尚不完全清楚。

7.异位醛固酮增多症分泌腺瘤和癌

异位醛固酮增多症分泌腺瘤和癌少见,可发生于肾、肾上腺残余组织或卵巢。

二、临床表现

原发性醛固酮增多症的一系列临床表现均由过量分泌醛固酮所致,主要表现为高血压、低血钾性碱中毒、血浆醛固酮升高、肾素-血管紧张素系统受抑制等。

1.血压升高

血压升高是最早且最常见的表现,随病程持续进展或略呈波动性上升,但一般呈良性经过,血压约为22.7/13.3kPa,严重者可达28.0/17.3kPa,少数醛固酮腺瘤患者的血压在正常范围内。长期血压升高可导致各种靶器官(心、脑、肾)损害,一般降压药治疗的疗效差。

2.血钾降低

大量醛固酮促进肾远曲小管内Na^+-K^+交换,可导致血钾降低。血钾降低可引起肌无力及周期性瘫痪,通常先为双下肢受累,严重者可波及四肢,甚至发生呼吸肌瘫痪,危及生命;发作较轻的可自行缓解,较重者需经口服或静脉补钾治疗方可缓解。瘫痪的发作与血钾降低程度相关,以夜间发作较多,劳累、寒冷、进食高糖食物、服用排钾利尿药常为诱发因素。由于低钾引起代谢性碱中毒,使血中游离钙减少,加之醛固酮促进钙、镁排泄,造成了游离钙降低及低镁血症,因此原发性醛固酮增多症患者可发生肢端麻木、手足搐搦及肌痉挛。

3.肾脏表现

患者因长期大量失钾,肾浓缩功能减退,可引起多尿、夜尿增多,继而出现烦渴、多饮、尿比重低。过多的醛固酮使尿钙及尿酸排泄增多,易并发肾结石及尿路感染。长期血压升高则可致肾动脉硬化,引起蛋白尿和肾功能不全。

4.心血管系统表现

(1)心肌肥厚:原发性醛固酮增多症患者较原发性高血压更容易引起左心室肥厚,而且发生左心室肥厚往往先于其他靶器官损害。左心室肥厚与患者年龄、平均血压及血浆醛固酮浓度相关;心肌肥厚使左心室舒张期充盈受限,心肌灌注亦减少,因此运动后原发性醛固酮增多患者较一般高血压患者更易诱发心肌缺血。

(2)心律失常:低血钾可引起程度不一的心律失常,以期前收缩、阵发性室上性心动过速较常见,严重者可诱发心室颤动。心电图可有典型的低血钾图形,如Q-T间期延长,T波增宽或倒置,U波明显,T-U波融合成双峰。

(3)心肌纤维化和心力衰竭:醛固酮在充血性心力衰竭的病理生理过程中起重要作用,不仅引起电解质紊乱和高血压,还促进心肌纤维化、心脏扩大和顽固性心力衰竭,此过程与细胞内钙信号系统有关。

5.内分泌系统表现

缺钾可引起胰岛B细胞释放胰岛素减少,因此原发性醛固酮增多症患者可出现糖耐量降低。

三、诊断

(一)诊断要点

凡一般降压药物疗效不佳的高血压患者,特别是出现过自发性低血钾或用利尿药很易诱发低血钾的患者,均须考虑原发性醛固酮增多症的可能,需进一步检查以明确诊断。诊断分为两个步骤:首先明确是否有高醛固酮血症;然后确定其病因类型。检查前,嘱患者须停服所有药物,如停用螺内酯(安体舒通)和雌激素 6 周以上,停用赛庚啶、利尿药、吲哚美辛(消炎痛)2 周以上,停用扩血管药、钙通道阻滞药、拟交感神经药 1 周以上。

1. 高醛固酮增多症的诊断

(1)血、尿醛固酮测定:正常人尿醛固酮<28nmol/24h(10μg/24h),血浆醛固酮<276.7pmol/L(10ng/dL);原发性醛固酮增多症患者血、尿醛固酮水平增高,且不受高钠抑制。口服钠盐负荷 3 天后,尿醛固酮排泄>39nmol/24h(14μg/24h)则有诊断意义。另外,患者常有尿钾增多,低血钾加重(常低于 3.5mmol/L)。如高钠试验中,尿钠排泄>250mmol/d,而血钾仍为正常水平,且无肾功能不全,则基本可排除原发性醛固酮增多症。

(2)低钾血症和不适当的尿钾增多:大多数原发性醛固酮增多症患者血钾<3.5mmol/L,一般在 2～3mmol/L,严重病例则更低,但约有 12%的肾上腺皮质腺瘤患者和 50%的双侧肾上腺皮质增生患者血钾水平可>3.5mmol/L。原发性醛固酮增多症患者钾代谢呈负平衡,如血钾<3.5mmol/L,尿钾>30mmol/24h(或血钾<3mmol/L,尿钾>25mmol/24h),提示患者有尿钾排出过多。由于钠、钾代谢受盐摄入量、药物及疾病活动程度等多种因素的影响,因此在检测前必须停用 2～4 周利尿药,并反复多次同步测定血、尿电解质及 pH 值。另外,饮食中钠摄入量不应低于 100mmol/d,因为这样才能保证肾正常的钠-钾交换,并使碱性尿得以显现。如无明显低血钾,可选择高钠试验;如有明显低血钾,则选用低钠试验、钾负荷试验或螺内酯试验。

(3)螺内酯试验:螺内酯为醛固酮受体拮抗药,可对抗醛固酮的潴钠排钾作用,使醛固酮增多症患者尿钾排出减少,血钾上升,同时使血压升高有不同程度的改善,但不能区别醛固酮增多症是原发性还是继发性。醛固酮增多症患者用药后第 3 天或第 4 天可先有尿钾明显减少,继而血钾回升,碱血症可纠正,血压下降则通常需 2 周以上。

(4)低肾素活性:①醛固酮分泌增高而肾素-血管紧张素系统受抑制是原发性醛固酮增多症的特征,应检测血浆醛固酮和血浆肾素活性,或收集 24 小时尿检测尿醛固酮水平。通常在立位 4 小时后取血检查,如血浆醛固酮升高与肾素活性受抑并存,则高度提示原发性醛固酮增多症,因此血浆醛固酮浓度与血浆肾素活性的比值(A/PRA)可作为一项重要的诊断指标。文献报道,正常人 A/PRA 的上限为 17.8,约 89%的醛固酮腺瘤患者和 70%的特发性醛固酮增多症患者超过此上限,原发性醛固酮增多症的 A/PRA 通常>20。②血浆肾素活性测定是检测其酶活性,而不是直接测肾素的量。血浆肾素活性以单位时间内产生的血管紧张素Ⅰ的量来表示,正常参考值为 0.77～4.6nmol/(L·h)。肾素活性增高见于低钠饮食、原发性高血压(高肾素型)、肾血管性高血压、失血、肝硬化腹腔积液、心力衰竭、肾素瘤、Bartter 综合征等。肾素活性降低见于原发性醛固酮增多症、原发性高血压(低肾素型)、11β-羟化酶缺乏和 17α-羟化酶缺乏等。

(5)立卧位试验:立位及低钠(利尿药)可刺激正常人肾素-血管紧张素-醛固酮系统,使血浆肾素活性、血管紧张素Ⅱ和醛固酮浓度升高;原发性醛固酮增多症患者血浆醛固酮水平升高,血浆肾素-血管紧张素系统受抑制,并且不受体位及低钠刺激。原发性醛固酮增多症患者卧位血浆醛固酮浓度升高,立位 4 小时后血浆醛固酮水平在特发性醛固酮增多症患者常进一步升高,多较卧位升高 33%以上;在多数醛固酮腺瘤、糖皮质激素治疗敏感性醛固酮增多症、原发性肾上腺皮质增生患者,则无明显升高或反而下降,而且肾素-血管紧张素系统活性受抑制,受立位及低钠刺激后,血浆肾素活性及血管紧张素Ⅱ水平仍无显著升高。若基础血浆肾素活性、血管紧张素Ⅱ、醛固酮水平均升高,则提示有继发性醛固酮增多症。

(6)盐水滴注抑制试验:其方法是在平衡餐基础上,清晨于平卧位抽血,检测血浆肾素活性、血管紧张素Ⅱ、醛固酮、血钾,然后予以生理盐水 2000mL,于 4 小时内静脉滴注完毕,嘱受检者保持卧位,抽血复查以上项目。正常人静脉滴注生理盐水后,血浆醛固酮水平下降 50%以上[通常降至 0.28nmol/L(10ng/dL)以下],血浆肾素活性受抑制,血钾无明显变化。原发性醛固酮增多症患者醛固酮下降很少或不下降,血钾下降。大多数继发性醛固酮增多症患者能正常抑制,注意必须先将血钾补充至 3.5mmol/L 以上才能进行本试验,而恶性高血压、充血性心力衰竭患者不宜进行此项试验。部分原发性醛固酮增多症患者可出现假阴性结果。

(7)卡托普利(巯甲丙脯酸)抑制试验:清晨卧位抽血,检测血浆肾素活性、醛固酮,予以卡托普利 25mg 口服,2 小时后于坐位抽血,复测血浆醛固酮和肾素活性。卡托普利是血管紧张素转化酶抑制药,可抑制血管紧张素Ⅱ的产生,对血管紧张素Ⅱ和醛固酮影响的净效应与生理盐水静脉滴注抑制才能得到正确的诊断。

2.病因诊断

醛固酮增多症诊断明确后,还应确定其病因类型,以便治疗。

(1)一般方法:产生醛固酮的肾上腺皮质肿瘤(腺瘤或癌)患者临床表现,如血压升高、肌无力等表现和生化变化(高尿钾、低血钾、碱血症和肾素-血管紧张素-醛固酮系统的改变等)通常较特发性醛固酮增多症患者严重,而原发性肾上腺皮质增生者则介于两类之间。

(2)体位试验:正常人 8:00 卧床至 12:00,血浆醛固酮水平下降,与 ACTH 按昼夜节律下降有关,如取立位,血浆醛固酮水平会升高,说明体位作用大于 ACTH 的作用。醛固酮腺瘤患者基础血浆醛固酮明显升高,多大于 5.55nmol/L(20ng/dL),取立位后无明显升高或反而下降。特发性醛固酮增多症患者基础血浆醛固酮仅轻度升高,立位后明显升高,至少超过基础值的 33%。原发性肾上腺皮质增生症和糖皮质激素治疗敏感性醛固酮增多症患者的体位试验表现与醛固酮腺瘤患者相似。

(3)血管紧张素Ⅱ输注试验:卧位抽血检测醛固酮,然后以 2ng/(kg·min)的速度输注 1 小时血管紧张素Ⅱ,保持卧位再抽血检测醛固酮水平。正常人输注血管紧张素Ⅱ后,血浆醛固酮水平较基础值升高 50%以上;多数醛固酮腺瘤、原发性肾上腺皮质增生症和糖皮质激素治疗敏感性醛固酮增多症患者对血管紧张素Ⅱ输注无反应,血浆醛固酮上升低于 50%;而特发性醛固酮增多症患者则有醛固酮升高反应。

(4)赛庚啶试验:给予患者口服赛庚啶 8mg,服药前及服药后每 30 分钟抽血 1 次,历时 2 小时,检测血浆醛固酮。赛庚啶为血清素拮抗药,血清素可刺激醛固酮分泌。大多数特发性醛固酮增多症患者服赛庚啶后,血浆醛固酮下降 > 0.11nmol/L(4ng/dL)或较基础值下降 > 30%,在服药后 90 分钟下降最明显,而醛固酮腺瘤患者血浆醛固酮浓度无明显变化。

(5)地塞米松抑制试验:原发性醛固酮增多症患者如发病年龄小,有高血压和低血钾家族史,体位试验中站立位后血浆醛固酮无明显升高或反常性下降,而肾上腺 CT 或 MRI 又未发现异常,应考虑糖皮质激素治疗敏感性醛固酮增多症诊断,行地塞米松抑制试验。给予地塞米松 2mg/d,口服,共 3~4 周。整个试验过程中,糖皮质激素治疗敏感性醛固酮增多症患者血、尿醛固酮水平一直被抑制,血浆醛固酮水平在服药后较服药前抑制 80%以上有意义,但醛固酮腺瘤和特发性醛固酮增多症患者在服药后血浆醛固酮水平亦可呈一过性抑制,甚至可低于 0.05nmol/L(2ng/dL),但服药 2 周后,醛固酮的分泌不再被抑制,又复升高,因此,地塞米松抑制试验(如观察时间过短)则会导致对糖皮质激素治疗敏感性醛固酮增多症的错误诊断。

(6)肾上腺 B 超检查:为无创性检查,可检出直径>1.3cm 的肿瘤,但对较小肿瘤和增生者难以明确。

(7)CT 检查:肾上腺 CT 检查在对肾上腺病变的定位诊断中列为首选。目前,高分辨率 CT 能检测出直径>7mm 的肾上腺肿块。当发现单侧肾上腺直径>1cm 的等密度或低密度肿物影时,对诊断醛固酮腺瘤意义较大,而肿块直径>3cm 时要警惕产生醛固酮增多症的肾上腺皮质癌。特发性醛固酮增多症患者显示肾上腺正常或弥散性增大,如为结节性增生,则有时与腺瘤难以鉴别。

(8)磁共振成像(MRI):MRI 在对分泌醛固酮肿瘤和其他肾上腺肿瘤的分辨方面并不优于 CT。

(9)放射性碘化胆固醇肾上腺扫描:用放射性碘化胆固醇肾上腺扫描法可显示腺瘤及增生组织中^{131}I 浓集部位,如结合 CT 扫描可对 92%的肾上腺病变准确分辨,但如果肾上腺 CT 正常,则放射性碘化胆固醇扫描也不会有很大帮助,所以此项检查通常在其他检查结果有矛盾时选用。

(10)双侧肾上腺静脉插管分别采血测定醛固酮:如果上述检查均不能确定原发性醛固酮增多症的病因时,可进行此项检查,插管采血过程中持续输入 ACTH(5U/h),以尽量减少因应激诱发的内源性 ACTH 释放,后者会导致肾上腺皮质激素一过性分泌增加。若一侧肾上腺静脉血浆醛固酮水平较对侧高 10 倍以上,则高的一侧为腺瘤。若两侧血浆醛固酮水平都升高,相差仅 20%~50%,则可诊断为特发性醛固酮增多症。本检查为有创性,且有引起肾上腺出血的危险性,技术难度较大,不列为常规检查。

(二)辅助检查

原发性醛固酮增多症是由于肾上腺皮质分泌醛固酮增多导致水、钠潴留以及体液容量扩增,继而血压升高,并抑制肾素-血管紧张素系统,是一种以高血压、低血钾、低血浆肾素及高血浆醛固酮水平为主要临床特征的综合征。及时行实验室检查,可见血浆醛固酮水平及尿醛固酮排量明显增加,同时血浆肾素活性及血管紧张素水平受到严重抑制。原发性醛固酮增多症患者,血浆醛固酮明显增高,可达正常人的数十至数百倍,以腺瘤患者最为显著,肾素-血管紧张素活性降低,原发性醛固酮患者测定 24 小时尿游离皮质醇及血浆皮质醇浓度应当正常。

四、鉴别诊断

1.原发性高血压

本病使用排钾利尿剂,又未及时补钾,或因腹泻、呕吐等病因出现低血钾,尤其是低肾素型患者,需进行鉴别。原发性高血压患者的血、尿醛固酮不高,普通降压药治疗有效,由利尿剂引起的低血钾在停药后血钾可恢复正常,必要时结合上述检查,一般不难鉴别。

2. 继发性醛固酮增多症

继发性醛固酮增多症是指由于肾素-血管紧张素系统激活所致的醛固酮增多,并出现低血钾,应与原发性醛固酮增多症相鉴别的主要有以下几种疾病。

(1)肾动脉狭窄及恶性高血压:此类患者一般血压比原发性醛固酮增多症更高,病情进展快,常伴有明显的视网膜损害。恶性高血压患者往往于短期内发展为肾功能不全。肾动脉狭窄的患者,约 1/3 在上腹正中、脐两侧或肋脊角区可听到肾血管杂音,放射性肾图、静脉肾盂造影及分侧肾功能检查可显示病侧肾功能减退、肾脏缩小。肾动脉造影可证实狭窄部位、程度和性质。另外,患者肾素-血管紧张素系统活性增高,可与原发性醛固酮增多症相鉴别。

(2)失盐性肾炎或肾盂肾炎:晚期常有高血压伴低血钾,有时与本病不易区别,尤其是原发性醛固酮增多症后期有上述并发症者。肾炎或肾盂肾炎晚期往往肾功能损害严重,伴有酸中毒和低血钠。低钠试验不能减少尿钾,血钾不升,血压不降。螺内酯试验不能纠正失钾与高血压。血浆肾素活性增高可证实为继发性醛固酮增多症。

3. 其他

假性醛固酮增多症(Liddle 综合征)、肾素分泌瘤、Batter 综合征,服用甘草制剂、甘珀酸及避孕药等,均可引起高血压和低血钾,血浆肾素-血管紧张素Ⅱ-醛固酮系统检查、现病史和家族史等有助于鉴别。

五、治疗

1. 治疗原则

原发性醛固酮增多症的治疗有手术治疗和药物治疗两种方式,腺瘤、癌肿、原发性肾上腺皮质增生应选择手术治疗,手术治疗又分为传统的开腹手术和经腹腔镜肾上腺手术。

特发性醛固酮增多症和糖皮质激素可治疗性醛固酮增多症应采用药物治疗,如临床难以判定病因类型,则可行手术探查,或先用药物治疗并追踪病情发展,再根据最后诊断决定治疗方案。

2. 药物治疗

凡确诊特发性醛固酮增多症、糖皮质激素治疗敏感性醛固酮增多症及手术治疗疗效不佳的患者,宜采用药物治疗,而不愿手术或不能耐受手术的醛固酮腺瘤患者,亦可应用药物治疗,使症状得到控制。

(1)醛固酮拮抗药:螺内酯是治疗原发性醛固酮增多症的一线药物,初始剂量一般为 200～400mg/d,分 3 次或 4 次口服。当血钾正常、血压下降后,剂量可逐渐减少;螺内酯因能够阻断睾酮合成及雄激素的外周作用,故可引起女性月经紊乱和男性乳腺发育、阳痿、性欲减退等不良反应。

(2)阿米洛利和氨苯蝶啶:阿米洛利可阻断肾远曲小管的钠通道,具有排钠潴钾作用,初始剂量为 10～20mg/d,必要时可增至 40mg/d,分次口服,服药后多能使血钾恢复正常,对特发性醛固酮增多症患者难以良好控制血压,常需与其他降压药联合使用。氨苯蝶啶可减少远曲小管对钠的重吸收,减少钠-钾交换,改善低血钾,但对血压控制无帮助。

(3)钙通道阻滞药:由于钙离子为多种调节因素刺激醛固酮产生的最后共同通道,钙通道阻滞药是原发性醛固酮增多症药物治疗的一种合理途径。有报道称,硝苯地平、氨氯地平能有效改善原发性醛固酮增多症的血压控制。

(4)血管紧张素转化酶抑制药:可使特发性醛固酮增多症患者醛固酮分泌减少,改善钾平衡和控制血压,常用药物有卡托普利、依那普利等。

(5)赛庚啶:为血清素拮抗药,可使特发性醛固酮增多症患者醛固酮水平降低。

(6)地塞米松:用于治疗糖皮质激素治疗敏感性醛固酮增多症患者,起始剂量为 2mg/d,即睡前服 1.5mg,清晨服 0.5mg,症状及生化改变恢复正常后逐渐减量至 0.5mg/d,长期维持治疗。

(7)阻断醛固酮合成药:大剂量酮康唑可干扰肾上腺皮质 11β-羟化酶和胆固醇链裂酶活性,可用于治疗原发性醛固酮增多症。氨鲁米特可阻断胆固醇转变为孕烯醇酮,使肾上腺皮质激素合成受抑制,亦可用于治疗原发性醛固酮增多症。但两药均有较大不良反应,长期应用的疗效尚待观察。

六、护理

1. 一般护理

(1)饮食指导:①宜采用低盐饮食,钠摄入量应限制在 80mmol/d 左右。②补充含钙、钾丰富的食物。③减少脂肪摄入量,限制饮酒。

(2)运动指导:①为患者提供安静的休息环境,根据病情适当休息。②根据患者年龄和血压水平选择合适的运动项目和运动时间。③在运动中做好监测,监测患者心率和自觉劳累程度。④患者肌肉无力主要表现为下肢肌肉无力,严重者可突然摔倒,护士应经常巡视病房,及时满足患者的生活需要,患者活动时应有家属陪伴,避免发生跌倒。

2. 病情监测

(1)定期监测血压,观察血压是否存在昼夜节律。

(2)观察患者有无头晕、头痛、肌无力。

(3)遵医嘱留取各种标本,监测患者病情变化。

3. 用药护理

(1)螺内酯药物属于盐皮质激素受体抑制剂,是治疗原发性醛固酮增多症的一线药物,初始剂量一般为 200～400mg/d,分 3 次或 4 次口服,当血钾正常、血压下降后,逐渐减少剂量。有些患者仅需 40mg/d 即可维持疗效,但双侧肾上腺增生的患者控制高血压常需加用其他降压药。螺内酯可阻断睾酮合成及雄激素的外周作用,引起女性月经紊乱以及男性乳腺发育、阳痿、性欲减退等不良反应,在服用过程中要注意监测患者的血压升高和血钾降低是否得到改善,及时留取标本进行检测。

(2)部分患者需要同时服用钙通道阻滞剂、血管紧张素转化酶抑制剂或糖皮质激素治疗,用药过程中监测血压水平和不良反应。

4. 手术患者的护理

(1)术前护理:最重要的是纠正患者的血压升高和低钾血症,使血压和血钾稳定在正常范围内,尽量减少手术风险和并发症。①定时监测患者的血压变化并记录。②低钾的护理,患者应进低钠饮食,并补充氯化钾,4～6g/d,分次口服;遵医嘱采用螺内酯治疗,以调节血钾。

(2)术中护理:静脉滴注氢化可的松,100～300mg。

(3)术后护理:①监测生命体征变化。②继续监测血钾和24小时尿量。③引流管的护理,妥善固定尿管及切口引流管,保持管道通畅,并记录引流液的颜色、性状和量。④切口的护理,观察伤口敷料,有渗出或脱落时,应及时换药。⑤做好基础护理,嘱患者经常翻身叩背,保持口腔清洁。⑥指导患者活动,促进肠蠕动,预防下肢静脉血栓。

5. 提供心理支持

护理人员应为患者讲解相关疾病知识,强调卧床休息和保证睡眠的重要性,细致解答患者的疑问,充分理解和尊重患者,消除患者的思想顾虑,增强其战胜疾病的信心。

6. 健康指导

护理人员应指导患者按医嘱定期复查,主要评估血压、电解质及有无手术并发症;遵医嘱逐步递减氢化可的松用量,直至停药;继续监测血压以及水、电解质情况。对于应用药物治疗者,需长期随访。

第二节　原发性慢性肾上腺皮质功能减退症

原发性慢性肾上腺皮质功能减退症是由肾上腺本身的病变导致肾上腺糖皮质激素及盐皮质激素等分泌不足、血浆促肾上腺皮质激素(ACTH)水平反馈性增高的一种内分泌疾病。本病可以发生在任何年龄段的人群,但以30～50岁人群最为常见,主要由自身免疫性肾上腺皮质功能减退症和肾上腺结核引起。儿童时期,先天性肾上腺皮质增生症是本病最常见的病因。

一、病因与病理

任何原因导致的肾上腺组织结构破坏、肾上腺皮质发育异常或肾上腺类固醇合成障碍,均可引起原发性肾上腺皮质功能减退症。

1. 肾上腺结核

肾上腺结核引起的原发性肾上腺皮质功能减退症约占总病例数的20%。肾上腺结核多由机体其他部位(如肺、肾、肠等)的结核病灶通过血行播散导致,常同时伴有胸腹腔、盆腔淋巴结或泌尿系统结核。肾上腺结核常累及双侧,皮质或髓质均遭到严重破坏,早期肾上腺可增大,晚期肾上腺纤维化后,体积缩小,约有50%的患者可发生钙化。

2. 自身免疫性肾上腺皮质功能减退症

自身免疫性肾上腺皮质功能减退症由针对肾上腺皮质组织的细胞、体液免疫反应所致,其中50%同时伴有其他自身免疫性内分泌疾病,称为自身免疫性多内分泌综合征,有两种类型。Ⅰ型:肾上腺皮质功能减退症伴自身免疫性原发性甲状旁腺功能减退症、慢性皮肤黏膜念珠菌病,以及其他自身免疫性疾病(如1型糖尿病、慢性活动性肝炎、原发性性腺衰竭、脱发等)。Ⅱ型:肾上腺皮质功能减退症伴自身免疫性甲状腺疾病,也可合并原发性性腺功能减退、恶性贫血、白癜风等。

3. 先天性肾上腺发育不良症

先天性肾上腺发育不良症是一种罕见的家族性肾上腺皮质发育不良,出生时即出现明显的肾上腺皮质功能不全，可表现为不同类型的原发性肾上腺皮质功能减退症。

4. 其他病因

艾滋病患者可因巨细胞病毒、非结核性分枝杆菌感染后发生肾上腺炎而致本病。其他少见原因包括肾上腺真菌感染、出血、转移癌、肉瘤和淀粉样变等。

二、临床表现

肾上腺皮质功能减退症的临床症状和体征是由于不同程度的糖皮质激素(以皮质醇为主)和盐皮质激素(以醛固酮为主)分泌或功能不足所致的。本病的典型临床表现包括乏力、虚弱、恶心、呕吐、体重下降、皮肤及黏膜色素沉着、低血压等，但个体差异很大，一些患者仅表现为轻度乏力，而另一些患者则以严重的低血压休克就诊。其临床症状的轻重主要取决于肾上腺皮质功能丧失的程度及速度、是否保留部分盐皮质激素合成能力，以及是否伴有应激事件。由于本病起病缓慢，且多数临床症状缺乏特异性，故不易早期诊断，通常在合并其他疾病或应激状态下出现肾上腺危象时才得以发现。肾上腺皮质功能减退症的主要表现如下。

1. 虚弱无力

虚弱无力是本病的突出症状，疾病早期多在应激状态下出现软弱乏力，休息后好转，随着肾上腺皮质功能的进一步下降，患者终日疲乏无力，甚至需卧床休息。

2. 皮肤、黏膜表现

色素沉着是本病最具特征性的临床表现。棕褐色色素可分布于全身，尤以暴露处、摩擦处等处，如脸、手掌纹、乳晕、甲床、足背、瘢痕和束腰带等部位明显；齿龈、舌表面以及颊黏膜、阴道、外阴、肛门等处亦常有明显的色素沉着。一些患者在色素沉着的皮肤间可出现白斑(白癜风)，少数患者无皮肤色素加深。

3. 胃肠道症状

胃肠道症状是本病患者就诊的常见原因。轻症患者表现为厌食伴体重下降，重症患者有恶心、呕吐、腹痛、腹泻。本病患者如果出现频繁的呕吐伴腹痛，常是肾上腺危象的先兆，而呕吐、腹泻所引起的体液丢失也可能诱发危象的发生。

4. 血压下降及体位性低血压

血压下降及体位性低血压亦比较常见，其发生机制与盐皮质激素缺乏而导致的体液丧失、血容量不足有关。患者血压可降至 80/50mmHg 以下，变换体位时常感到头晕不适。

5. 电解质紊乱

由于盐皮质激素不足导致尿钠排出增多以及糖皮质激素缺乏诱导血管加压素分泌增加，85%～90%的本病患者存在低钠血症。此外，60%～65%的患者可存在高钾血症伴轻度高氯性酸中毒。

6. 低血糖症

低血糖症多见于婴幼儿患者，成人患者在合并感染、发热或饮酒后可出现低血糖症。本病患者如果伴发 1 型糖尿病，由于缺乏糖皮质激素等升糖激素，故对胰岛素的敏感性增加，低血糖症风险亦增加。

7. 性功能改变

女性约有50%的雄激素来源于肾上腺，故本病的女性患者因雄激素不足，可出现阴毛及腋毛脱落、性欲下降，约1/4的患者可因营养不良合并其他自身免疫病等原因出现闭经。男性仅10%的雄激素来源于肾上腺，故本病的男性患者临床上一般无性激素低下的表现。

8. 其他症状

一些患者可出现弥散性肌痛或关节痛、脾脏长大及淋巴组织增生、嗜酸性粒细胞增多、高钙血症等。如果其病因为结核且病灶活跃，或伴有其他脏器活动性结核，患者可有低热、盗汗等症状，体质虚弱，消瘦更严重；如伴有其他自身免疫病，则还伴随有相应疾病的临床表现。

三、诊断

(一)诊断要点

1. 早期诊断线索

临床上遇有下列情况时，要想到肾上腺皮质功能减退症的可能：①较长期的乏力、食欲减退和体重减轻。②血压降低或有体位性低血压。③有皮肤色素沉着或皮肤色素脱失。④有不耐寒、便秘、闭经、腋毛和阴毛稀少。⑤性欲下降、阳痿和睾丸细小。⑥生长延缓和青春期发育延迟。⑦低血钠、高血钾。⑧空腹低血糖或口服葡萄糖耐量试验(OGTT)示低平曲线。但即使靠临床表现疑及肾上腺皮质功能减退症，确诊仍需要实验室激素及内分泌功能检查，还应依此做进一步的疾病分型及病因诊断(原发性或继发性)。

2. 诊断依据

(1)皮质醇基础值：清晨血皮质醇值<138nmol/L(5μg/dL)为肾上腺皮质功能减退症的诊断依据，而多次清晨血皮质醇测定值的平均值<276nmol/L(10μg/dL)，则应进一步检查证实诊断；清晨血皮质醇值≥552nmol/L(20μg/dL)可排除本病，但目前尚无绝对可靠的鉴别分界值。

(2)快速ACTH兴奋试验：所有怀疑患肾上腺皮质功能减退症者都应行快速ACTH兴奋试验以确诊。若小剂量快速ACTH兴奋试验示肾上腺皮质储备功能受损，还应做其他试验，以确定疾病的分型和病因。若快速ACTH兴奋试验正常，则可排除原发性肾上腺皮质功能减退症，但不能排除新近起病的继发性肾上腺皮质功能减退症(如垂体术后1～2周)。在这种情况下，胰岛素低血糖兴奋试验或美替拉酮试验有助于诊断。行快速ACTH兴奋试验时，用地塞米松静脉注射或静脉滴注，如此既可开始治疗，又可同时进行诊断检查。

(二)辅助检查

1. 一般检查

患者可有低血钠、高血钾。脱水严重者，低血钠可不明显，高血钾一般不严重，如明显，需考虑肾功能不良或其他原因。少数患者可有轻度或中度高血钙(糖皮质激素有促进肾、肠排钙作用)，如有低血钙和低血磷，则提示合并有甲状旁腺功能减退症，常有正细胞、正色素性贫血，少数患者合并有恶性贫血。白细胞分类示中性粒细胞减少，淋巴细胞相对增多，嗜酸性粒细胞明显增多。

2. 血糖和糖耐量试验

患者可有空腹低血糖，口服糖耐量试验示低平曲线。

3. 心电图检查

心电图可示低电压，T 波低平或倒置，P-R 间期与 Q-T 间期可延长。

4. 影像学检查

胸部 X 线片可示心脏缩小（垂直），肾上腺区摄片及 CT 检查于结核病患者可显示肾上腺增大及钙化阴影。其他感染、出血、转移性病变在 CT 扫描时也示肾上腺增大（肾上腺增大，一般病程多在 2 年以内）。由自身免疫病因所致者肾上腺不增大。针对下丘脑和垂体占位性病变，可做蝶鞍 CT 和 MRI。B 超或 CT 引导下的肾上腺细针穿刺活检有助于肾上腺的病因诊断。

5. 激素测定

（1）血浆皮质醇：一般认为，血浆总皮质醇基础值≤83nmol/L（3μg/dL）可确诊为肾上腺皮质功能减退症，≥552nmol/L（20μg/dL）可排除本病，但对于急性危重患者，基础血浆总皮质醇在正常范围则不能排除肾上腺皮质功能减退症。

（2）血浆 ACTH：原发性肾上腺皮质功能减退症中即便血浆总皮质醇在正常范围，血浆 ACTH 也常≥22pmol/L（100pg/mL）。血浆 ACTH 正常，可排除原发性慢性肾上腺皮质功能减退症，但不能排除轻度继发性肾上腺皮质功能减退症，因为目前的测定方法不能区分血浆 ACTH 水平较低值和正常低限。

（3）血醛固酮或尿醛固酮：血醛固酮或尿醛固酮水平在原发性肾上腺皮质功能减退症可能为低值或正常低限，血浆肾素活性或浓度则升高；而在继发性肾上腺皮质功能减退症，则血醛固酮或尿醛固酮水平正常。其水平依据病变破坏的部位及范围而异，如肾上腺球状带破坏严重，则其含量可低于正常；如以束状带破坏为主，则其含量可正常或接近正常。

（4）尿游离皮质醇：通常低于正常。

（5）尿 17-羟皮质类固醇和 17-酮皮质类固醇：多低于正常，少数在正常范围内者应考虑部分性肾上腺皮质功能减退症的可能，部分病态的肾上腺皮质在 ACTH 刺激下，尚能分泌接近于正常或稍多于正常的类固醇激素。

6. ACTH 兴奋试验

（1）ACTH 兴奋试验的原理：原发性肾上腺皮质功能减退症由于内源性 ACTH 已经最大限度地兴奋肾上腺分泌皮质醇，因此外源性 ACTH 不能进一步刺激皮质醇分泌，血浆总皮质醇基础值低于正常或在正常低限，刺激后血浆总皮质醇很少上升或不上升。

（2）小剂量快速 ACTH 兴奋试验：正常人的基础或兴奋后血浆皮质醇≥496.8nmol/L（18μg/dL）；继发性肾上腺皮质功能减退症者血浆皮质醇不上升。应当注意的是，当血浆皮质醇基础值为 441nmol/L（16μg/dL）时，要进一步行美替拉酮或胰岛素低血糖兴奋试验。

（3）连续性 ACTH 兴奋试验：采用 ACTH 静脉注射法，即 ACTH 25μg 加入 5%葡萄糖溶液 500mL 中静脉滴注，每天维持 8 小时，共 3～5 天；或者连续静脉滴注 ACTH 48 小时，测定对照日及刺激日的 24 小时尿游离皮质醇或 17-羟皮质类固醇，如连续刺激 3～5 天后，尿游离皮质醇或 17-羟皮质类固醇反应低下[分别<0.554μmol/24h（200μg/24h）或<27.6μmol/24h（10mg/24h）]，则支持原发性慢性肾上腺皮质功能减退症；而继发性肾上腺皮质功能减退症患

者尿游离皮质醇或17-羟皮质类固醇呈低反应或延迟反应。

(4)ACTH 诊断治疗试验:用于病情严重且高度疑诊为本病者,同时给予地塞米松(静脉注射或静脉滴注)和 ACTH,在用药前、后测血浆皮质醇,既有治疗作用,又可作为诊断手段。

(5)胰岛素低血糖试验:于上午10时,静脉注射胰岛素0.1U/kg后,分别于0分钟、15分钟、30分钟、45分钟、60分钟、90分钟和120分钟抽取血标本,同时测定 ACTH 和皮质醇。正常人血糖低于2.2mmol/L(40mg/dL)时,反应为兴奋后血皮质醇≥550nmol/L(20μg/dL),而继发性肾上腺皮质减退症者血 ACTH 和皮质醇不上升。重症患者或肾上腺皮质功能减退症表现明显者需慎用,以免引发低血糖症昏迷。

(6)简化美替拉酮试验:于午夜口服美替拉酮30mg/kg,次日上午8时测定血浆11-去氧皮质醇、皮质醇和 ACTH,以明确肾上腺皮质激素合成是否被抑制。正常人血浆11-去氧皮质醇应≤232nmol/L(8μg/dL),正常反应为兴奋后血11-去氧皮质醇上升≥203nmol/L(7μg/dL),ACTH 一般>33pmol/L(150pg/mL);而继发性肾上腺皮质功能减退症血11-去氧皮质醇和 ACTH 不上升。

(7)肾上腺自身抗体测定:测定自身抗体最经典的方法是用牛或人肾上腺切片做间接免疫荧光染色。有报道用放射性标记的重组人21-羟化酶简单结合分析法测定肾上腺自身抗体,其敏感性和特异性均较间接免疫荧光法为高。

四、鉴别诊断

1. 消瘦

(1)在慢性肝炎、肝硬化所致的消瘦患者,可检出肝炎病毒、肝功能异常等。

(2)结核病、恶性肿瘤有全身消瘦、恶病质等,并可找到原发病灶。

(3)甲状腺功能亢进症是引起消瘦的常见内分泌疾病之一,根据典型的症状和体征及 T_3、T_4 可确诊。

(4)糖尿病所致的消瘦可根据“三多一少”症状及空腹血糖和 OGTT 确诊。

(5)神经性厌食性消瘦无器质性病变。

2. 低血压

(1)黏液性水肿性低血压根据 T_3、T_4、TSH 及 TRH 兴奋试验可确诊。

(2)嗜铬细胞瘤所致的低血压可表现为直立性低血压,或高血压与低血压交替出现,血钙、尿钙及香草基扁桃酸(VMA)异常,可有冷加压试验、胰高血糖素试验异常,影像学检查可发现肾上腺皮质或肾上腺外肿瘤。

(3)糖尿病患者易出现直立性低血压。

3. 低血糖症

本病引起的低血糖症应与胰岛素瘤性低血糖症、肝源性低血糖症、药源性低血糖症等鉴别。

4. 慢性纤维性肌痛症

慢性纤维性肌痛症是一种病因不明、常见于年轻女性患者的肌肉、骨骼疼痛病症,主要临床表现特点为广泛的肌肉、骨骼疼痛,多发性压痛点,抑郁,疲乏和失眠,功能性致残,须排除其他疾病所致的上述症状才能确诊，且因其症状普遍被人忽略和不被理解而易误诊。

5. 慢性虚弱综合征

慢性虚弱综合征常见于 20～50 岁的女性患者，以严重的乏力、肌痛、淋巴结病、关节痛、寒战、发热、运动后易疲乏为主要临床表现，其病因不明，可能与感染、免疫、神经及精神因素有关，具有遗传倾向，主要根据临床症状来诊断。

6. 原发性肾上腺皮质功能减退症、垂体性肾上腺皮质功能减退症与下丘脑性肾上腺皮质功能减退症的鉴别

(1)血浆 ACTH 基础值：原发性肾上腺皮质功能减退症患者清晨 8 时血浆 ACTH 基础值高于正常，有时可高达 880pmol/L(4000pg/mL)以上。继发性肾上腺皮质功能减退症患者清晨 8 时血浆 ACTH 基础值可在正常低限或低于正常。检测 ACTH 的血标本必须在糖皮质激素治疗之前或短效糖皮质激素(如氢化可的松)治疗至少 24 小时之后取样，否则 ACTH 水平可因糖皮质激素负反馈抑制作用而降低。如果在合适的时间抽取血标本及 ACTH 测定方法可靠，血浆 ACTH 基础值可用来进行原发性肾上腺皮质功能减退症与继发性肾上腺皮质功能减退症的鉴别。

(2)连续性 ACTH 兴奋试验：连续性 ACTH 兴奋试验亦可用来鉴别原发性肾上腺皮质功能减退症与继发性肾上腺皮质功能减退症。在连续性 ACTH 兴奋试验中，在 ACTH 持续缓慢的刺激下，继发性肾上腺皮质功能减退症萎缩的肾上腺可恢复皮质分泌功能；而原发性肾上腺皮质功能减退症患者由于肾上腺被部分或完全破坏，因此对外源性 ACTH 刺激无反应。在连续性 ACTH 兴奋试验过程中或试验前至少 24 小时，糖皮质激素替代治疗可给予地塞米松 0.5～1.0mg/d，这种治疗可不影响试验结果。继发性肾上腺皮质功能减退症皮质分泌逐日增加，而原发性慢性肾上腺皮质功能减退症无明显变化。短时间内鉴别原发性肾上腺皮质功能减退症与继发性肾上腺皮质功能减退症首选 48 小时连续性 ACTH 兴奋试验。

五、治疗

1. 卫生保健教育

教育患者了解本病的性质，坚持终身激素替代治疗，包括长期生理剂量的替代和短期的应激替代治疗。平日采用补充适当的基础量(生理需要量)；如发生并发症或施行手术等应激状态时，为防止危象，必须增量 3～5 倍或更高剂量。教育患者应随身携带疾病卡片，注明姓名、年龄、联系地址及亲人姓名，表明本人患有肾上腺皮质功能减退症。此外，应随身携带皮质激素，以备必要时服用。

2. 替代治疗

替代治疗应遵循以下原则：①长期坚持。②尽量替代个体化合适的激素用量，以达到缓解症状为目的，避免过度增重和骨质疏松等激素不良反应。③对原发性肾上腺皮质功能减退症患者，必要时补充盐皮质激素。④应激时，应增加激素剂量；有恶心、呕吐、12 小时不能进食时，应静脉给药；用生理剂量替代治疗时，补充糖皮质激素应模拟其昼夜分泌的生理规律，早晨服全日量的 2/3，下午服全日量的 1/3，并酌情补充盐皮质激素。

(1)糖皮质激素：氢化可的松对维持糖代谢和防治危象有重要作用；氢化可的松需经肝转

变为皮质醇才能发挥作用，有肝功能障碍者疗效差。氢化可的松常用量为20～30mg/d(可的松为25～37.5mg/d)，儿童患者用量不足时易发生危象，用量过大则引起发育延迟，一般开始量为每天20mg/m²，并按疗效加以调整，氢化可的松的潴钠作用较轻，重者需和盐皮质激素合用，补充适量食盐则疗效更佳。日常生理替代用泼尼松，5～7.5mg/d，即上午8时前5mg，下午3时前2.5mg。

(2)盐皮质激素：如患者在服用适量的糖皮质激素和充分摄取食盐后还是不能获得满意疗效，仍感头晕、乏力、血压偏低者，则需加用盐皮质激素。若盐皮质激素过量，患者可出现水肿、高血压，甚至发生心力衰竭。可供选择的盐皮质激素有：①9α-氟氢可的松，每天上午8时一次性口服0.05～0.15mg。②醋酸去氧皮质酮油剂，每天1～2mg或隔天2.5～5.0mg，肌内注射，适用于不能口服的患者。③去氧皮质酮缓释锭剂，每锭125mg，埋藏于腹壁皮下，每天可释放0.5mg，潴钠作用可持续8个月至1年。④去氧皮质酮三甲基酸，每次25～50mg，肌内注射，潴钠作用持续3～4周。⑤甘草流浸膏，每天20～40mL，稀释后口服，也有潴钠作用。

(3)雄激素：具有蛋白质同化作用，可改善周身倦怠、食欲缺乏和体重减轻等，孕妇、充血性心力衰竭者应慎用。目前临床上应用较多的有：①苯丙酸诺龙，10～25mg，每周2次或3次，肌内注射。②甲睾酮，5.0mg，每天2次或3次，舌下含服。

(4)外科手术时的激素替代治疗：首先，纠正脱水、电解质紊乱和低血压；其次，在进手术室以前，应肌内注射氢化可的松100mg；在麻醉恢复时，给予肌内注射或静脉滴注氢化可的松50mg，然后每6小时注射1次，直至24小时；如果病情控制满意，则减至每6小时肌内注射或静脉滴注氢化可的松25mg，共24小时；然后维持此剂量3～5天。当恢复口服用药时，应注意补充氟氢可的松。如果有发热、低血压或其他并发症出现，则应增加氢化可的松剂量至200～400mg/d。

(5)孕妇的激素替代治疗：在糖皮质激素替代治疗问世之前，患肾上腺皮质功能减退症的孕妇病死率高达35%～45%。目前，在糖皮质激素替代治疗情况下，孕妇可顺利妊娠和分娩。糖皮质激素和盐皮质激素替代治疗的剂量与平常一样，但某些患者在妊娠晚期(后3个月)需适当加大激素剂量，分娩期间应维持水、电解质平衡，可给予氢化可的松25mg/6h静脉滴注。若出现分娩时间延长，则应给予氢化可的松100mg/6h，持续静脉滴注，分娩后3天激素可逐渐减至维持量。妊娠早期有严重恶心和呕吐的患者，可能需要肌内注射地塞米松，约1mg/d。若患者不能口服，则应给予醋酸去氧皮质酮油剂(2mg/d)肌内注射。

(6)病因治疗：因肾上腺结核所致的肾上腺皮质功能减退症需要给予抗结核治疗。肾上腺结核可以是陈旧性的，也可以是活动性的，而且一般都伴有其他部位的结核病灶，特别是在应用糖皮质激素治疗后，可能使旧结核病灶活动或使活动结核扩散，因此在肾上腺皮质功能减退症无活动结核者初诊时，应常规用6个月左右的抗结核治疗。自身免疫性肾上腺炎引起的肾上腺皮质功能减退症如合并其他内分泌腺体或脏器受累时，应予以相应的治疗。

3.肾上腺危象的治疗

(1)补充皮质激素：当临床高度怀疑急性肾上腺危象时，在取血样送检ACTH和皮质醇后应立即开始治疗，包括静脉给予大剂量的糖皮质激素，纠正低血容量和电解质紊乱，全身支持疗法和去除或处理诱因等。

(2)纠正脱水和电解质紊乱:一般认为,肾上腺危象时总脱水量很少超过总体液量的10%,估计液体量的补充约为正常体重的6%,注意观察电解质和血气指标的变化,必要时补充钾盐和碳酸氢钠,同时应注意预防和纠正低血糖症。

(3)病因及诱因的治疗和支持疗法:应积极控制感染,去除诱因。病情控制不满意者,多半是因为诱因未消除或伴有严重的脏器功能衰竭,或肾上腺皮质危象诊断不确切,同时应给予全身性的支持治疗。

六、护理

1. 饮食护理

(1)患者应进食高糖、高蛋白、高维生素且易消化吸收的饮食,在病情允许的情况下,鼓励患者多饮水,避免进食含钾丰富的食物,以防止高血钾的发生。

(2)每天至少摄取10g食盐,若有腹泻、大汗等情况,应适当增加盐摄入量。

2. 活动指导

患者会感到疲乏、反应迟缓,因血压低而出现头晕眼花,或因直立性低血压而发生损伤,故活动时应注意以下几点。

(1)注意休息,避免过度劳累。

(2)指导患者在体位改变时动作宜慢,防止体位性低血压的发生。

(3)在病情允许的范围内,选择适当的运动项目、运动量和运动时间,并注意安全。

3. 病情监测

(1)准确记录患者24小时液体出入量,观察患者血压、尿量、体重等指标的变化,观察患者有无脱水表现。

(2)监测患者的血糖、电解质及血钙。

(3)观察患者有无恶心、呕吐、腹泻等情况。

4. 肾上腺危象的预防

肾上腺危象即急性肾上腺皮质功能不全,由肾上腺皮质激素极度缺乏所致,以高热呕吐、腹痛伴低血容量性休克为主要表现,可由严重感染、各种应激、创伤、中断治疗等诱发,必须立即处置,否则可危及患者生命。

(1)预防感染、疲劳、创伤的发生。

(2)识别危象先兆:患者出现恶心、呕吐、腹痛、腹泻、严重脱水、血压下降、心率增快、高热、精神失常时,应立即通知医生,做好急救配合。

(3)治疗配合:迅速建立静脉通路,遵医嘱补充生理盐水、葡萄糖和糖皮质激素。

(4)病情监测:密切观察患者意识及生命体征变化,定时监测电解质及酸碱平衡情况。

5. 提供心理支持

患者易出现皮肤黏膜色素沉着,以暴露部位明显,患者容易发生自我形象紊乱。护理人员应鼓励患者表达对皮肤改变的感受,告知患者皮肤颜色改变是由于病变所致,如果能坚持治疗,皮肤的颜色会随着病情的控制而减退;注意皮肤的防晒,可适当使用能增白的化妆品。

6. 健康教育

让患者了解本病的性质,必须坚持终身激素替代治疗,平时补充适当的生理基础激素剂量，如发生并发症或行手术等应激时，应该增加3～5倍或更高的糖皮质激素剂量，以防止肾上腺危象的发生。嘱患者应该随身携带疾病卡片，在卡片上注明患者的姓名、年龄、住址、联系家人电话，疾病诊断等。另外，患者应随身携带皮质激素，以备必要时服用。

第三节　非甲状腺性病态综合征

非甲状腺性病态综合征又称甲状腺功能正常性病变综合征，指机体在严重疾病、创伤、应激等情况下，由于下丘脑-垂体-甲状腺轴功能紊乱，甲状腺激素(TH)与血清蛋白结合异常，组织摄取TH异常和/或TH代谢异常导致的TH血浓度异常，但甲状腺本身无器质性病变。

根据TH血浓度的不同改变，非甲状腺性病态综合征包括以下几种情况：①低T_3综合征。②低T_4综合征。③高T_4综合征。④其他异常。

一、病因与病理

1. 低T_3综合征

5′-单脱碘酶(5′-MDI)可促使T_4向T_3转换、rT_3向3,3′-二碘酪氨酸转换。当发生低T_3综合征时，由于组织5′-MDI作用受抑制，可导致T_4向T_3转化下降，T_3的生成率(PR-T_3)下降；rT_3清除延迟，而每天rT_3的生成率(PR-rT_3)正常，血rT_3升高。对某一疾病而言，TT_3血浓度的下降程度与疾病的严重程度相关。在中等严重病情的患者中，血TT_4在正常范围内。由于蛋白与激素的结合降低对T_4的影响甚于T_3，故FT_4的比例增加，FT_4血浓度和游离T_4指数常增加。血促甲状腺激素(TSH)及其对促甲状腺激素释放激素(TRH)的反应一般是正常的，该过程利于减少重症患者的能量代谢，防止能量消耗，是机体的一种保护性反应。

2. 低T_4综合征

病情更为严重的患者，血清T_3、T_4均降低，部分患者的蛋白与激素的结合降低更明显，另一部分患者则由病情严重时TSH分泌减少所致。灵敏的TSH测定可发现TSH血浓度低于正常，对TRH的反应迟钝。TT_4、FT_4和TSH血浓度的降低，提示腺垂体功能被抑制。这可能与细胞因子(如IL-1、IL-2、IL-6、TNF-α、INF-γ等)作用于垂体有关。虽然T_4减少，PR-rT_3降低，但因疾病严重时其降解减弱，故血rT_3仍然升高。基础疾病好转后，TSH水平可升高，直至T_4和T_3血浓度恢复正常。血清T_4降低的幅度与患者预后有相关性。

非甲状腺性病态综合征的发病机制未完全阐明。有研究表明，周围组织T_3生成减少不仅与5′-MDI活性及浓度下降有关，而且与组织摄取T_4减少有关。在慢性肾衰竭患者中，有些物质，如3-羧基-4-甲基-5-丙基-2-呋喃丙酸和硫酸吲哚酚是升高的，在其他的非甲状腺疾病患者中胆红素和游离脂肪酸是增加的。动物实验证实，这些物质可减少大鼠肝摄取T_4，但这些物质并不影响TSH的分泌。近年来，有关非甲状腺性病态综合征的发病机制的研究聚焦在细胞因子与免疫因子上。细胞因子对不同的靶细胞具有不同的生物作用。它们可以产生自分泌、旁分泌和内分泌作用，而这些局部细胞因子与免疫因子又互相作用、相互网络成局部调节系统。通常，细胞因子是针对炎症、氧化应激、感染和细胞损伤而产生的。细胞因子通过与特异细胞表面受体(如甲状腺)结合而发挥作用，一般在非甲状腺性重症疾病时，作用于下丘脑-垂体-甲状腺的细胞因子可能主要来源于循环血液，但甲状腺细胞合成和释放细胞因子也可能与甲状腺自分泌或旁分泌功能调节有关。细胞因子和免疫因子对 TH 合成与分泌的影响可以是原发因素，也可能是其他病理生理过程的继发性结果。导致非甲状腺性病态综合征血清 T_3、T_4、rT_3 及 TSH 变化的因素还有许多环节，包括下丘脑-垂体-甲状腺轴的调节和 TH 的合成、分泌、代谢等，不论是低 T_3 综合征、低 T_4 综合征抑或高 T_4 综合征，都往往是多种因素共同作用的结果。

二、临床表现

1.肾病表现

甲状腺和肾关系密切，二者都可清除血浆碘。当甲状腺清除碘的能力降低时，肾能加强对碘的清除，反之亦然；慢性肾衰竭时，血浆碘浓度升高。因此，甲状腺摄碘率加强。此外，肾也是 TH 结合和脱碘而灭活的重要场所之一。

(1)肾病综合征：患者面色苍白，呈贫血貌，颜面水肿，声音嘶哑，不耐寒；实验室检查可发现血清 TT_3、TT_4 均降低，易误诊为甲状腺功能减退症。事实上，这些患者的甲状腺功能常在正常范围，FT_4 正常，甲状腺摄碘率正常或升高，甲状腺对 TSH 反应正常，腱反射恢复时间亦正常。TT_4 降低的原因尚不清楚，可能与下述因素有关：①大量蛋白尿使甲状腺结合球蛋白(TBG)丢失。②每天经小便排出的 T_4 和 T_3 显著高于正常人。③合并有腺垂体或甲状腺疾病，使机体丧失代偿能力。血清 rT_3 常在正常范围内，大多数患者没有甲状腺肿大，个别患者 TT_4 和 TT_3 明显降低，大量蛋白尿时血清 TSH 轻度升高，甲状腺可肿大，有人主张对这些患者用 L-T_4 治疗。

(2)慢性肾衰竭：肾衰竭对甲状腺功能可能有多种影响，T_4 的脱碘障碍使 T_3 转化率下降。正常人 T_4 向 T_3 的转化率为 37%，而肾衰竭的非透析治疗患者可下降至 13%～16%，肾移植后转化率百分比可上升至 34%，血清 T_4 呈轻度或明显降低，与肾功能损害的严重程度一致，T_4 向 rT_3 转化的百分比并不增加，rT_3 常在正常范围或轻度增加。通常，TT_4 轻度降低或正常(但偶可增高)，常见于血液透析患者，推测可能是肝素抑制 T_4 与蛋白质结合的结果。不少资料提示，慢性肾衰竭患者 TSH 正常或不能测到，TSH 对 TRH 反应降低，呈延迟反应，高峰延迟的原因可能为肾对 TSH、TRH 的清除率下降。

(3)透析治疗：透析对甲状腺功能的影响与透析时间长短有关。在透析开始阶段，血清 T_4 可上升至正常水平，但长期接受有规律的透析后，血清 T_4、T_3 和 FT_4 均下降。Dandone 等报道一组 12 例血液透析长达 3 年以上的患者，有 3 例患者的 T_4 下降、TSH 上升，表现为临床型甲状腺功能减退症。腹膜透析更易引起甲状腺功能减退症，因腹膜透析更易除去蛋白结合激素、碘和其他小分子激素。Afand 等观察到，接受血液透析和体外循环冠脉搭桥手术的患者，手术中的血浆甲状腺结合球蛋白和甲状腺素视黄质运载蛋白(TTR)可丢失 40%以上，同时伴血清 T_4 下降，多数患者于术后逐渐恢复正常。TBG 和 TTR 下降的原因未明，手术中下降的速率很快，不能用 TSH 抑制来解释。

(4)肾移植治疗：肾移植后，由于 TBG 水平升高，使 TT_4 水平恢复正常，又由于 T_4 向 T_3 转化正常，血清 T_3 水平升高，但 TRH 试验不敏感，可能是由于激素治疗抑制了 TSH 对 TRH 的敏感性所致。

总之，慢性肾衰竭患者血清 T_3 和 T_4 均下降，但临床无甲状腺功能减退症表现，而且试服 T_3 对肾衰竭患者的临床状态并无改善。

2. 肝病表现

肝可通过多种途径影响甲状腺功能。①肝是甲状腺素脱碘降解作用的重要部位，当肝有病变时，该作用会减弱。②由于肝是合成清蛋白、甲状腺素结合球蛋白和 TH 转运蛋白的场所，因此 TH 在血液中运输也受肝的影响。③肝还有摄取 T_4 并释放 T_4、T_3 入血的作用。

甲状腺功能异常与肝病的性质及严重程度有关，如门脉性肝硬化患者甲状腺功能的变化在一定程度上取决于患者肝功能的代偿程度。肝硬化患者 T_4 向 T_3 的转化率仅为 15.6%，从而导致 TT_3 下降、FT_3 正常或轻度降低，而 rT_3 常升高，血清 TT_4 可能正常或轻度下降。TBG 的变化不恒定，与其他低 T_3 综合征或低 T_4 综合征不同的是，肝硬化的 TSH 常升高而不是正常，但升高的程度与 T_3 下降的程度无关，临床上无甲状腺功能减退的表现。

3. 糖尿病表现

人们对糖尿病患者的甲状腺功能变化进行了大量的体内及体外研究，发现糖尿病患者自下丘脑-垂体至甲状腺腺细胞 T_3 受体的多种途径皆有异常。在糖尿病动物及糖尿病患者中均发现 T_4、T_3 下降，rT_3 增加，而且 T_3 下降的程度与一些代谢物(酮体、H^+ 及其浓度)的异常程度相关。糖尿病患者血清 T_3/T_4 值下降，与血糖水平成反比，并随饮食控制和胰岛素治疗后的病情改善而上升。一般认为，T_3 的下降与 rT_3 的上升是由于 T_4 易于向 rT_3 转化，从而 T_4 向 T_3 的转化减少。Pittman 发现糖尿病对 TH 的脱碘有抑制作用。在正常人，33%的 T_4 通过非脱碘途径降解，其余 77%需脱碘降解，其中的 35%形成 T_3，42%形成 rT_3，但在糖尿病时，T_4 通过非脱碘降解上升到 47%，而脱碘形成 T_3 的百分率下降至 6.8%～12%。糖尿病动物的血清 TSH 和 TRH 均降低，但下丘脑的 TRH 正常，说明血 TSH 下降继发于 TRH 释放入血减少，糖尿病酮症酸中毒时 TSH 对 TRH 反应消失，即使治疗恢复后，12 天内的反应仍迟钝。TSH 降低可影响甲状腺球蛋白的水解，导致血清 T_4 下降。实验证明，糖尿病的 T_3 受体数目也下降，但 T_3 对组织的结合力与正常人并无差别。糖尿病患者有 4%～17%易并发原发性甲状腺功能减退症，多见于老年女性，其特点与低 T_3 综合征或 T_4 综合征不同，rT_3 下降，而 TSH 升高，T_3 降低明显，抗甲状腺自身抗体常为阳性。

4. 心肌梗死

本病中血清 T_3 可明显下降，其血清 T_3 和 rT_3 的变化与心肌梗死面积大小、有无并发症及谷草转氨酶(GOT)升高的程度有直接关系，而且梗死早期和后期的甲状腺功能变化不同。在梗死最初的 24～48 小时，T_4 变化不一致，可以正常、升高或降低，但 T_3 恒为降低，rT_3 上升。发生急性心肌梗死 6～7 天后，随病情进展，TSH 上升，T_4 也有轻度上升。血 rT_3 与预后有关，有并发症的心肌梗死患者，T_3 和 rT_3 迟迟不能恢复正常。死亡者的 rT_3 常达最高水平。除病变本身的严重程度外，热量的限制，以及肾上腺糖皮质激素、普萘洛尔、胺碘酮、洋地黄的使用，均会影响 T_3 和 rT_3 的血清水平。

5. 恶性肿瘤

动物实验发现，患癌小鼠有 TT_3 和 TT_4 下降而 TSH 正常。Rosenaum 认为，T_3、T_4 降低的原因是：①受体结合力下降。②TH 脱碘加强，因而从血中清除加快。③下丘脑、垂体对降

低的 T_3、T_4 缺乏正常反应，故 TSH 不能随之上升。

临床报道，乳腺癌患者血 TSH 有升高的倾向，血清 T_3 下降，晚期乳腺癌和结肠癌患者 rT_3 升高。

6. 传染性疾病

传染性疾病的甲状腺功能变化与所患疾病的类型及病情严重程度有关，通常可有血清 T_3、T_4 下降，TSH 正常，T_3 下降的程度与体温升高的程度成正比，但患脑膜炎和伤寒时，血清 TT_4 不仅不下降，反而轻度升高。T_3、T_4 下降的原因可能是 TSH 对甲状腺刺激减弱，TH 分泌减少，T_4 降解加速以及 TH 与转运蛋白结合受抑制所致。此外，严重感染时热量供应不足也会影响甲状腺功能，发热和应激均能抑制 TSH。Wartofsky 等发现，疟疾患者 TSH 对 TRH 反应正常，而 PRL 对 TRH 反应增强，说明垂体储备功能正常而有下丘脑功能缺陷。

7. 获得性免疫缺陷综合征(AIDS)

一些无症状的人类免疫缺陷病毒(HIV)感染患者血清 T_4 和 TBG 升高，T_3 正常，而 rT_3 下降，TBG 增高与 HIV 感染的进程呈正相关，而与 T_3 摄取呈负相关。与其他重症慢性疾病一样，在感染 HIV 的患者中，随着 HIV 感染的进展，TH 合成、转换及转运异常，导致血清 FT_4、FT_3 轻度下降，而 TBG 无明显变化。动物实验表明，细胞因子(如 IL-1β、TNF-α)可能介导这些变化，同时 IL-1β 亦可导致 TSH 降低，引起甲状腺功能减退症或 5′-MDI 活性升高。

AIDS 终末期患者特别是合并严重感染及消瘦的患者，TT_3、FT_3 明显下降，甚至测不到。在临终的 HIV 感染患者中，TT_4、TT_3、FT_4、FT_3 和清蛋白水平明显下降，TSH 水平正常或轻度受抑制。HIV 感染者中约 16%的患者可出现非甲状腺性病态综合征，其发病机制包括下丘脑-垂体-甲状腺轴功能紊乱，TH 合成、分泌异常，以及 TH 周围转换与作用失常。TH 代谢的改变(如 T_4、T_3 及 rT_3 动力学改变)包括 T_4 向 T_3 的转换、rT_3 的清除、TH 向靶细胞转运的受限等。血清抑制物(如非酯化脂肪酸、急性期蛋白、细胞因子等)在非甲状腺性病态综合征的发病中起着重要作用。体外试验亦表明，IL-1、TNF-α、IFN-γ 能抑制人甲状腺细胞碘的有机化、TH 的释放、TSH 的分泌。

三、诊断

1. 诊断要点

非甲状腺性病态综合征的诊断主要根据原发疾病的表现、程度、实验室检查及 TH 变化来确定。①存在上述引起低 T_3 综合征的原发病因，血清 TT_3 降低，FT_3 正常或降低，rT_3 升高，TSH 和 TT_4 正常，FT_4 增高或正常，游离 T_4 指数常增加，一般可诊断为低 T_3 综合征。②存在严重的消耗性疾病(如肝硬化、肾功能不全、烧伤、重症感染、长期饥饿、神经性厌食、重大手术后、恶性肿瘤等)，血清 TT_3、TT_4、FT_3 水平均降低，FT_4 正常或降低，TSH 正常或处于低值，rT_3 正常或升高，TBG 正常或处于低值，TRH 兴奋试验正常或反应迟钝，即可诊断为低 T_3 综合征或低 T_4 综合征。③有些患者在疾病的急性期，血清 TT_4 升高，FT_4 升高或正常，TT_3 可能正常，FT_3 正常低值或低于正常，血清 rT_3 升高，应疑为高 T_4 综合征(在老年女性患者中较常见，大多有服用含碘药物史)，但应注意与 T_4 型甲状腺功能亢进症相鉴别。

2. 辅助检查

(1)低 T_3 综合征：甲状腺功能检查一般是正常 T_4(TT_4、FT_4)、低 T_3(TT_3、FT_3)、rT_3 升

高，应注意重症患者的 T_4 也可以降低。患者的 TSH 及 T_4 正常，据此可与甲状腺功能低下相鉴别。

(2)低 T_4 综合征：血清 T_4 降低，可同时伴有 T_3 降低，TSH 正常。注意重症病例 TSH 也可降低，且对 TRH 的反应迟钝，表明垂体性甲状腺功能减退，但患者 rT_3 水平是高的，在基本病变好转后，TSH、T_4、T_3 均可恢复正常，应注意避免误诊为甲状腺功能低下。

四、鉴别诊断

1. 原发性或继发性甲状腺功能减退症、甲状腺功能亢进症

在非甲状腺性病态综合征中，甲状腺功能异常相当常见，其严重性预示着患者的预后。血清 T_3 低下预示肝硬化、晚期充血性心力衰竭及其他严重的全身性疾病的病死率增加(T_4 低下的意义相同)，而血清 T_4 低下同时伴随显著降低的血清 T_3 的患者预后最差。

非甲状腺性病态综合征患者要诊断甲状腺疾病有一定困难，这时的甲状腺功能亢进症患者血清 TT_4 和 TT_3 可能正常，然而血清 FT_4 和 FT_3 仍有诊断价值。甲状腺功能亢进症时，血清 TSH 多不可测得(<0.10mU/L)，但在非甲状腺性病态综合征中，仅 7%以下的患者 TSH 不可测得，常见于用多巴胺和糖皮质激素治疗的患者。在非甲状腺性病态综合征中，临床型甲状腺功能减退症也难诊断，如果 TSH 在 25～30mU/L 以上，极可能为原发性甲状腺功能减退症，约 12%的非甲状腺性病态综合征患者 TSH 在正常以上，不足 3%的非甲状腺性病态综合征患者的 TSH 在 20mU/L 以上。未用抑制 TSH 分泌药物的非甲状腺性病态综合征患者，血清 FT_4 在正常以下强烈提示甲状腺功能减退症，但 rT_3 对甲状腺功能减退症诊断无帮助。继发性甲状腺功能减退症的 TSH 水平可能低下、正常或轻度升高，如果非甲状腺性病态综合征患者无垂体或下丘脑疾病，血皮质醇常升高或为正常高值，而 PRL 和促性腺激素正常。相反，如果血皮质醇、促性腺激素降低而 PRL 升高，则支持中枢性(垂体或下丘脑性)损伤。在诊断甲状腺疾病时，最好在急性非甲状腺性病态综合征恢复后复查下丘脑-垂体-甲状腺轴功能。

尽管非甲状腺性病态综合征时血清 T_3 低下，但许多学者都认为这些患者的甲状腺功能是正常的，因为大多数患者血清 TSH 正常。一些资料提示，非甲状腺性病态综合征时 TSH 的合成、分泌、调节及其作用均有异常。当非甲状腺性病态综合征恢复时，血清 TSH 暂时增加说明在非甲状腺性病态综合征时 TSH 是受抑制的，这与非甲状腺性病态综合征时处于应激状态，伴有皮质醇、儿茶酚胺水平升高及热量耗竭有关。非甲状腺性病态综合征时，甲状腺功能正常有如下解释：①TH 水平低下时间短而不严重。②临床轻度甲状腺功能减退症诊断不敏感。③机体组织对 T_3 敏感性增加。④机体存在 T_3 以外的活性 TH(硫酸-T_3)。⑤低 T_3 对 TSH 影响减少。⑥非甲状腺性病态综合征时 T_3 受体数量及亲和力增加。

2. T_4 型甲状腺功能亢进症

虽然多数甲状腺功能亢进症患者血清 T_3 和 T_4 均升高，但血清 T_3 浓度的升高程度较血清 T_4 明显，提示甲状腺功能亢进症时甲状腺释放较多 T_3 及末梢组织将 T_4 转化为 T_3 增加。T_4 型甲状腺功能亢进症是以血清 T_4 有较明显升高而血清 T_3 大致正常为特点的一种甲状腺功能亢进症类型。T_4 型甲状腺功能亢进症主要见于既往过多暴露于碘之下的老年人、老年病患者或长期住院者，过度的碘摄入使腺体合成更多的 T_4。若无过量碘摄入史，多提示外周组织 T_4 转化为 T_3 受抑制，而高 T_4 综合征时血清 rT_3 升高、TSH 正常，可资鉴别。

五、治疗

非甲状腺性病态综合征是机体的保护性反应，主要在于治疗原发病，用 TH 治疗无所裨益，其预后取决于原发病，伴有低 T_3 一般是预后不良的信号。

对低 T_3 综合征、低 T_4 综合征而言，采用 TH 补充疗法是否有益尚无肯定性结论。有人曾观察 142 例冠状动脉搭桥的手术患者，术前血清 T_3 正常，搭桥术开始 30 分钟后，血清 T_3 下降 40%，静脉输入 T_3 后，血清 T_3 上升至超过正常水平，术后血清 T_3 又恢复正常，术后输入 T_3 的患者心脏指数高于对照组，周围血管阻力低于对照组，但两组心律失常的发生率、病死率无区别。Brent 曾观察 11 例严重非甲状腺性病态综合征患者服用 L-T_4 的效果，并以 12 例患者作为对照，两组病死率无区别，认为补充 TH 无效，该研究说明 TH 无论是外源性 T_3 或 T_4，均对非甲状腺性病态综合征的预后无影响，主要应治疗原发病。原发病恢复后，一般 TH 水平可恢复正常，除非患者存在原发性甲状腺疾病。

有人认为，低 T_4 可作为预测疾病及预后的指标，$T_4 < 38.7$nmol/L 的患者病死率达 68%～84%。多数重度低 T_4 综合征患者于 2 周内死亡(70%)，若 $T_4 < 25.8$nmol/L，患者于 1 个月内全部死亡。低 T_3 综合征亦常见于老年人，这些人可无急性重症并发症，其原因未明，一般不予治疗。

六、护理

本病主要应进行饮食护理。

(1)嘱患者多吃豆类食物，如黄豆、红豆、黑豆等。

(2)嘱患者多吃高蛋白食物，如蛋、肉、奶等。

(3)嘱患者多吃新鲜水果，如山楂、梨、香蕉、葡萄、苹果等。

(4)嘱患者多吃新鲜蔬菜，如菠菜、油菜、生菜、莴苣、土豆、菜花、水萝卜、蘑菇、紫菜、香菜、香椿、蒜苗、韭菜、西红柿、茼蒿等。

(5)嘱患者日常饮食要清淡。

第四节 下丘脑综合征

下丘脑综合征系由多种病因累及下丘脑所致，主要临床表现有内分泌代谢功能异常，自主神经功能紊乱，睡眠、体温调节和摄食障碍，行为失常，癫痫等。

一、病因

1. 先天性损害及遗传性因素

与性发育不全有关的疾病可引起下丘脑综合征，如家族性嗅神经-性发育不全综合征、性幼稚-色素性网膜炎-多指畸形综合征、主动脉瓣上狭窄综合征。此外，下丘脑激素缺乏性疾病，如下丘脑性甲状腺功能减退、下丘脑性性腺功能低下等，均可导致下丘脑综合征。

2. 肿瘤

引起下丘脑综合征的肿瘤很多，主要有颅咽管瘤、星形细胞瘤、漏斗瘤、垂体瘤(向鞍上生长)、异位松果体瘤、脑室膜瘤、神经节细胞瘤、浆细胞瘤、神经纤维瘤、髓母细胞瘤、白血病、转移性癌肿、外皮细胞瘤、血管瘤、恶性血管内皮细胞瘤、脉络丛囊肿、第三脑室囊肿、脂肪瘤、错构瘤、畸胎瘤、脑膜瘤等。

3. 肉芽肿

引起下丘脑综合征的肉芽肿可见于结核瘤、结节病、网状内皮细胞增生症、慢性多发性黄色瘤、嗜酸性肉芽肿等。

4. 感染和炎症

引起下丘脑综合征常见的感染和炎症因素有结核性或化脓性脑膜炎、脑脓肿、病毒性脑炎、流行性脑炎、脑脊髓膜炎、麻疹、水痘、狂犬病疫苗接种、组织胞浆菌病。此外，坏死性漏斗-垂体炎也可引起下丘脑综合征。

5. 退行性变

下丘脑综合征可由各种退行性病变引起，如结节性硬化、脑软化、神经胶质增生等。

6. 血管损害

引起下丘脑综合征的血管损害主要见于脑动脉硬化、脑动脉瘤、脑出血、脑栓塞、系统性红斑狼疮和其他原因引起的血管炎等。

7. 物理因素

引起下丘脑综合征的物理因素主要见于颅脑外伤、脑外科手术、脑或脑垂体区放射治疗。

8. 脑代谢性疾病

急性间歇发作性血卟啉病、二氧化碳麻醉、原发性脑脊液压力过低或脑脊液压力增高症可引起下丘脑综合征。

9. 药物因素

引起下丘脑综合征的药物因素主要有长期服用氯丙嗪、利舍平及避孕药。

10. 功能性障碍

病因未明，当神经因素引起精神性闭经、阳痿及厌食时，可伴有下丘脑综合征。

二、临床表现

1. 内分泌功能障碍

(1)生长激素释放激素(GHRH)分泌亢进者，可引起肢端肥大症或巨人症；减退者，可导致身材矮小。

(2)促甲状腺激素释放激素(TRH)分泌失常，可引起下丘脑性甲状腺功能亢进或下丘脑性甲状腺功能减退症。

(3)催乳素(PRL)释放因子分泌过多，可发生溢乳症或溢乳-闭经综合征以及性功能减退；PRL 释放因子减少，则可引起 PRL 缺乏症，但极为罕见。

(4)促肾上腺皮质激素释放激素(CRH)分泌失常，可引起肾上腺皮质增生型皮质醇增多症。

(5)促性腺激素释放激素(GnRH)分泌过多，可引起性早熟；减退者，可引起神经源性闭经、性欲减退、月经失调、闭经、不育。

(6)精氨酸加压素(AVP)分泌过多者，可引起抗利尿激素分泌不适当综合征；减退者，表现为尿崩症。

2. 神经系统表现

(1)嗜睡和失眠。

(2)顽固性厌食及消瘦。

(3)发热和体温过低。

(4)精神障碍。

(5)其他:如头痛较为常见,另外可有多汗或汗闭、括约肌功能障碍及下丘脑性癫痫。

三、诊断

(一)诊断要点

临床上遇有下列情况,有助于下丘脑疾病的诊断:①内分泌症状及体征不能用单一的靶腺或单纯垂体损害加以解释。②内分泌紊乱症状伴有肥胖、多食、消瘦、厌食、嗜睡、精神失常及体温异常等,不能用其他疾病解释。③颅内压增高伴视力减退或视野缩小,以及合并尿崩症、性功能低下、乳溢者。④少数患者可以表现为生长发育不良、嗅觉丧失、畸形、性腺发育不全。

1. 功能诊断

(1)视前区受损,出现自主神经功能障碍。

(2)下丘脑前部视前区受损,导致高热。

(3)下丘脑前部受损,可出现摄食障碍。

(4)下丘脑前部、视上核、室旁核受损,可致中枢性特发性高钠血症、尿崩症等。

(5)下丘脑腹内侧正中隆起受损,可出现性功能低下,ACTH、生长激素和 PRL 分泌异常,尿崩症等。

(6)下丘脑中部外侧区受损,可致厌食、体重下降。

(7)下丘脑腹内侧区受损,常与贪食、肥胖、性格改变有关。

(8)下丘脑后部受损,可导致意识障碍、嗜睡、运动功能减退、低体温。

(9)乳头体、第三脑室壁受损,表现为精神错乱、严重记忆障碍。

2. 病因诊断

本病的病因诊断往往要结合病史、症状、体征、实验室检查及其他辅助检查等综合分析,不同的病因诊断难易程度不一。形态学及其他检查包括:头颅 X 线片可示蝶鞍扩大,鞍背、后床突骨吸收或破坏,鞍区病理性钙化等表现,必要时进一步做蝶鞍薄层片、脑血管造影、头颅 CT 或 MRI,以获得颅内病变的部位和性质;脑脊液检查除颅内占位病变有颅压增高和炎症时有白细胞升高外,一般均属正常;脑电图检查一般正常。

(二)辅助检查

(1)下丘脑、垂体及其靶腺激素分泌异常及相应的生化指标异常。

(2)下丘脑、垂体的储备能力试验异常,如 TRH 兴奋试验、GnRH 兴奋试验等。

四、鉴别诊断

本病要注意与原发性甲状腺、性腺、肾上腺、神经垂体功能受损,腺垂体功能低下,神经衰弱,精神分裂症等相鉴别。

五、治疗

1. 病因治疗

对肿瘤患者，可采取手术切除或放射治疗。对炎症患者，则可选用适当的抗生素，以控制感染。由药物引起者，则应立即停用相关药物。

2. 内分泌治疗

有腺垂体功能减退者，则应根据靶腺受累的程度，予以相应激素补充替代治疗。

3. 对症治疗

有发热者，可用氯丙嗪、地西泮或苯巴比妥以及物理降温。

六、护理

1. 一般护理

(1)保持环境温度、湿度适宜。

(2)评估患者病情及患者对疾病的了解程度和知识需求。

2. 饮食护理

给予患者高热量、高蛋白、富含维生素、低脂、低盐饮食。

3. 心理护理

为患者讲解有关疾病、药物、治疗的知识，并给予其心理支持。

4. 病情观察

(1)对于严重水肿或伴胸腔积液、腹腔积液者，应嘱患者卧床休息，并每天测量体重、腹围、脚围。水肿消退后，可在室内活动，整个治疗过程均应避免剧烈活动。

(2)遵医嘱限制入量，并严格记录出入量。

(3)对于有严重水肿的患者，应嘱患者经常改变体位，保持床单位、皮肤的清洁、干燥，被褥、衣裤应平整、柔软、清洁；注意皮肤护理，防止发生皮肤损伤或感染。

(4)遵医嘱给予利尿剂，注意观察用药效果及电解质水平。

(5)应用激素治疗期间，注意观察药物不良反应的出现，并给予患者有关指导。

(6)对于有低蛋白血症的患者，应遵医嘱给予输血浆或清蛋白，应注意缓慢滴注。

第五节　糖原贮积症

糖原贮积症(GSD)是由于糖原合成和分解所需的酶有遗传性缺陷引起的一种临床上比较少见的疾病，其遗传方式大多数为常染色体隐性遗传，个别的类型为X伴性遗传。因为糖原合成和分解牵涉到许多酶，不同酶的缺陷可引起不同类型的病，不同的糖原贮积症的类型虽各有其临床特征，但低血糖症和/或肌无力是所有类型的糖原贮积症所共有的临床表现。本病虽多发生于婴幼儿及青少年，但也有到老年才发病者。本病可根据酶缺陷而分为许多类型，其中糖原贮积症以Ⅰ型最常见、Ⅺ型病例最少。

一、病因与病理

糖原贮积症为遗传性疾病，其遗传方式除肝磷酸化酶激酶 α 亚基异构酶为伴性遗传外，其余类型的糖原贮积症均为常染色体隐性遗传。糖原贮积症的病因为糖原合成和分解过程中所需的酶基因发生突变，其表达的相应酶活性完全丧失或大大降低，因此引起糖原贮备减少或糖原在细胞中堆积而致病。各种酶基因和酶突变包括点突变、缺失、插入和剪接突变，其中以点突变最为常见。关于基因型与表型之间的相互关系，大多数研究者认为两者无相关性，即使基因型相同的患者，其表型也可不同。

二、临床表现

本病的临床表现因发病年龄、类型和受累器官不同而极不均一。本病的发病时间多在新生儿和婴幼儿，少数患者到成年早期才发病。以下是各种类型糖原贮积症的临床表现。

1. 0 型糖原贮积症

此型是由于缺乏糖原合成酶，因此肝细胞中贮备肝糖原不足，餐后 4～6 小时肝糖原含量只有正常人的 0.5%；多在出生后几小时即发病，如果未及时发现，则婴儿可死于低血糖和酮中毒。在进食后，低血糖和酮中毒迅速被纠正，但由于葡萄糖不能迅速被肝细胞利用以合成糖原，葡萄糖在血中堆积而引起高血糖。本病患儿的临床特点之一为低血糖与高血糖交替出现，即白天高血糖，夜间低血糖。由于肝释放葡萄糖量大大减少，因此糖异生作用通路代偿性加强，故有高乳酸血症和酮血症，表现为代谢性酸中毒（乳酸酸中毒），这也是引起患儿死亡的原因之一。此外，血中丙氨酸也增高（作为糖异生作用的基质）。早期无肝增大。对出生后几小时的婴儿，如果出现低血糖，同时有酮血症，即可做出本病的临床诊断，确诊须做肝活检和病理切片检查。本型患者肝病理检查的特点是肝细胞胞质中糖原颗粒稀少，中度脂肪增多，偶可见糖原体排列，说明肝糖原不是完全没有。本病罕见，各患者疾病的严重程度因残余糖原合成酶活性程度不同而不尽相同，少数患者症状很少或无症状，出生几年之后才被确诊。

2. Ⅰ型糖原贮积症

此型患者有ⅠA、ⅠB、ⅠC 和ⅠD 4 个亚型，但临床上最常见者为ⅠA 型和ⅠB 型。此型患者因 6 -磷酸葡萄糖酶有缺陷，使葡萄糖不能进行磷酸化，既不能合成肝糖原和肌糖原，糖异生通路也被阻断，故此型患者在糖原贮积症中是最严重的一型，发病率约为 1/200000。各亚型的临床表现分述如下。

（1）ⅠA 型临床表现：此型患儿在出生后即出现低血糖，严重者有抽搐、昏迷，如不喂食，即可死于低血糖。在出现低血糖的同时，如果在进食后 3～4 小时未给予喂食，则出现高乳酸血症、酮中毒和代谢性酸中毒，表现为呼吸深快，低热也常见，但不一定是感染所致。频繁发作的低血糖和长期的大量糖原贮积可导致神经系统损害，如运动、识别能力发育延迟。肾小球和肾小管细胞能量缺乏，肾血流量增加和肾小球滤过率增加以代偿能量供给不足，长期如此则引起肾功能不全，加上肾中有大量糖原堆积，最终导致肾小球萎缩、肾小管扩张、间质纤维化。近端肾小管损伤表现有糖尿、低钾血症和普遍性氨基酸尿；远曲小管损伤则有高钙尿、尿不能酸化和低钾血症等。在幼儿及少年患者，可出现蛋白尿。晚期患者可出现高血压，最后可发展为肾功能不全。患者有严重的高脂血症，血甘油三酯可高达 26mmol/L（1000mg/dL）以上。临床上，在患儿上肢伸侧和臀部可发生发疹性黄色瘤。高脂血症使血液黏滞度增高，故患儿易患急性胰腺炎。尽管有明显的高脂血症，但患儿发生动脉粥样硬化的危险性却不增加，可能与载脂蛋白E(ApoE)升高具有抗衡粥样硬化发生危险作用有关；加之ApoE Ⅲ和ApoE Ⅳ具有明显的多态性，结合甘油三酯容量大，可增加甘油三酯的清除。长期存活的患者(大多数在20～30岁)可发生肝腺瘤(单个或多个)，其中有些患者肝腺瘤可发生出血和癌变。骨质疏松可以发生在疾病较后期，其发病机制与甲状旁腺激素、降钙素和维生素D代谢无关。骨矿物质含量减少，可能与乳酸酸中毒、血皮质醇升高、对生长激素抵抗和青春期发育延迟有关。其他少见的临床表现有肺动脉高压、多囊卵巢、进行性心力衰竭等。患儿身材比同龄儿矮，如果能得到及时有效的治疗，智力可不受影响。少数患者除肝大外，可无其他症状。

(2)ⅠB型临床表现：患者临床表现与ⅠA型相同，不同的一点是此型患者有中性粒细胞减少和功能不全，故易反复发生感染，如炎症性肠病。ⅠB型的临床表现与克罗恩病相似。

(3)ⅠC型和ⅠD型临床表现：临床病例报道极少，其临床表现尚不明确。

3. Ⅱ型糖原贮积症

Ⅱ型糖原贮积症是由于溶酶体中酸性α糖苷酶(又称酸性麦芽糖酶)缺乏，导致溶酶体中糖原堆积。本型患者病变范围广泛，除骨骼肌受累外，呼吸道、消化道、泌尿生殖道和血管平滑肌均可受累。严重型的幼儿有骨骼肌运动发育延迟，四肢、肩胛带和骨盆带肌张力减退，以小腿尤为突出。随着年龄的增长，患者肌张力进行性减退，可出现呼吸衰竭；血清肌酸磷酸激酶升高，肌肉中酸性1,4-α糖苷酶活性严重缺乏。肌电图显示为混合性肌张力性或肌瘤性图像，个别患儿颅脑影像(CT或MRI)有脑积水，但无脑室系统梗阻。

4. Ⅲ型糖原贮积症

本型的临床表现与Ⅰ型糖原贮积症大致相同，在婴儿和儿童期，两者很难鉴别。本型临床表现包括禁食时发生伴有酮中毒的低血糖、肝大、生长迟缓和高脂血症。本型与糖原贮积症Ⅰ型不同的临床特点有：①因为葡萄糖可从最外层分支点的1,4节段和糖异生作用产生，故能耐受较长时间的禁食，低血糖较轻，只有在感染或其他应激和禁食时间较长时才引发低血糖。②只有在饥饿状态下才发生酮中毒。③因为糖异生作用通路是畅通的，故无血乳酸和尿酸升高，肝糖原溶解不增加。④高脂血症较轻。⑤肾不增大，也不发生肾功能不全。⑥肌肉乏力在儿童期不突出，但到30～40岁时则变得明显，主要表现为肩胛带和骨盆带近端肌肉无力。⑦可在青春期发生肥厚性心肌病，少数病例可因心功能不全而死亡。⑧25%的患者可发生肝腺瘤，但不发生癌变。⑨肝大可逐渐缩小，到成年期可缩小到正常，但也有少数患者发生肝硬化、脾大，并发食管-胃底静脉曲张破裂出血。

5. Ⅳ型糖原贮积症

本型多发生于婴儿及儿童，少数在青少年期发病，临床表现不一，新生儿表现为致命的神经肌肉疾病及进展性肝硬化。肝受累者有腹胀、婴儿不能正常生长、肝大和肝硬化腹腔积液；有肌肉受累者，则有肌张力降低；心脏受累者，可发生心肌病，反复发生心力衰竭，有的患者也可发生肝细胞癌。

6. Ⅴ型糖原贮积症

本型患者于1951年由McArdle首先报道，故又称McArdle病。根据临床表现，本病患者可分为3型：迅速致命的新生儿型，先天性肌病症状的较轻型和具有肌痛、易疲劳、痉挛和肌球蛋白尿的经典型。这些类型的存在，使本型患者临床表现不一。约50%的患者有家族史，临床表现可从无任何症状到具有典型的运动不耐受、肌痛、肌痉挛和运动后肌球蛋白尿。

7. Ⅵ型糖原贮积症

本型糖原贮积症又称Hers病，在临床上极为少见。本型患者虽然也有肝大和低血糖，但症状较轻，活动时不引起低血糖。

8. Ⅸ型糖原贮积症

Ⅸ型糖原贮积症是由于磷酸化酶激酶缺乏而引起的糖原堆积，本型为最常见的一种肌肉受累的糖原贮积症的类型，在出生婴儿中的发病率约为1/100000。在所有糖原贮积症中，本型约占1/4。有临床报道称，由于心脏中PHK单独缺乏而引起婴儿发生肥厚性心肌病（非阻塞性），此婴儿在胎儿期即有心脏进行性增大，出生时做心电图检查有高的QRS波，P-R间期缩短，婴儿死于心力衰竭和/或肺压缩。

9. Ⅹ型糖原贮积症

本型糖原贮积症是由于肌肉特异性磷酸甘油变位酶基因有突变引起。其临床表现有运动不耐受和肌肉痉挛。

10. Ⅺ型糖原贮积症

本型糖原贮积症又称Fanconi-Bickel综合征，是由于葡萄糖运载蛋白-2基因突变引起，但有的病例未发现基因突变，因此对此综合征是否为单基因病仍有疑问。

11. Ⅻ型糖原贮积症

此型糖原贮积症是近年来提出来的，目前对此型糖原贮积症的临床表现因报道的病例不多，但被列入糖原贮积症肌病中，故其临床表现与其他类型的糖原贮积症引起的肌病相似。

三、诊断

（一）诊断要点

糖原贮积症是遗传性疾病，且呈家族性发病。其诊断包括临床诊断、分型诊断。

1. 临床诊断

新生儿和婴幼儿在延迟喂食的情况下频发低血糖抽搐和神志不清，喂食或注射葡萄糖后即可恢复；特别是在出现低血糖的同时有呼吸深快的酸中毒症状，这是诊断糖原贮积症的重要临床线索。肝大使右上腹隆起是有肝受累的类型中常见的体征，有些类型的肝大呈进行性（如Ⅰ型）。

实验室检查应包括血糖、血酮体、乳酸、血脂和尿酸（禁食和餐后）的动态变化，或每小时抽血测上述指标1次，直至血糖降到2.2mmol/L（40mg/dL）时再做口服葡萄糖负荷试验，同样每小时取血测相同的指标（葡萄糖量按1.75g/kg计算）。胰高血糖素刺激试验对糖原贮积症的临床诊断有帮助，特别是肝型糖原贮积症。其试验方法是静脉推注（或肌内注射）胰高血糖素，剂量为30μg/kg，最大剂量≤1mg，分别取注射前和注射后30分钟、60分钟、90分钟和120分钟血测定血糖和乳酸。

0型患者在进食2小时后有血糖升高，血乳酸下降，但进食8小时做此试验，则血糖和血乳酸均无升高反应。Ⅰ型患者无血糖升高，只有血乳酸升高，Ⅲ型、Ⅵ型和Ⅸ型患者血糖稍升高或不升高,血乳酸也不升高。

2. 分型诊断

根据临床表现不同,可以对某些类型糖原贮积症做出分型诊断,如Ⅺ型临床上除肝大外,还伴有特征性 Fanconi 肾病,其他类型的糖原贮积症则无此种临床表现,但其他类型的糖原贮积症只根据临床表现则不能做出肯定的分型,如Ⅵ型和Ⅸ型在临床上不可能进行鉴别。对糖原贮积症做出分型诊断必须依赖受累组织细胞中的酶活性测定,但是糖原贮积症有 12 型之多,有的类型其缺陷酶由两种或两种以上的亚基组成,或者是由几种作用互不依赖的酶组成的复杂酶系统,因此在做酶活检测定前,应该有个假定的、有缺陷的酶检测方向。

根据上述筛选方案,选择酶活性测定可缩小酶活性测定的范围,但酶活性测定步骤复杂,难以广泛应用于临床分型。

(二)辅助检查

由于糖原贮积症有诸多类型,每种类型中受累组织不同,因此实验室检查结果也不相同。有肝受累者有不同程度的禁食低血糖,而只有骨骼肌或心肌受累者则无禁食低血糖。实验室检查除血糖外,与糖原合成和降解有关的一些血液成分也随之发生变化。糖原合成和降解中有肝受累的类型,血中酮体和阴离子间隙升高,乳酸、尿酸和丙氨酸水平则降低;进食后,前述异常则完全纠正。有肌肉受累的类型则有磷酸肌酸激酶水平升高,严重者可出现肌球蛋白尿(色素尿)。肝脏 B 超和 CT 检查可检出并发的肝细胞腺瘤。有心脏受累者,心电图上有心肌肥厚图像。有肌肉受累者,肌电图上有肌张力性或肌痛性改变。

四、鉴别诊断

各种类型的糖原贮积症都是由糖原合成或糖原分解过程中某种酶缺失或活性降低所致,这些酶缺陷与酶的相关基因发生突变有关,只有极少数某种类型的糖原贮积症患者未检出有相关基因突变。

检查基因突变的标本可用活检所得的肝或骨骼肌的新鲜标本,也可用周围血白细胞或培养的皮肤成纤维细胞。肝型糖原贮积症有低血糖者,应与其他原因引起低血糖的疾病鉴别,可根据有无酮中毒和血乳酸水平来鉴别。肌肉单独受累的糖原贮积症(如Ⅴ型)则应与其他代谢性肌病鉴别,如线粒体肌病、进行性肌营养不良、近端肌紧张性肌病等。肌肉活检有助于做出鉴别诊断,由糖原贮积症引起者,其肌细胞中有糖原堆积。

五、治疗

不同类型的糖原贮积症治疗的方法有所不同,一般来说,新生儿和婴儿患者疾病较严重,治疗也较困难;年龄较大的儿童,由于依从性较好,治疗也较容易。

本病为遗传性疾病,故难以根治,但近些年发展起来的基因治疗有可能使糖原贮积症得到根治。

1. 饮食治疗

饮食治疗是一种对症治疗,即防止可导致威胁患者生命的低血糖症发生。饮食治疗主要用于有肝受累、易发生低血糖、酮中毒和乳酸中毒的新生儿和儿童患者。饮食治疗的原则是根据糖原贮积症的类型和患者情况,按时给患儿补充葡萄糖,以满足餐后状态所需葡萄糖。

0 型、Ⅰ型、Ⅲ型、Ⅵ型、Ⅸ型、Ⅺ型都需要饮食治疗，但提供葡萄糖来源的间隔时间有所不同。0 型和Ⅰ型白天需每隔 2～4 小时补充 1 次，夜间每 3～4 小时补充 1 次；Ⅲ型可隔 4～6 小时补充 1 次，而Ⅵ型和Ⅸ型则只需在睡前加餐 1 次即可，但必须根据所监测的血糖和乳酸水平的变化来调整间隔时间。提供葡萄糖的食品不宜直接用葡萄糖，因为葡萄糖吸收快，维持时间短，且对某些类型患者会带来不利影响。例如，0 型糖原贮积症可引起高血糖和高乳酸血症，因为维持时间短，给予葡萄糖的间隔时间更短而使患者得不到休息。公认的能提供葡萄糖来源的食品为未煮过的大米淀粉，其优点为在肠道消化吸收较慢，可使喂食间隔时间延长到 4 小时，且不会出现高血糖，单次剂量为 2g/kg，也可用乳类食品，其中含有等于白天所计算出来的葡萄糖产生速率的葡萄糖量。关于饮食的给予途径，以经口或经胃喂食为首选，经口喂食可用于年龄较大的婴儿，经胃喂食则用于新生儿或年龄小的婴儿，亦可用鼻胃管和胃切开插管，在不能经口或经胃喂食时，可用全胃肠外营养支持治疗。

应当注意的是，除提供葡萄糖来源的食品外，应注意营养平衡，包括蛋白质、脂肪、维生素、矿物质等，以保证营养平衡，促进婴儿正常的生长发育，最好由专业的营养师调配患儿饮食，否则可引起维生素缺乏、贫血等，但服用支链氨基酸不能使Ⅴ型糖原贮积症患者运动能力改善。

2. 基因治疗

由于基因工程研究的进展，一些糖原贮积症所缺乏的酶可用基因工程合成，选用适当的载体转输给有这种酶缺乏的动物模型，可使酶活性恢复到正常，从而使临床表现和生化异常得到恢复。如将含有鼠 6－磷酸葡萄糖基因的腺瘤病毒载体静脉滴注给有 6－磷酸葡萄糖酶缺乏的小鼠，可得到 100％的存活，其中 90％存活了 3 个月，生长得到明显的进步，血糖、胆固醇、甘油三酯和尿酸也都恢复到正常水平，器官中贮积的糖原也被降解到接近于正常水平。

3. 对症治疗

对有心力衰竭、肾功能损害、营养缺乏和中性粒细胞减少而反复发生感染者，均应采取相应的对症治疗。

六、护理

1. 饮食护理

为防止发生低血糖症，可给予较高蛋白质、较低脂肪、丰富维生素但总热量不宜过高的食物。各种谷类、瘦肉、蛋、鱼、禽和蔬菜等，为常选食物；各种浓缩甜食、糕点、果汁等糖类，为忌选食物。平时应少量多餐，在主餐之间和夜间均应加一两次淀粉类食品。根据不同年龄和血糖浓度，及时调整食物种类，保证必要的营养物质供给。避免剧烈活动，减少体力消耗，以防止低血糖症的发生。

2. 预防酸中毒

低脂肪食品可减少酮体与血脂的产生，防止酸中毒发生。因患儿有高乳酸血症，故纠正酸中毒常用碳酸氢钠治疗，禁用乳酸钠。用药时应剂量准确，严防因外溢而引起组织坏死。

3. 心理护理

做好患儿的心理护理，增强其心理承受能力，正确对待生长发育的改变。

4. 预防感染

教导家长给予患儿适度锻炼，以增强其体质；避免患儿与感染者接触，一旦发现患儿有感染迹象时，应及时给予治疗，以免感染，或诱发低血糖症和酸中毒。

5.注意安全

教导家长要注意避免患儿坠床，会行走患儿应避免奔跑、摔跤，以免发生骨折；避免各种创伤引起的出血。

第六节　肢端肥大症和巨人症

肢端肥大症和巨人症是因垂体前叶分泌生长激素过多所致的两种疾病。其中，发生于青春期前，骨骺部未融合者，为巨人症；发生于青春期后，骨骺部已融合者，为肢端肥大症。肢端肥大症和巨人症均表现为生长过速、面部变形、鼻大、舌大、颧骨及下颌骨突出、肢端肥大，经生长激素测定及定位检查可得出诊断，治疗须按照具体病情采取药物治疗或放射治疗。

一、病因

肢端肥大症或巨人症多由垂体前叶分泌生长激素过多引起。此外，垂体前叶生长激素细胞腺瘤或增生亦可引起肢端肥大症或巨人症。

二、临床表现

(1)巨人症：在形成期，躯干、内脏生长过速，性欲旺盛；在衰退期，常表现为精神不振、乏力、背部佝偻、阳痿、迟钝等。

(2)患者常有头痛、视力减退、视野缺损、多食、多饮、多尿等表现。

(3)特殊面容：下颌增大，眉弓及颧骨突出，唇厚，鼻大，舌大，面貌粗陋，脸皮粗厚。

(4)手、足有肢端肥大。

三、诊断

(一)诊断要点

(1)发病多在青少年期，特征为生长发育过度，全身骨骼、内脏成比例地快速生长，远超过同年龄人的身高与体重，肌肉发达，臂力过人，性器官发育较早，性欲强烈。当生长至最高峰后，逐渐衰退，表现为精神不振、四肢无力、肌肉松弛、背部佝偻、毛发脱落、性欲减退、外生殖器萎缩等。

(2)患者起病缓慢，一般始发于20～30岁，常有头痛疲乏、面容粗陋，诸如额部多皱折、耳鼻增大、唇舌肥厚(致音调低沉、吐词不清)、脸部增长、下颌增大、额骨及颧弓突出、下额前伸、牙缝增宽等。手、足等增厚，指(趾)粗短，患者常诉鞋帽、手套变小。晚期因脊柱骨质疏松，可引起背部佝偻后凸、腰部前凸，伴有背痛。

妇女常有闭经，男子可有泌乳；晚期则表现为精神萎靡，易感疲乏，可出现嗜睡和尿崩症，常有视力减退或视野缺损。

(二)辅助检查

1.影像学检查

X线检查可发现蝶鞍扩大，四肢指(趾)端呈丛毛样变化；垂体CT或MRI检查可发现垂体瘤影像。

2. 实验室检查

(1)内分泌检查:①多次测定血浆生长激素(GH)浓度增高,一般>20μg/L。②葡萄糖抑制试验,血浆生长激素浓度在成年男性>2μg/L,在成年女性>5pg/L。③促甲状腺激素释放激素(TRH)兴奋试验,血浆生长激素浓度明显升高。④血浆胰岛素样生长因子Ⅰ(IGFⅠ)浓度升高(正常值为75～200ng/mL)。

(2)血磷增高,示病变处于活动期。

(3)空腹血糖可升高,糖耐量减低或呈糖尿病症候群。

3. 生长激素检查

(1)血清生长激素:人体的生长激素呈脉冲式分泌,具有昼夜节律分泌特征,但受运动、应激及代谢变化的影响。人体的生长激素分泌每天有5～10个峰值,峰值最高可达40μg/L,峰间谷值多小于0.2μg/L。正常人在运动、应激状态或生长激素分泌高峰时取血,其血清生长激素值偏高(女性明显)。肢端肥大症患者的生长激素分泌丧失昼夜节律性,但仍保持着间断的脉冲式分泌,其血液浓度的个体差异较大,但垂体生长激素瘤大多呈生长激素自主性分泌。患者分泌生长激素脉冲频率增加,且血清生长激素基础值与空腹结果均增高。有报道称,年龄每增加10岁,其血生长激素值下降7μg/L,而且不同的放射免疫法检测的生长激素值相差较大,故仅做1次生长激素测定不能作为诊断的依据。

应用放射免疫法测得的血清生长激素最低值仅为1.5～2.0μg/L,其灵敏度虽可达0.5μg/L,但仍有50%～80%的正常人的基础值低于此值。最新的免疫荧光或免疫发光测定的灵敏度达0.005～0.01μg/L,可准确地测得正常人的血生长激素基础水平。放射免疫分析技术是检测生长激素的免疫反应性水平,而不是生物活性。生长激素要发挥其生物效应,必须与其特异性受体结合,用免疫放射受体法测得的结果能更好地反映生长激素的生物作用。

生长激素水平测定还有助于判断治疗效果和预后。病情长期处于活动状态、肿瘤分泌大量生长激素者的病死率高,生活质量差。

(2)尿生长激素:尿生长激素的测定能反映一段时间内的生长激素分泌量,而且与血IGF-Ⅰ呈正相关。肢体肥大症患者24小时或12小时尿生长激素排泌量常较正常人高50～100倍。

四、治疗

1. 药物治疗

(1)溴隐亭:从小剂量(1.25mg)开始,于睡前或进餐中间与食物同服,开始每天1次,以后逐渐增至15mg/d以上,分2次或3次口服。有效者约2周后可见症状减轻,2～3个月后可出现明显疗效。此药必须持续服用数年。

(2)生长抑素类药物:如奥曲肽,皮下注射,开始每次50μg,每12小时注射1次,后期增至每次100μg,每天2次或3次;兰瑞肽(一种新长效型生长抑素类似物),肌内注射,每次30mg,每2周注射1次。

2. 放射治疗

本病的放射治疗常采用^{60}Co或加速器6MVX行外照射法,或用^{198}Au、^{90}Y植入蝶鞍行内照射法,适用于早期视野无缺损或压迫症状不明显者,以及术后生长激素仍持续升高者。

^{60}Co疗程的总剂量为45～55Gy，5～6周为1个疗程，不良反应有脱发、白细胞下降、恶心、呕吐、便秘、食欲减退等，并可导致垂体前叶功能减退。

五、护理

1. 精神及心理护理

患者因有特殊异常体型及异常粗陋面容而有不同程度的心理负担，故应向患者做思想工作，增加其战胜疾病的信心。

2. 生活护理

患者体形异常高大，一般病床难以睡下，因此需准备加长病床或床垫，并嘱患者进出病室时需注意低头，以免碰伤头部。如有视力下降及视野缺损的患者，应加强其生活护理，以防发生意外。

3. 饮食护理

嘱患者应选择高蛋白质、高热量饮食，以保证供给机体足够的热量；对有糖尿病的患者，应禁食甜食，按糖尿病饮食进行护理。因患者体形高大，故主食量可较一般糖尿病患者酌情增加。

第四章　肾脏内科疾病

第一节　急性肾小球肾炎

急性肾小球肾炎简称急性肾炎，是以急性肾炎综合征为主要临床表现的一组疾病。其特点为起病急，患者出现血尿、蛋白尿、水肿和高血压，并可有一过性氮质血症，多发生于链球菌感染后，其他细菌、病毒及寄生虫感染等也可引发本病。

一、病因与病理

急性肾小球肾炎常发生于β溶血性链球菌“致肾炎菌株”感染，常见于上呼吸道感染(多见于扁桃体炎)、猩红热、皮肤感染(多为脓疱疮)等链球菌感染后。感染的严重程度与急性肾炎的发生和病变程度并不完全一致。

本病主要是由感染所诱发的免疫反应引起的。链球菌的细胞壁成分或某些分泌蛋白刺激机体产生抗体，抗原-抗体结合后，形成循环免疫复合物，在肾小球内沉积致病，或种植于肾小球的抗原与循环中的特异抗体相结合，形成原位免疫复合物而致病。自身免疫反应也可能参与了发病。肾小球内的免疫复合物激活补体，导致肾小球内皮及系膜细胞增生，并可引起中性粒细胞及单核细胞浸润，导致肾脏病变。

二、临床表现

急性肾炎多见于儿童，男性多于女性；通常于前驱感染后1～3周(平均为10天)起病，潜伏期相当于机体接触抗原后产生免疫复合物的所需时间，呼吸道感染者潜伏期较皮肤感染者短。本病起病较急，病情轻重不一，轻者可无明显临床症状，仅表现为镜下血尿及补体血清异常；重症者可有急性肾损伤、急性左心衰竭、高血压脑病等。本病大多预后良好，常在数月内自愈。典型患者呈急性肾炎综合征表现，具体表现如下。

1. 潜伏期

链球菌感染后发生急性肾炎的潜伏期通常为1～2周，平均为10天。一般上呼吸道感染所致的急性肾炎多为6～12天，而皮肤感染所致者为14～28天，急性感染症状减轻或消退后才出现肾炎症状。

2. 典型表现

患者起病时可有头痛、食欲缺乏、恶心、呕吐、低热、乏力等一般症状。典型表现有以下几点。

(1)血尿：肉眼血尿为常见初起表现，40%～70%的患者可见到。尿呈浓茶样或洗肉水样，一般在数天内消失，也可持续1～2周转为镜下血尿。镜下血尿一般持续3～6个月，也有持续1～3年才完全消失者。

(2)水肿:水肿约占全部患者的70%。发生水肿之前,患者都有少尿。水肿多先出现于面部,以眼睑为著,面部及眼睑肿胀、皮肤苍白,呈现肾炎面容,下肢及阴囊水肿亦显著。水肿一般在2~3周内开始消退。少数患者可无明显水肿,但有水钠潴留,尿量减少,体重增加。

(3)高血压:大多数患者有高血压,常为中等程度,收缩压及舒张压均升高,一般为18.7~22.7/12.0~14.7kPa,少数病例超过24.0/14.7kPa。血压升高往往与水肿及血尿同时发生,一般持续2~3周,多随水肿消退而降至正常,也可经利尿剂治疗后恢复正常。

3.并发症

急性肾炎临床经过时间长短不一,急性期各种并发症的发生常影响预后。

(1)急进性肾小球肾炎:由于急性期肾小球囊腔的壁层上皮细胞形成新月体,肾小球毛细血管内皮细胞及系膜细胞大量增生,出现急进性肾小球肾炎,肾功能进行性恶化,很快出现尿毒症,病情危重。

(2)急性左心衰竭:由于尿量显著减少,水钠潴留,全身水肿,血容量增加,出现液体负荷过多的征象,如呼吸短促、心率加快、不能平卧、胸闷、咳嗽、烦躁不安等。听诊两侧肺底可闻及细小湿啰音,心前区可闻及奔马律等。

(3)高血压脑病:血压骤升,超过脑血管代偿性收缩机制,使脑组织血液灌注急剧增多而致脑水肿,临床表现为剧烈头痛、烦躁不安、恶心、呕吐、视力障碍、惊厥和昏迷等。

(4)急性肾衰竭:急性肾炎急性期,肾小球内皮细胞及系膜细胞大量增生,毛细血管狭窄及毛细血管内凝血,患者尿量减少,蛋白质分解代谢产物潴留,出现尿毒症,还可出现电解质紊乱及代谢性酸中毒等表现。

(5)感染:由于全身抵抗力降低,易继发感染,以肺部感染和尿路感染为常见。

三、诊断

1.诊断要点

链球菌感染后1~3周出现血尿、蛋白尿、水肿和高血压等肾炎综合征典型表现,血清补体C3水平降低,病情于发病8周内逐渐减轻至完全恢复者,即可诊断为急性肾小球肾炎。其病理类型需进行肾活组织检查确诊。

2.辅助检查

(1)尿液检查:尿蛋白++~+++,定量常为1~3g/d。尿红细胞++~+++,可出现肉眼血尿。尿沉渣见变形红细胞占80%以上,可见红细胞管型、透明管型和颗粒管型。

(2)血常规检查:常有轻、中度贫血,与血液稀释有关。有细菌感染时,白细胞总数及中性粒细胞常升高。

(3)肾功能检查:肾功能可一过性受损,表现为血尿素氮和血肌酐升高,随利尿消肿后多数病例可逐渐恢复正常。少数病例因肾功能损害严重而表现为急性肾衰竭。

(4)免疫学检查:抗链球菌溶血素O(ASO)可升高,占70%~80%,提示近期曾有过链球菌感染。80%~95%的患者血清补体C3降低,6~8周内大多数恢复正常。C3持续降低不恢复,提示有膜增生性肾炎的可能。

(5)其他检查:尿液纤维蛋白降解产物(FDP)可反映肾血管内凝血,也能反映增生性肾小球肾炎的活动性和严重性。

四、鉴别诊断

急性肾炎主要应与下列疾病相鉴别。

1. 急进性肾小球肾炎

急进性肾小球肾炎与急性肾小球肾炎起病过程相似，但多病情发展快，早期迅速出现少尿、无尿、进行性肾功能恶化、贫血等，血清 C3 正常，血清抗肾小球基底膜(GBM)抗体或抗中性粒细胞胞质抗体(ANCA)阳性。肾脏体积正常或增大，肾活检证实肾小球有大量新月体形成，即可明确诊断。

2. IgA 肾病

IgA 肾病好发于青少年，以男性多见，典型患者常在呼吸道、消化道或泌尿道感染后 24～72 小时出现肉眼血尿，持续数小时至数日。肉眼血尿有反复发作的特点。还有一部分患者起病隐匿，主要表现为无症状镜下血尿，可伴有或不伴有轻度蛋白尿。免疫病理学检查：肾小球系膜区或伴毛细血管壁以 IgA 为主的免疫球蛋白呈颗粒样或团块状沉积，临床表现呈多样化。

五、治疗

急性肾小球肾炎为自限性疾病，不宜应用糖皮质激素及细胞毒药物，治疗以休息和对症治疗为主。

1. 一般治疗

急性期患者应卧床休息，肉眼血尿消失、水肿消退及血压恢复正常后可下床活动。急性期应予低盐(每天 3g 以下)饮食。尿少的急性肾衰竭患者需要限制液体入量。氮质血症期患者应限制蛋白质摄入，以优质动物蛋白为主。

2. 抗感染治疗

抗感染治疗常用青霉素肌内注射，连用 10～14 天；对青霉素过敏者，可用大环内酯类抗生素。一些慢性感染病灶，如扁桃体炎、咽炎、鼻窦炎、中耳炎等应彻底治疗。反复发作的慢性扁桃体炎，待尿蛋白少于(+)、尿沉渣红细胞少于 10/HP 后，可考虑行扁桃体摘除，术前、术后需注射青霉素 2 周。

3. 对症治疗

(1)水肿：本病多数于起病 1～2 周内会自发利尿消肿，一般不必使用利尿剂。尿少、水肿明显者，常用氢氯噻嗪 25mg，每天 2 次或 3 次；螺内酯 20mg，每天 3 次。利尿治疗效果欠佳时，可选用袢利尿剂，如呋塞米，每天 20～120mg，分次口服或静脉注射。

(2)高血压：轻度高血压(舒张压＜13.3kPa)可不使用降压药，控制水盐摄入即可使血压恢复正常。有钠水潴留的容量依赖性高血压患者，可选用氢氯噻嗪 12.5～50mg/d，对肾素依赖性高血压则首选 ACEI 制剂，如卡托普利，25～100mg/d，分次口服；或贝那普利，10～20mg，每天 1 次；也可用钙通道阻滞剂，氨氯地平，5～10mg，每天 1 次。肾衰竭时应慎用 ACEI 制剂，以免导致高钾血症。

4. 并发症的治疗

(1)急性左心衰竭：应严格限制水、钠入量，用强利尿剂促使液体排出。如已发生肺水肿，则可用硝普钠扩张血管降压,适当使用强心药,如毛花苷C,0.2～0.4mg,加入液体中静脉滴注。

(2)高血压脑病:可用硝普钠静脉滴注以降血压,同时给予镇静剂防治惊厥、降颅压和脱水治疗。

(3)急性肾衰竭:严格控制液体入量,及时处理水过多、高钾血症和低钠血症等危及患者生命的水、电解质紊乱。必要时,可采用透析治疗,以帮助患者度过急性期,一般不需要长期维持性透析。

六、护理

1. 一般护理

(1)环境:病室应宽敞明亮,温、湿度适宜。因本病好发于儿童,故可为其提供画报、故事册、音乐或患儿感兴趣的其他物品,但应避免患儿过于兴奋。

(2)休息与活动:急性期应绝对卧床休息2～3周,待肉眼血尿消失、水肿消退、血压恢复正常后,方可逐渐增加活动量,病情稳定后可从事一些轻体力活动,1～2年内避免重体力活动。

(3)饮食:急性期应严格限制钠的摄入,盐的摄入量低于3g/d。待病情好转、水肿消退、血压下降后,可由低盐饮食逐渐转为正常饮食。尿量明显减少者,还应控制水和钾的摄入。有氮质血症时,应适当减少蛋白质的摄入,同时注意给予患者足够的热量和维生素。

2. 病情观察

观察患者的生命体征是否平稳,血压、水肿情况有无改变,尿量及尿液性质的变化情况,注意观察皮肤有无红肿、破损、感染等情况,判断有无肾功能不全的早期征象。

3. 症状、体征的护理

水肿患者应做好水肿部位的皮肤护理。

4. 用药护理

按医嘱给予利尿剂和降压药,观察利尿、降压效果,并观察其不良反应,降压速度不宜过快,应用ACEI类药物降压时,注意监测电解质,以防止发生高钾血症,并观察有无持续性干咳的不良反应;避免应用加重肾功能损害的药物,如氨基糖苷类抗生素。

5. 心理护理

向患者讲解疾病的过程,耐心解答患者的疑问,解除患者的思想顾虑。

第二节　慢性肾小球肾炎

慢性肾小球肾炎简称慢性肾炎,是指以蛋白尿、血尿、高血压、水肿为基本临床表现,病情迁延,病变进展缓慢,可有不同程度的肾功能减退,最终发展为慢性肾衰竭的一组肾小球疾病。

一、病因

仅有少数慢性肾炎患者是由急性肾小球肾炎发展所致的。慢性肾炎的病因、发病机制和病理类型不尽相同,但起因多为免疫介导的炎症。导致病程慢性化的机制除免疫因素外,非免疫因素及非炎症因素也占有重要地位。

二、临床表现

本病以中青年男性人群多见，多数患者起病缓慢、隐匿，可有一个相当长的无症状尿异常期，临床表现多样，差异较大。蛋白尿和血尿出现较早，多为轻度蛋白尿和镜下血尿，部分患者可出现大量蛋白尿或肉眼血尿。早期水肿时有时无，多发生于眼睑和/或下肢的轻度水肿，晚期可持续存在。多数患者可有不同程度的高血压，部分患者以高血压为突出表现。随着病情的发展，患者可逐渐出现夜尿增多、肾功能减退，最后发展为慢性肾衰竭。慢性肾炎的病程主要取决于疾病的病理类型，但感染、劳累、妊娠、应用肾毒性药物、预防接种以及进食高蛋白、高脂肪或高磷饮食时，可促使肾功能急剧恶化。

三、诊断

1. 诊断要点

凡蛋白尿持续 1 年以上，伴有血尿、水肿、高血压和肾功能不全，排除继发性肾炎、遗传性肾炎和慢性肾盂肾炎后，即可诊断为慢性肾炎。

2. 辅助检查

(1)尿液检查：尿蛋白＋～＋＋＋，尿蛋白定量大于 1～3g/d，尿沉渣镜检可见多形性红细胞，可有红细胞管型。

(2)血常规检查：多为正常或有轻度贫血，晚期红细胞计数和血红蛋白水平明显下降。

(3)肾功能检查：血肌酐和血尿素氮水平升高，内生肌酐清除率下降。

(4)B 超检查：双肾缩小，肾皮质变薄。

四、鉴别诊断

慢性肾炎主要应与下列疾病相鉴别。

(1)慢性肾盂肾炎：有慢性尿路感染史，尿蛋白量少(一般＜2g/d)，尿沉渣以白细胞增多为主，有白细胞管型，肾小管功能受损，尿 β_2 微球蛋白、溶菌酶等增多，静脉肾盂造影见肾盂、肾盏变形，B 超提示双肾不等大，肾外形凹凸不平，可资鉴别。

(2)隐匿性肾小球肾炎：表现为无症状性蛋白尿和/或血尿，无水肿、高血压和肾功能损害；病理类型多样，有单纯性血尿表现者多为 IgA 肾病。本病多见于青少年，以男性居多，排除生理性蛋白尿、功能性血尿以及其他继发性、遗传性肾小球疾病后，即可确诊为本病。

(3)继发性肾小球肾炎：如狼疮性肾炎、过敏性紫癜肾炎等，依据相应的系统表现和实验室检查，一般不难鉴别。

(4)原发性高血压肾损害：有良性高血压的中老年患者，有 10 年以上的高血压病史，由于肾小管缺血、远曲小管功能损伤、尿浓缩功能减退，出现夜尿增多，尿 β_2 微球蛋白升高，肾小球滤过率逐渐下降。尿蛋白量少，不超过 1g/d，早期可有微清蛋白尿，常有高血压患者的心、脑血管并发症。

五、治疗

慢性肾炎的治疗应以防止或延缓肾功能进一步恶化，改善或缓解临床症状及防治严重并发症为主要目的，可采用以下治疗措施。

1. 一般治疗

有明显水肿、大量尿蛋白、血尿、持续性中度高血压者，均应卧床休息。症状轻、病情稳定者，可以从事轻体力工作，但应避免劳累、受凉、感染等。

2. 对症治疗

(1)积极控制血压：高血压是加速肾小球硬化、促进肾功能恶化的重要因素，要把血压控制在理想水平：尿蛋白≥1g/d 者，血压应控制在 16.7/10.0kPa 以下；尿蛋白＜1g/d 者，血压可放宽到 17.3/10.7kPa 以下。治疗药物首选血管紧张素转化酶抑制剂(ACEI)和血管紧张素Ⅱ受体阻滞剂(ARB)，如卡托普利，12.5～50mg，3 次/天；贝那普利，10～20mg，1 次/天；缬沙坦，80～160mg，1 次/天；氯沙坦，50～150mg，1 次/天。必要时，可联合用钙通道阻滞剂和β受体阻滞剂等降压药。

(2)限制蛋白及磷：应减少含蛋白及磷食物的摄入量。

(3)抗凝治疗：口服抗血小板聚集药，如双嘧达莫，先由小剂量(25mg)开始，3 次/天，逐渐增至 100mg，3 次/天；小剂量阿司匹林，75mg，1 次/天，能延缓肾功能衰退，但长期观察的研究结果并未得到证实。

(4)避免肾受损伤的因素：感染、劳累、妊娠及应用肾毒性药物均能损害肾脏，导致肾功能恶化，应注意避免。

六、护理

1. 一般护理

(1)休息与活动：有明显并发症者，可适当活动，但要保证充足的休息和睡眠，切忌劳累。对急性发作者或伴有高血压的肾功能不全患者，则应卧床休息。

(2)饮食：给予患者优质低蛋白饮食，0.6～0.8g/(kg · d)；对高血压、水肿患者，应限制水、钠的摄入量，并控制磷的摄入，同时应适当增加碳水化合物的摄入，补充多种维生素及必需氨基酸。

2. 病情观察

定期门诊随诊疾病的进展，监测患者肾功能、血压、水肿的变化，观察并记录患者的进食情况，包括每天摄取的食物总量、品种，评估患者的营养是否充足，定期检测患者的血红蛋白和血清蛋白浓度。

3. 用药护理

观察药物疗效及不良反应，避免使用有肾毒性的药物，以免加重病情。

(1)利尿剂：患者有高血压时多选用利尿剂，使用利尿剂时要注意观察水、电解质的变化情况，避免发生利尿过度及电解质紊乱。

(2)降压药物：观察患者的血压变化情况，同时监测药物的不良反应。

4. 健康指导

(1)疾病知识指导：向患者及其家属讲解疾病的相关知识，使其掌握相关内容，以便及时发现病情变化；嘱患者避免感染、劳累和使用有肾毒性的药物(如氨基糖苷类抗生素、抗真菌药物),促使患者建立良好的生活方式,加强休息,以延缓肾功能的减退;指导患者摄入优质低蛋白、低盐、低磷饮食,保证充足的热量和维生素,并向其讲解合理饮食的重要性,使患者根据病情选择合适的食物。

(2)定期门诊随访:告知患者定期复查的必要性,让患者了解病情变化的特点,如出现水肿或水肿加重、血压升高、血尿等情况,应及时就医。

第三节 系膜增生性肾小球肾炎

系膜增生性肾小球肾炎(MSPGN)是一组以光镜下肾小球呈弥散性系膜细胞增生和/或系膜基质增多为主要病理特征的肾小球肾炎。系膜增生性肾小球肾炎的发病率有逐年下降的趋势,主要见于儿童及青年人。

一、病因与分类

按病因不同,系膜增生性肾小球肾炎可分为原发性和继发性两大类。原发性系膜增生性肾小球肾炎原因未明,继发性系膜增生性肾小球肾炎可见于狼疮肾炎、紫癜性肾炎、遗传性肾炎、类风湿关节炎、青霉胺肾损害、中毒性肾病等多种感染性疾病(如传染性单核细胞增多症、病毒性肝炎、结核及疟疾)以及风湿热等。

二、临床表现

1/3 以上的患者起病前有感染史,尤其是上呼吸道感染。几乎所有的患者均有血尿,约 1/4 的患者表现为无症状性血尿和蛋白尿,至少一半的患者表现为肾病综合征。20%左右的患者起病时表现为急性肾炎综合征。30%～40%的患者起病时有高血压,随病情进展,绝大多数患者可继发高血压,高血压的程度一般较轻。25%的患者起病时即有肾功能损害,一般预后多差。

三、诊断

1. 诊断要点

青少年患者,隐匿起病或有前驱上呼吸道感染后急性发病,有蛋白尿、血尿、不同程度高血压或肾功能减退,血清 IgA、补体 C3 正常,IgM 可升高,肾活检示系膜增生性肾小球炎,免疫病理除外 IgA 肾病,同时还需除外以弥散性系膜增生为主的继发性肾小球肾炎(如狼疮肾炎、紫癜性肾炎等),才可确诊为系膜增生性肾小球肾炎。

2. 辅助检查

(1)尿液检查:常有明显异常,镜检可见肾小球源性血尿,尿中红细胞呈多形性改变,血尿发生率占 70%～90%,常为镜下血尿。尿蛋白常为非选择性,尿中可出现补体 C3 和 α_2 巨球蛋白等大分子蛋白。

(2)血液检查:肾功能早期大多正常,少数患者有肾小球滤过率下降;血清 IgG 水平可轻度下降,极少数病例补体 C4 水平降低,部分病例血中 IgM 或 IgG 循环免疫复合物呈阳性;血清 IgA 水平不高,补体 C3 正常,抗“O”滴度一般正常,抗核抗体和类风湿因子阴性。

四、鉴别诊断

1. IgA 肾病

IgA 肾病常于上呼吸道感染后数小时至 3 天内出现咽炎同步血尿，肾病综合征发生率较低，肉眼血尿发生率较高，部分患者血清 IgA 升高，血清 IgA 免疫复合物含有异常糖基化的 IgA1，肾活检免疫病理以系膜区 IgA 沉积为主。

2. 急性肾炎消散期

患者有典型的急性肾炎病史(感染后 1～3 周起病，呈典型急性肾炎综合征表现，病初 8 周血清补体 C3 降低)，肾免疫病理检查常见 IgG 及补体 C3 沉积。

3. 局灶性节段性肾小球硬化

局灶性节段性肾小球硬化与重度系膜增生性肾小球肾炎均可表现为重度蛋白尿，镜下或肉眼血尿，高血压或肾功能减退，对治疗反应差。光镜下，重度系膜增生性肾小球肾炎表现为弥散性系膜细胞、系膜基质增生，而局灶性节段性肾小球硬化主要表现为局灶、节段性病变。经典局灶性节段性肾小球硬化免疫病理学检查于病变受累节段可见 IgM 及补体 C3 呈团块状沉积。

4. 狼疮肾炎(LN)

Ⅱ型狼疮肾炎为系膜增生性，与系膜增生性肾小球肾炎肾组织病变相似，但 LN 在临床上常伴有多系统损害，如发热、关节炎、皮疹、口腔溃疡、面部红斑、浆膜炎及神经系统症状等，实验室检查有 ANA(＋)，Ads DNA 等多种自身抗体呈阳性，活动期血清 IgG 升高，补体 C3 降低等特征，可资鉴别；病理方面，LN 病理有多样性特点，可见新月体、白细胞浸润、多部位嗜复红蛋白沉积、白金耳样改变及苏木精小体等，免疫病理呈现多种免疫复合物多部位沉积的特征。

5. 紫癜性肾炎

其病理表现常为弥散性系膜增生，但临床上有过敏性紫癜病史，如四肢远端、臀部和下腹部有对称性出血点，有时伴有非游走性、多关节肿痛，以及腹痛、黑便等胃肠道症状，血清 IgA 升高，免疫病理学检查以 IgA 沉积为主，不难鉴别。

6. 糖尿病肾病

患者的糖尿病史一般在 10 年以上，血尿少见，肉眼血尿更是罕见，眼底检查可见特征性糖尿病眼底改变(如微血管瘤)、神经源性膀胱、末梢神经炎等，光镜显示系膜基质增多，晚期呈结节状或弥散毛细血管壁增厚，几乎不伴有系膜细胞增生。免疫病理学检查阴性，或见非特异性 IgG 沿肾小球毛细血管壁、肾小管基膜及肾小囊线状沉积。

五、治疗

(1)去除诱因，积极寻找感染灶：对有上呼吸道感染等前驱症状者，可用青霉素治疗 10～14 天；对反复发作伴慢性扁桃体炎者，宜行扁桃体摘除术。

(2)对无症状性蛋白尿、孤立性血尿及非肾病范围蛋白尿和/或合并血尿患者，应去除诱因，如上呼吸道感染、控制高血压(应用血管紧张素转换酶抑制药和/或血管紧张素转换酶受体拮抗药)、使用抗凝剂(如双嘧达莫)等，以减少蛋白尿、控制高血压、保护肾功能。

(3)对肾病综合征或尿蛋白高于3.5g/d的患者,如病理示轻度系膜增生性肾小球肾炎、肾功能正常,可按微小病变型肾病治疗方案进行治疗。对激素无效、依赖或反复发作的患者,宜加用细胞毒药物,如环磷酰胺,2mg/(kg·d),口服;或静脉推注(200mg/d,隔天1次);或环磷酰胺静脉冲击(0.6~1.2g,每月1次),总量低于150mg/kg,以期缓解和减少复发。此外,亦可加用吗替麦考酚酯,初始剂量为1~1.5g/d,分2次口服,治疗3~6个月后减量,疗程至少1年。如病理示中重度系膜增生性肾小球肾炎、肾功能基本正常的肾病综合征患者,可考虑用激素合并细胞毒药物,但激素应采用中等剂量,这类患者试用激素8周后若无效,则应逐渐减量。肾脏病理类型重且伴有肾功能不全者,可用ACEI、血管紧张受体拮抗药、抗凝剂等药物治疗。

雷公藤能通过抑制T细胞的增生、白介素-2的产生、诱导T细胞的凋亡而产生免疫抑制作用,既往认为雷公藤多苷只适合于辅助治疗或用激素有禁忌证的患者,近年来有学者认为雷公藤多苷可以作为首选药物。

六、护理

本病的护理当以饮食护理为主。

(1)嘱患者注意饮食宜清淡,营养均衡,宜吃各种应季新鲜蔬菜和水果,如西红柿、青菜、黄瓜、莴笋、白菜、苹果、香蕉、橙子、猕猴桃等。除了这些食物之外,患者还可以多吃一些含蛋白质和维生素丰富的食物,如鱼肉、虾肉、牛奶、豆浆、核桃等。

(2)要注意饮食忌口,不能吃高脂肪食物,因为此类食物油脂含量较高,过量食用易增加并发症的风险,影响健康,如猪肉、牛肉、羊肉、花生油、芝麻油、菜籽油等。此外,患者还要注意忌高盐食物、辛辣刺激食物和腌制食物,因为这三种食物都会加重肾炎。

嘱患者除了要注意适当进食之外,在恢复期间,还要注意保证充足的睡眠,不能熬夜,也不能过度劳累等。同时,嘱患者要注意密切观察自身病情,如果有水肿或血压升高的情况,一定要及时就医,消除隐患,保障自身健康。

第四节 IgA肾病

IgA肾病是指免疫球蛋白A在肾小球系膜区异常沉积所导致的慢性肾小球肾炎,病理上表现为系膜增生,系膜区以IgA为主的免疫复合物沉积。它是我国常见的原发性肾小球疾病,占肾活检中原发性肾小球疾病的30%~50%,并且有上升趋势。IgA肾病主要累及青年人,发病高峰为20~30岁,5%~25%的患者确诊后10年内进入终末期肾病,15%~40%的患者20年内进展至终末期肾病,是导致我国终末期肾病最重要的疾病。IgA肾病最主要的临床表现为肉眼血尿或镜下血尿,伴有不同程度的蛋白尿,病情呈慢性进行性发展。少数患者也可表现为快速进展性肾小球肾炎,甚至起病时就伴有高血压或肾功能减退。IgA肾病组织病理学主要表现为不同程度的系膜增生,可伴有其他多种病变。IgA肾病临床及病理表现多样,其预后也完全不同,治疗必须结合临床表现和病理特征,制订个体化的治疗方案。

一、病因与发病机制

IgA肾病是免疫复合物性肾炎,其发病与免疫、遗传等因素有关。

1. 免疫发病机制

IgA 肾病是由循环免疫复合物在肾小球系膜区异常沉积，激活补体替代途径所致。其中，IgA1 分子糖基化异常是致 IgA 肾病的关键原因。IgA1 分子重链的两个恒定区之间有一个独特的铰链结构，可结合 3～5 个 O 聚糖链。IgA1 分子 O 聚糖链半乳糖基化异常致使 O 聚糖链半乳糖缺失，异常的 IgA1 分子自身聚合或作为自身抗原与体内的 IgG 或 IgA1 抗体结合，形成免疫复合物，后者与细胞外基质（如 Fibronectin、胶原Ⅳ）亲和力增加，从而沉积于肾小球系膜区，促进炎症反应和补体激活，导致系膜细胞增生和细胞外基质合成增多。补体激活还可增加血小板衍生生长因子或肿瘤坏死因子-α 等细胞因子或化学趋化因子对足细胞的直接损伤。

2. 遗传因素

IgA 肾病的发病率随种族和地理分布而不同，部分患者具有家族聚集现象，表明遗传因素在 IgA 肾病的发病机制中起重要作用。IgA1 糖基化异常具有遗传性。异常 IgA1 在病毒、细菌等抗原的作用下（二次打击），产生能结合异常 IgA1 的 IgG1 抗体，从而形成循环免疫复合物，最终导致 IgA 肾病。

目前，越来越多的研究专注于寻找 IgA 肾病的致病基因。通过家族性 IgA 肾病基因组连锁分析显示，IgA 肾病与染色体 6q22-23、4q26-31 和 17q12-22 连锁，但是在这三个候选位点中并未找到 IgA 肾病易感基因。

二、临床表现

40％～50％的 IgA 肾病患者起病时表现为单纯镜下血尿或肉眼血尿，其中约有 50％的患者的肉眼血尿发生在上呼吸道感染后数小时至 2 天内，少数于胃肠道或尿道感染后发生。肉眼血尿可持续数小时至数天，个别可达 1 周。30％～40％的 IgA 肾病患者表现为无症状持续性或间歇性镜下血尿，伴或不伴有蛋白尿，常于健康体检或其他疾病就诊时被发现。另有约 5％的患者表现为肾病综合征，病理学表现常为弥散性系膜增生。不到 10％的患者表现为重度急性肾损伤，主要因肾小球病变严重（新月体形成）或大量血尿致肾小管或输尿管堵塞而引起。约 10％的患者确诊时已有肾功能减退，尤其是确诊时年龄较大的患者。IgA 肾病患者高血压常见，尤其是就诊较晚或年龄较大的患者，但在儿童仅占 5％，少数患儿可出现恶性高血压。

三、诊断

（一）诊断要点

IgA 肾病的诊断包括病理诊断和病因诊断。上呼吸道感染的同时或 1 周内出现肉眼血尿、镜下血尿和/或蛋白尿，应考虑 IgA 肾病的可能，需排除紫癜性肾炎等继发性肾小球肾炎，以及急性链球菌感染后肾炎、其他病理类型的慢性肾小球肾炎急性发作、新月体肾炎等。

（二）辅助检查

1. 实验室检查

（1）尿液检查：可有镜下血尿或肉眼血尿，尿红细胞位相检查多为畸形红细胞，但有时也可见到混合性血尿；尿蛋白可阴性，也可表现为大量蛋白尿（＞3.5g/d）。

(2)肾功能检查:早期正常,后期可有不同程度的血肌酐(Cr)、尿素氮(BUN)升高,内生肌酐清除率(Ccr)下降,尿浓缩稀释功能减退。

(3)免疫学检测:血清 IgA 值在 IgA 肾病患者中升高者约为 50%,因而不能依据血清 IgA 不高而排除本病。

2. 影像学检查

B 超示多数 IgA 肾病患者双肾大小及形态正常;伴有肾病综合征的患者发生间质水肿时,肾脏 B 超示双肾增大;伴有肾小球硬化者,B 超示双肾对称性缩小,皮质变薄。

3. 病理学检查

(1)光镜:以肾小球系膜细胞增生和系膜外基质增多为主要表现,但病变程度轻重不一,可表现为轻微病变性和轻度系膜增生性、局灶增生性、局灶增生硬化性、弥散性内皮细胞增生性、弥散性膜增生性、弥散性新月体性、弥散性增生硬化性和硬化性、弥散性膜性 IgA 肾病;晚期可表现广泛肾小球硬化,肾小管坏死、萎缩,肾间质可见单核细胞浸润及不同程度的纤维化。

(2)免疫荧光:以 IgA 为主的免疫复合物呈颗粒样、团块状沉积于系膜区,大多数患者伴有补体 C3 的沉积。

(3)电镜:系膜区电子致密物呈团块状沉积。

四、鉴别诊断

1. 链球菌感染后急性肾小球肾炎

IgA 肾病患者于上呼吸道感染后间隔很短时间(1～3 天)即可出现血尿,部分患者血清 IgA 水平升高、病情反复发作;而急性肾炎多在链球菌感染后 1～3 周出现急性肾炎综合征的临床症状,血清补体 C3 下降,IgA 水平正常,有自愈倾向等,可资鉴别。

2. 非 IgA 系膜增生性肾炎

非 IgA 系膜增生性肾炎在临床上与 IgA 肾病很难鉴别,须靠肾活检免疫病理学检查来鉴别。

3. 薄基底膜肾病

薄基底膜肾病主要表现为反复血尿,多有阳性家族史,肾免疫病理学检查显示 IgA 阴性,电镜下呈弥散性肾小球基底膜变薄。

4. 其他继发性 IgA 沉积为主的肾小球疾病

如紫癜性肾炎、慢性肝病等,可根据相应的病史、实验室检查、肾活检等明确诊断。

五、治疗

1. 祛除病因及诱因

(1)应积极祛除诱发血尿、蛋白尿反复发作的感染灶,如患者有反复扁桃体感染,应择期行扁桃体摘除术,这样可以明显减少血尿的次数,使疾病得以缓解。

(2)IgA 肾病的诊断离不开肾穿刺活检,其治疗同样离不开肾脏病理学检查的指导,因此应强调结合临床表现和肾脏病理改变,有针对性地采取分型治疗。

反复发作的肉眼血尿型:①应积极祛除感染灶。②此型患者不伴有大量蛋白尿和高血压，肾组织病理学检查不存在明显的硬化性改变，可按慢性肾炎型处理。③伴有大量蛋白尿、肾脏病理学检查显示有较多的新月体形成和毛细血管袢坏死者，则应按急进性肾炎型处理。

无症状尿检异常型：①病理表现轻，为局灶增生性肾炎或轻度系膜增生性肾炎者，无须药物治疗，患者应以保养为主（避免感冒、劳累以及使用有肾毒性的中、西药），并嘱患者定期复查。②临床表现轻，而病理却为局灶增生、硬化等较重病变，对这些患者，可给予血管紧张素转换酶抑制剂（ACEI）或血管紧张素Ⅱ受体拮抗剂（ARB）长期服用。

慢性肾炎型：可参照一般慢性肾炎的治疗原则，以延缓肾功能恶化为主要治疗目的。但最新的循证医学证据表明，糖皮质激素对于尿蛋白大于1g/d的肾功能正常的患者具有降低尿蛋白及防止肾功能恶化的作用；对于血肌肝＜240μmol/L的肾功能不全者，糖皮质激素与细胞毒药物联合应用，可以明显地延缓肾功能恶化。总之，对于表现为慢性肾炎的IgA肾病，治疗应更加积极。

肾病综合征型：①病理学表现为单纯轻度系膜增生者，可用足量泼尼松[0.8～1mg/(kg·d)]诱导治疗；对减、撤药物过程中病情复发者，可给予细胞毒药物联合治疗。②多数为重度系膜增生性肾炎及局灶节段性肾小球硬化，少数为系膜毛细血管性肾炎。这类患者初治即需激素加细胞毒药物联合治疗，如病理变化重，则常无效。对于难治性病例，尚应配合ACEI或ARB治疗，而且肾病综合征患者均需防治感染、血栓等并发症。

急进性肾炎型：病理学检查以IgA沉积为主的新月体肾炎，肾功能急剧恶化，治疗方案与非IgA肾病的Ⅱ型急进性肾炎相同，但一般不应用强化血浆置换或免疫吸附治疗。如病理学表现为细胞性新月体者，应给予强化治疗，多采用甲泼尼龙（0.5～1.0g/d，静脉滴注3天），继之以环磷酰胺（每月1.0g，静脉滴注，连用6个月后，改为每3个月1.0g，总累积量为8～10g）的治疗方案等。如已发生肾衰竭者，应配合透析治疗，一般预后较差，多数患者肾功能无法恢复。

2. 对症治疗

(1)饮食治疗：有学者认为，富含ω-3多聚不饱和脂肪酸的鱼油对于IgA肾病有益，但有待于进一步证实；对于肾衰竭患者，饮食控制应按相应的饮食要求。

(2)积极进行抗感染、抗凝与抗血小板聚集治疗。

3. 保护残肾功能

可采用积极降压、减少尿蛋白、调脂、改善肾脏微循环等延缓肾脏疾病进展的一体化治疗措施。

4. 替代治疗

对于已发生肾功能不全者，可按慢性肾功能不全处理，给予透析或肾移植治疗。

5. 疗效判定

(1)治愈：症状消失，尿常规、肾功能恢复正常。

(2)好转：症状消失，无肉眼血尿，尿沉渣示红细胞减至5/HP以下，尿蛋白＜1g/d，肾功能有所改善且稳定在一定水平。

(3)未愈：血尿和/或蛋白尿不断发作，肾功能呈进行性恶化。

六、护理

1. 一般护理

嘱患者要避免感染，包括上呼吸道感染、肺部感染、消化道感染及泌尿系感染等；在天气变冷的时候，一定要注意保暖，避免感冒；平时吃饭一定要注意清洁，避免引起急性胃肠炎；平时要养成多喝水、勤排尿的习惯，避免引起泌尿系感染。

2. 饮食护理

嘱患者避免吃太咸的食物。IgA 肾病患者多数没有高血压，这也是这种疾病预后相对来说比较好的原因之一，但是生活上也要注意，避免吃太咸的食物，比如咸菜等腌制品。太咸的食物吃得太多，有可能导致高血压，也容易导致疾病的加重。

3. 病情观察

要注意观察患者有无水肿、血压升高及尿液颜色的改变。如果患者尿液变得混浊、起泡沫，这种情况多提示出现了尿蛋白，是预后不好的一种表现。

第五节　肾病综合征

肾病综合征是由多种肾脏疾病引起的以大量蛋白尿（尿蛋白定量＞3.5g/d）、低蛋白血症（血浆清蛋白＜30g/L）、水肿、高脂血症为主要表现的一组临床综合征。

一、病因与分类

肾病综合征分为原发性和继发性两大类。原发性肾病综合征是原发于肾小球本身的肾小球疾病，其发病机制为免疫介导性炎症所引起的肾损害。继发性肾病综合征是继发于全身性或其他系统疾病的肾损害，如系统性红斑狼疮、糖尿病、过敏性紫癜、淀粉样变、多发性骨髓瘤等。

二、临床表现

原发性肾病综合征的典型临床表现如下。

1. 大量蛋白尿

患者尿蛋白＞3.5g/d，为选择性蛋白尿。其发生机制为肾小球滤过膜的电荷屏障受损，肾小球滤过膜对血浆蛋白的通透性增高，使原尿中蛋白量增多，超过了肾小管的重吸收能力，导致尿中出现大量蛋白。

2. 低蛋白血症

患者血浆蛋白低于30g/L，主要由大量清蛋白从尿中丢失引起。此外，肝脏代偿性合成清蛋白不足、患者胃肠道黏膜水肿、蛋白质摄入不足、吸收不良等，均可加重低蛋白血症。除血浆清蛋白减少外，血浆中的某些免疫球蛋白和补体成分、抗凝及纤溶因子等也可减少。

3. 水肿

低蛋白血症可致血浆胶体渗透压下降，使水分从血管腔内进入组织间隙，是肾病综合征水肿的主要原因。

4. 高脂血症

肾病综合征患者常伴有高脂血症。高胆固醇和/或高三酰甘油血症、低密度脂蛋白(LDL)、极低密度脂蛋白(VLDL)浓度增加,常与低蛋白血症并存。其发生机制与肝脏合成脂蛋白增加同时脂蛋白分解减弱有关。目前认为,脂蛋白分解减弱可能是导致高脂血症更为重要的原因。

5. 相关并发症

(1)感染:此为最常见的并发症,是导致肾病综合征复发和疗效不佳的主要原因之一,与营养不良、免疫功能紊乱及应用糖皮质激素有关。患者可出现全身各系统的感染,如呼吸道、泌尿道、皮肤感染等。

(2)血栓、栓塞:高脂血症和血液浓缩造成血液黏稠度增加是主要原因;其次,肝脏合成蛋白增加,引起机体凝血、抗凝和纤溶系统失衡、血小板功能亢进、应用利尿剂和糖皮质激素等进一步加重了高凝状态,均可致血管内血栓形成和栓塞,其中以肾静脉血栓最为常见(发生率为10%～50%)。此外,肺血管、冠状血管和脑血管等血栓也不少见。血栓、栓塞并发症是直接影响肾病综合征治疗效果和预后的重要因素。

(3)急性肾损伤:有效循环血容量减少、肾血流量不足易导致肾前性氮质血症,经扩容、利尿治疗可恢复;少数患者可出现肾实质性急性肾损伤,发生多无明显诱因,表现为少尿甚至无尿,经扩容无效。

三、诊断

1. 诊断要点

根据大量蛋白尿、低蛋白血症、高脂血症、水肿等临床表现,排除继发性肾病综合征,即可明确原发性肾病综合征的诊断。其中,尿蛋白＞3.5g/d、血浆清蛋白＜30g/L 为诊断的必要条件。肾病综合征的病理类型则有赖于肾活组织病理学检查。

(1)肾病综合征的诊断标准:①尿蛋白大于 3.5g/d。②血浆清蛋白低于 30g/L。③水肿。④高脂血症。其中,①②项为诊断所必需。

(2)肾病综合征的诊断应包括 3 个方面。①确诊为肾病综合征。②确认病因:首先排除继发性和遗传性疾病,才能确诊为原发性肾病综合征;最好进行肾活检,做出病理诊断。③判断有无并发症。

2. 辅助检查

(1)尿液检查:尿蛋白定性一般为＋＋＋～＋＋＋＋,尿中可有红细胞、管型等,24 小时尿蛋白定量超过 3.5g。

(2)血液检查:血浆清蛋白低于 30g/L,血中胆固醇、三酰甘油、低密度脂蛋白、极低密度脂蛋白升高,血 IgG 水平可降低。

(3)肾功能检查:内生肌酐清除率正常或降低,血尿素氮、血肌酐水平可正常或升高。

(4)肾活组织病理学检查:可明确病变类型,对指导治疗及明确预后具有重要意义。

(5)B 超检查:肾正常或缩小。

四、鉴别诊断

1. 过敏性紫癜肾炎

过敏性紫癜肾炎好发于青少年，有典型的皮肤紫癜，常于四肢远端对称分布，多于出疹后1～4周出现血尿和/或蛋白尿。

2. 系统性红斑狼疮性肾炎

系统性红斑狼疮性肾炎好发于中年女性及青少年，免疫学检查见多种自身抗体及多系统的损伤，即可明确诊断。

3. 乙型肝炎病毒相关性肾炎

乙型肝炎病毒相关性肾炎多见于儿童及青少年，临床主要表现为蛋白尿或肾病综合征，常见病理类型为膜性肾病。

4. 糖尿病肾病

糖尿病肾病好发于中老年人，常见于病程10年以上的糖尿病患者，早期可发现尿微量清蛋白排出增加，以后逐渐发展成大量蛋白尿、肾病综合征。患者有糖尿病病史及特征性眼底改变有助于鉴别诊断。

五、治疗

(一)治疗原则

肾病综合征治疗的目的在于纠正相关病理损害、防治并发症和保护肾功能，而非单纯的利尿消肿和减少蛋白尿；保护肾功能，延缓肾功能恶化的进展是治疗的最终目的。

(二)一般治疗

1. 休息与活动

肾病综合征发生时应以卧床休息为主，在一般情况好转、水肿基本消退后，可适度活动，以防深静脉血栓形成；病情基本缓解后，可逐步增加活动量；病情缓解半年无复发者，可考虑增加日常工作量，尽量避免各种感染。

2. 饮食治疗

嘱患者宜进清淡、易消化食物，水肿严重时每天摄取食盐1～2g，少用味精及食用碱，每天蛋白摄入量保持在0.8～1.0g/kg，能量供给每天以125.6～146.5kJ/kg为宜；当患者发生严重肾病综合征时(血清蛋白＜20g/L)，应短期内给予较高的优质蛋白；对于有严重高脂血症的患者，应当限制脂类的摄入，采用少油、低胆固醇饮食，同时应注意补充铜、铁、锌等微量元素；在激素应用过程中，可适当补充维生素及钙剂。

(三)利尿消肿

(1)噻嗪类利尿药：主要作用于髓袢升支厚壁段和远曲小管前段，通过抑制钠和氯的重吸收，增加钾的排泄而利尿。常用药物为氢氯噻嗪，25mg，每天3次，口服，长期服用应防止发生低钾血症及低钠血症。

(2)保钾利尿药：主要作用于远曲小管后段，排钠、排氯、潴钾，适用于有低钾血症的患者，单独使用时利尿作用不显著,可与噻嗪类利尿药合用。常用药物为氨苯蝶啶,50mg,每天3次,口服;或醛固酮拮抗药,如螺内酯,20mg,每天3次,口服。长期服用此类药物须防止发生高钾血症,有肾功能不全患者应慎用。

(3)袢利尿药:主要作用于髓袢升支,对钠、氯和钾的重吸收具有强大抑制作用。常用药物为呋塞米,20~120mg/d;或布美他尼,1~5mg/d(同等剂量时作用较呋塞米强40倍),分次口服或静脉注射。在渗透性利尿药物应用后随即给药,则效果更好。应用袢利尿药时须谨防低钠血症、低钾血症、低氯性碱中毒的发生。

(4)渗透性利尿药:通过一过性提高血浆胶体渗透压,可使组织中水分回吸收入血,同时造成肾小管内液的高渗状态,通过减少水、钠的重吸收而利尿。常用药物为不含钠的右旋糖酐40(低分子右旋糖酐)或羟乙基淀粉(706代血浆),250~500mL,静脉滴注,隔天1次;随后加用袢利尿药,可增强利尿效果。对于少尿(尿量<400mL/d)患者,应慎用此类药物,因其易与肾小管分泌的Tamm-Horsfall蛋白和肾小球滤过的清蛋白一起形成管型,阻塞肾小管,并由于其高渗作用,导致肾小管上皮细胞变性、坏死,诱发渗透性肾病,导致急性肾衰竭。

对于严重顽固性水肿患者,若经上述药物治疗无效,可试用短期血液超滤治疗,实施本疗法能迅速脱水。对于有严重腹腔积液的患者,还可考虑在严格无菌操作条件下抽取腹腔积液,经体外浓缩后给予自身静脉回输。

(四)抑制免疫与炎症反应

1.糖皮质激素

激素治疗可能是通过抑制炎症反应、免疫反应、醛固酮和抗利尿激素分泌,影响肾小球基底膜通透性等综合作用而发挥其利尿、消除尿蛋白的疗效。激素的使用原则为起始足量、缓慢减药、长期维持。

激素治疗的常用方案一般为泼尼松1mg/(kg·d),口服8周,必要时可延长至12周;足量治疗后,每1~2周减少原用量的10%,当减至20mg/d时,症状易反复,应更加缓慢地减量;最后以最小剂量10mg/d作为维持量,再服半年至1年或更长。对于水肿严重、有肝功能损害或泼尼松疗效不佳时,可更换为泼尼松龙(等剂量),口服或静脉滴注。

长期应用激素的患者易出现感染、药物性糖尿、骨质疏松等不良反应,少数病例还可能发生股骨头无菌性缺血性坏死,须加强监测,及时处理。

2.细胞毒药物

这类药物可用于激素依赖型或激素抵抗型的患者,常协同激素进行治疗,若无激素使用禁忌,一般不作为首选或单独治疗用药。

(1)环磷酰胺(CTX):为国内外最常用的细胞毒药物,在体内被肝细胞微粒体羟化,可产生有烷化作用的代谢产物,从而具有较强的免疫抑制作用。环磷酰胺,2mg/(kg·d),分1次或2次口服;或200mg,加入生理盐水20mL内,隔日静脉注射,累积量达6~8g后停药。环磷酰胺的主要不良反应为骨髓抑制及中毒性肝损害,并可出现性腺抑制(尤其是男性)、脱发、胃肠道反应及出血性膀胱炎。

(2)氮芥:因有严重的胃肠道反应和较强的骨髓抑制作用,目前临床上应用较少。在其他细胞毒药物无效时,仍可推荐使用,每次5~10mg(0.1~0.2mg/kg),每周1次或2次,静脉注射,1个疗程总量为30~60mg。

(3)其他:苯丁酸氮芥,2mg,每天3次,服用3个月,毒性较氮芥小,疗效较差。此外,硫唑嘌呤、长春新碱亦有报道使用,但疗效均较弱。

3. 环孢素

环孢素能选择性地抑制T辅助细胞及T细胞毒效应细胞,用于治疗激素及细胞毒药物无效的难治性肾病综合征,常用量为5mg/(kg·d),分2次口服,服药期间须监测并维持血浓度谷值为100～200ng/mL,服药2～3个月后缓慢减量,共服用半年左右。环孢素的主要不良反应为肝、肾毒性,并可致高血压、高尿酸血症、多毛症及牙龈增生等。该药价格昂贵,有较多不良反应及停药后易复发,使其应用受到限制。

4. 霉酚酸酯(MMF)

MMF的药理作用与硫唑嘌呤相似,但有高度的选择性,因而骨髓抑制及肝细胞损害等不良反应少,初起用于抗移植排异,效果良好。霉酚酸酯的诱导剂量为1～2g/d,持续治疗3～6个月后减量,减至0.5g/d后维持治疗6～12个月。

5. 他克莫司

他克莫司是治疗作用与环孢素相似,但肾毒性作用小于环孢素的一种新型的免疫抑制药,成人起始治疗剂量为0.1mg/(kg·d),将血药浓度保持在5～15ng/mL,疗程为12周。如肾病综合征已缓解、尿检蛋白转为阴性,药量可减至0.08mg/(kg·d),再持续治疗12周,6个月后可减至0.05mg/(kg·d)维持治疗。

(五)非特异性降尿蛋白治疗

1. 血管紧张素转换酶抑制剂或血管紧张素Ⅱ受体阻滞剂

临床试验证实,血管紧张素转换酶抑制剂或血管紧张素Ⅱ受体阻滞剂可通过血流动力学变化和非血流动力学机制减少慢性肾病患者的尿蛋白,常用药物有贝那普利,10～20mg/d,口服;福辛普利,10～20mg/d,口服。此外,缬沙坦或氯沙坦等药物也可选用。

2. 降脂治疗

肾病综合征常合并高脂血症,使机体处于高凝状态,导致肾小球血流动力学改变、脂代谢紊乱、肾内缩血管活性物质释放增加、肾小球内压升高、尿蛋白增加,因而降脂治疗可降低蛋白尿。

3. 低分子肝素钠

低分子肝素钠一方面可以降低患者的血浆黏度、改善高凝倾向和肾小球血流动力学异常,另一方面可减少尿蛋白的漏出。低分子肝素钠,0.4mL,每天1次或2次,皮下注射,2～4周为1个疗程,以后根据病情还可重复使用。

4. 血浆置换及蛋白吸附疗法

血浆置换疗法首选用于治疗重症狼疮,其机制是通过血浆置换装置清除机体内的自身抗体、免疫复合物、补体及炎症介质等,使患者临床症状缓解。该疗法可使患者尿蛋白减少、临床肾病缓解或部分缓解。用免疫吸附疗法可治疗移植肾病复发,疗效优于单纯的血浆置换疗法。

(六)不同病理类型引起的肾病综合征

对不同病理类型引起的肾病综合征,可采取以下治疗方法。

1. 微小病变型

肾病及轻度系膜增生性肾小球肾炎常对激素治疗敏感，初治者可单用激素治疗，因感染、劳累而短期复发者可再次使用激素，疗效差或反复发作者应并用细胞毒药物。

2. 膜性肾病

膜性肾病，尤其是特发性膜性肾病，是成人原发性肾小球疾病的常见病理类型之一，因其病情变化缓慢，预后差别较大，而药物治疗相对不敏感，存在肾功能逐渐恶化及自发缓解两种不同的倾向。在诸多危险因素中，大量尿蛋白及其持续时间是最主要的因素，尿蛋白量越大，持续时间越长，患者发展至终末期肾衰竭的概率明显增加；同时，约 25% 的患者可自然缓解。大量循证医学研究提示，单独使用糖皮质激素治疗无效时，糖皮质激素联合细胞毒类药物可能有效。

(1)甲泼尼龙联合苯丁酸氮芥：如甲泼尼龙，1g/d，静脉滴注，3 天后改为 0.4mg/(kg·d)，口服，1 个月后改为苯丁酸氮芥，0.2mg/(kg·d)，共治疗 30 天，循环上述治疗 3 次，总疗程为半年，具有降低尿蛋白及保护肾功能的作用。

(2)甲泼尼龙联合环磷酰胺：甲泼尼龙，1g/d，静脉滴注，3 天后改为 0.4mg/(kg·d)，口服，1 个月后改为环磷酰胺，0.5mg/(kg·d)，口服，共治疗 30 天，循环该治疗 3 次，总疗程为半年，也可减少蛋白尿。

3. 局灶硬化性肾病

肾小球肾炎原发性局灶节段性肾小球硬化也是肾脏疾病的常见病理类型。近年来，大量回顾性研究结果显示，延长激素疗程可增加局灶节段性肾小球硬化的缓解率。泼尼松初始剂量为 1mg/(kg·d)，一般维持 2～3 个月后逐渐减量，获得完全缓解的平均时间为 3～4 个月，因此成人局灶节段性肾小球硬化所导致的肾病综合征在经过 6 个月的泼尼松治疗[1mg/(kg·d)]仍未缓解者，才称为激素抵抗。对于老年人，大部分学者主张进行隔日泼尼松治疗[1.0～1.6mg/(kg·d)]，持续治疗 3～5 个月；对于激素依赖、抵抗和复发者，泼尼松加间断环磷酰胺冲击治疗可增加缓解率，环磷酰胺总量不宜超过 150mg/kg。

4. 其他

系膜毛细血管性肾小球肾炎、局灶节段性肾小球硬化和重度系膜增生性肾小球肾炎常较快地发展为肾衰竭，预后差。通常对已发生肾衰竭者，不再给予激素及细胞毒药物治疗，而按慢性肾衰竭处理。肾功能正常者，可参考应用下列治疗方案：先给足量激素及细胞毒药物（或可同时加用抗凝药及抗血小板药）积极治疗；疗程完成后，无论疗效如何，均及时减、撤药，以避免严重不良反应；随后，保持维持量激素及抗血小板药长期服用。如此治疗后，少数病例可能缓解，多数患者肾病综合征虽未缓解，但仍有可能延缓肾功能减退。

（七）治疗肾病综合征的注意事项

(1)如果患者无特别严重的水肿，可不必严格控制钠盐摄入，因患者多伴有胃肠道水肿及食欲减退，过分限盐会影响患者食欲，从而妨碍蛋白质及热量的摄入。

(2)在使用利尿剂治疗时，应判断患者是否存在有效血容量不足。噻嗪类利尿剂可缓解大部分轻微的水肿；当出现低钾血症时，可应用保钾利尿剂；袢利尿剂适用于中度及重度水肿；噻嗪类利尿剂与袢利尿剂联用时，利尿及排钠作用持续时间长，具有协同作用。

(3)血浆或人血白蛋白等静脉滴注均可提高血浆胶体渗透压,促进组织中水分回吸收并利尿,如接着立即静脉滴注呋塞米 60～120mg(加于葡萄糖溶液中缓慢静脉滴注 1 小时),能获得良好的利尿效果,但由于输入的血浆及其制品均将于 24～48 小时内由尿中排出,因此血浆制品不可输注过多、过频,否则可因肾小球高滤过及肾小管高代谢,造成肾小球及肾小管上皮细胞损伤。对伴有心脏病的患者,应慎用此法利尿,以免因血容量急性扩张而诱发心力衰竭。

(4)对肾病综合征患者,利尿治疗的原则是不宜过快、过猛,以免造成血容量不足、加重血液高黏倾向、诱发血栓及栓塞并发症。

六、护理

1. 心理护理

患者常有恐惧、烦躁、忧愁、焦虑等心理失调表现,这不利于疾病的治疗和康复。护理者的责任心、热情亲切的服务态度,首先给患者安全和信赖感,进而帮助他克服不良的心理因素,解除其思想顾虑,避免其情志刺激,培养其乐观情绪。

2. 临床护理

如有明显水肿、大量蛋白尿者,应卧床休息;有眼睑即面部水肿者,枕头应稍高些;有严重水肿者,应经常改换体位;有胸腔积液者,宜取半卧位;有阴囊水肿者,宜用托带将阴囊托起,同时给予高热量、富含维生素的低盐饮食;在有肾功能不全时,因尿素氮等代谢产物在体内潴留,刺激口腔黏膜,易致口腔溃疡,应加强卫生调护,用生理盐水频频漱口,保持室内空气新鲜,并减少陪人等。

3. 药物治疗的护理

用利尿剂后,应观察用药后的反应,如患者的尿量、体重、皮肤的弹性;用强效利尿剂时,要观察患者的循环情况及酸碱平衡情况;在使用激素时,应注意不良反应,撤药或改变用药方式时不能操之过急,不可突然停药,做好调护,可促进患者的早日康复。

第五章　血液内科疾病

第一节　淋巴瘤

淋巴瘤起源于淋巴结或淋巴组织的免疫系统恶性肿瘤，其发生多与免疫应答过程中淋巴细胞增殖分化产生的某种免疫细胞恶变有关，临床上以无痛性、进行性淋巴结肿大和局部肿块为特征。依据组织病理学改变，淋巴瘤可分为霍奇金淋巴瘤和非霍奇金淋巴瘤两大类。肿瘤组织中发现来源于被激活的生发中心后期 B 细胞的 R-S 细胞，为霍奇金淋巴瘤的特征；非霍奇金淋巴瘤病变淋巴结外观呈鱼肉样，大部分为 B 细胞性。

一、病因与病理

本病的病因尚未阐明，可能与下列因素有关。

1. 病毒和细菌感染

引起淋巴瘤的病毒包括 EB 病毒、反转录病毒、人类 T 细胞白血病病毒Ⅰ、Kaposi 肉瘤病毒等。此外，边缘区淋巴瘤合并丙型肝炎病毒(HCV)感染，经干扰素和利巴韦林治疗 HCV RNA转阴时，淋巴瘤可获得部分或完全缓解。胃黏膜淋巴瘤是一种 B 细胞黏膜相关的淋巴样组织，幽门螺杆菌抗原的存在与其发病有密切关系，抗幽门螺杆菌治疗可改善其病情。

2. 免疫功能下降

免疫功能低下与淋巴瘤的发病有关。遗传性或获得性免疫缺陷患者伴淋巴瘤的发病率高于正常人；器官移植后长期应用免疫抑制剂而发生恶性肿瘤的患者中，1/3 为淋巴瘤。

二、临床表现

无痛性进行性的淋巴结肿大或局部肿块是淋巴瘤共同的临床表现。

1. 淋巴结肿大

淋巴瘤的首发病变常为无痛性颈部或锁骨上淋巴结肿大(占首发病变的 60%～80%)，其次为腋下淋巴结肿大。肿大的淋巴结可以活动，也可相互粘连且融合成块，触诊时有软骨样感觉。少数患者因淋巴结肿大压迫邻近器官而出现相应表现，如纵隔淋巴结肿大可致咳嗽、胸闷、气促和上腔静脉压迫综合征；腹膜后淋巴结肿大压迫输尿管，可致肾盂积水；硬膜外肿块可致脊髓压迫症。有 17%～20%的霍奇金淋巴瘤患者会出现饮酒后数分钟及数小时内病变局部(淋巴结)疼痛，是霍奇金淋巴瘤特有的表现，常见于女性，且多有纵隔侵犯。

2. 全身症状

发热、盗汗和消瘦较为多见，有 30%～40%的霍奇金淋巴瘤以不明原因的持续发热为起病症状，1/6 的患者表现为周期性发热；皮肤瘙痒是霍奇金淋巴瘤较特异的表现，可为霍奇金淋巴瘤唯一的全身症状，表现为局部及全身的皮肤瘙痒，多见于年轻女性。

3. 全身各组织器官受累

肝受累可引起肝大和肝区疼痛，少数患者可发生黄疸。胃肠道和肾损害以非霍奇金淋巴瘤为多见，患者常出现腹痛、腹泻、肿块、肾大、高血压等，还可见肺实质浸润、胸腔积液、骨髓侵犯(以胸、腰椎为常见)。

三、诊断

1. 诊断要点

淋巴瘤临床表现多样，虽然可以有慢性、进行性、无痛性淋巴结肿大，但也可以表现为其他系统受累或全身症状。临床上怀疑淋巴瘤时，可以做淋巴结以及其他受累组织或器官的病理切片检查以确诊。

2. 辅助检查

(1)血液和骨髓检查：患者常有轻或中度贫血、少数白细胞轻度或明显增加，部分患者嗜酸性粒细胞升高。骨髓涂片找到淋巴细胞是骨髓浸润的依据。

(2)生化检查：病变活动期有血沉增快、血清乳酸脱氢酶活性增高，提示预后不良。

(3)病理学检查：行淋巴细胞分化抗原的单抗测定淋巴细胞的免疫分型，以区分 B 细胞或 T 细胞的免疫表型，非霍奇金淋巴瘤大部分为 B 细胞型。

四、鉴别诊断

临床上，恶性淋巴瘤易被误诊。以表浅淋巴结肿大者，需要和慢性淋巴结炎、淋巴结结核、转移瘤、淋巴细胞性白血病、免疫母细胞淋巴结病、嗜酸性淋巴细胞肉芽肿等相鉴别。以深部纵隔淋巴结起病者，须与肺癌、结节病、巨大淋巴结增生等相鉴别。以发热为主要表现者，须与结核病、恶性组织细胞病、败血症、风湿热、结缔组织病等相鉴别。

五、治疗

淋巴瘤具有高度异质性，治疗效果差别很大，不同病理类型和分期的淋巴瘤无论从治疗强度和预后上都存在很大差别。淋巴瘤的治疗方法主要有以下几种，但具体患者还应根据其实际情况具体分析。

1. 放射治疗

某些类型的淋巴瘤早期可以给予单纯放射治疗。放射治疗还可用于化疗后巩固治疗及移植时辅助治疗。

2. 化学药物治疗

淋巴瘤的化疗多采用联合化疗，可以结合靶向治疗药物和生物制剂。近年来，淋巴瘤的化疗方案得到了很大改进，很多类型的淋巴瘤的生存期都得到了很大提高。

六、护理

1. 病情观察

及时发现患者淋巴结肿大及疼痛的程度，有无压迫症状，如吞咽困难、鼻塞；观察患者的生命体征变化,如有无发热、畏寒、乏力、盗汗、消瘦、皮肤瘙痒、恶病质等。

2. 解释工作

治疗前,向患者做好解释工作,告诉其化疗及放射治疗中可能出现的不良反应,以消除其顾虑、取得其配合,帮助患者树立战胜疾病的信心。

3. 局部清洁干燥

嘱患者淋巴结活检后应保持穿刺点局部清洁、干燥,观察有无渗血、渗液,3 天内不进行淋浴。

4. 预防感染

嘱患者保持病室环境清洁,定时通风换气,定期进行房间消毒;注意个人卫生,经常用温水洗澡并涂抹润肤油,保持床单位整洁,预防感染。

5. 饮食护理

鼓励患者进食高维生素、优质蛋白饮食,应少量多餐,保持适当体重,避免体重下降过多。

6. 口腔护理

嘱患者应重视口腔卫生,进食前后、晨起、睡前用 1∶5000 呋喃西林液漱口,并观察口腔黏膜有无异常、牙龈有无红肿;对有口腔及咽喉部溃疡疼痛者,可嘱其进流食;若因涎液分泌减少而造成口舌干燥者,可嘱其饮用柠檬汁。

7. 灼痛、脱屑等的护理

进行放射治疗时,患者皮肤局部如出现灼痛、脱屑,可给予 2% 的薄荷淀粉或氢化可的松软膏外涂。如有瘙痒、渗液、水疱者,可给予冰片蛋清外涂,加压包扎,待渗液吸收后暴露局部。

第二节　多发性骨髓瘤

多发性骨髓瘤是浆细胞恶性增生性疾病。骨髓中有大量的异常浆细胞(或称骨髓瘤细胞)克隆性增生,引起广泛溶骨性骨骼破坏、骨质疏松,血清中可出现单克隆免疫球蛋白(M 蛋白),正常的多克隆免疫球蛋白合成受抑制,尿中出现本周蛋白,从而会引起不同程度的相关脏器与组织的损伤。患者常出现骨痛、贫血、肾功能不全、感染和高钙血症等临床表现。本病多见于中老年患者,以 50～60 岁人群为多,男、女发病之比约为 3∶2,在所有肿瘤中所占比例约为 1%,占血液肿瘤的 10%。

一、病因与病理

本病的病因迄今尚未明确,可能与病毒感染(人类 8 型疱疹病毒)、电离辐射、接触工业或农业毒物、慢性抗原刺激及遗传因素等众多因素有关。进展性骨髓瘤患者骨髓中白细胞介素-6(IL-6)异常升高,提示以 IL-6 为中心的细胞因子网络失调可引起骨髓瘤细胞增生。目前认为,IL-6 作为多发性骨髓瘤细胞极为重要的生长因子,与骨髓瘤疾病的形成与恶化密切相关。

二、临床表现

根据免疫球蛋白的分型,多发性骨髓瘤可分为 IgG 型(最常见)、IgA 型、IgD 型、IgM 型、轻链型、IgE 型、非分泌型。此外,依据轻链类型,多发性骨髓瘤可分为 κ 型和 λ 型。多发性骨髓瘤起病缓慢，早期可数月至数年无症状。

1. 骨骼损害

骨痛是多发性骨髓瘤最常见的早期症状，疼痛部位多在腰骶部，其次是胸廓和肢体。若活动或扭伤后出现剧烈疼痛，可能为病理性骨折；骨髓瘤细胞浸润骨骼时，可引起局部肿块，发生率高达 90%，好发于肋骨、锁骨、胸骨及颅骨，胸、肋、锁骨连接处出现串珠样结节者为本病的特征。少数病例仅有单个骨骼的损害，称为孤立性骨髓瘤。有高钙血症的患者可表现为疲乏、恶心、呕吐、多尿、脱水、头痛、嗜睡、意识模糊，严重可致心律失常、昏迷等。

2. 肾损害

肾损害为本病的重要表现之一，主要表现为程度不等的蛋白尿、管型尿以及急、慢性肾衰竭，与骨髓瘤细胞直接浸润、M 蛋白轻链沉积于肾小管、继发性高钙血症、高尿酸血症等有关。其中，肾衰竭是本病仅次于感染的致死原因，脱水、感染和静脉肾盂造影等则是并发急性肾衰竭的常见诱因。

3. 感染

感染是多发性骨髓瘤患者首位的致死原因，主要与正常多克隆免疫球蛋白及中性粒细胞的减少、免疫力下降有关，患者易继发各种感染，其中以细菌性肺炎及尿路感染较常见，严重者可发生败血症，从而导致患者死亡；亦可见真菌、病毒感染，病毒感染以带状疱疹为多见。

4. 贫血与出血倾向

90%以上的患者会出现程度不同的贫血，并随病情的进展而日趋严重，主要与骨髓瘤细胞浸润、正常的造血功能受抑制及并发肾衰竭等有关。出血以程度不同的鼻出血、牙龈出血和皮肤紫癜为多见。出血的机制主要与血小板减少及 M 蛋白包在血小板表面，影响血小板的功能，凝血障碍及高免疫球蛋白血症和淀粉样变性损伤血管壁等有关。

5. 高黏滞综合征

高黏滞综合征主要表现为头昏眼花、眩晕耳鸣、手指麻木、冠状动脉供血不足、慢性心衰、不同程度的意识障碍，甚至昏迷。这与血清中 M 蛋白增多，尤以 IgA 易聚合成多聚体，可使血液黏滞性过高、血流缓慢，从而致使机体组织不同程度的淤血和缺氧有关，其中以对视网膜、中枢神经和心血管系统的影响尤为显著。

6. 淀粉样变性和雷诺现象

少数患者，尤其是 IgD 型多发性骨髓瘤患者，可发生淀粉样变性，主要表现为舌、腮腺肿大，心脏扩大，腹泻或便秘，皮肤呈苔藓样变，外周神经病变，以及肝、肾功能损害等。若 M 蛋白为冷球蛋白，则可引起雷诺现象。

7. 淋巴结肿大及肝脾肿大

若发生骨髓瘤细胞浸润，患者可见肝、脾轻中度肿大及颈部淋巴结肿大。

8. 神经损害

神经损害以胸、腰椎被破坏而压迫脊髓所致的截瘫较为常见，其次为神经根受累，脑神经瘫痪则较少。周围神经病变可能是过量 M 蛋白沉积所致，表现为双侧对称性远端皮肤感觉异常（如麻木、烧灼样疼痛、触觉过敏、针刺样疼痛、足冷）、运动障碍（肌肉无力）及自主神经失调

(如口干、便秘)等。若同时有多发性神经病变、器官肿大、单株免疫球蛋白血症和皮肤改变者,称为 POEMS 综合征(骨硬化骨髓瘤)。

三、诊断

1. 诊断要点

(1)贫血:浆细胞增殖至骨髓,引起患者出现不明原因的贫血。

(2)骨损伤:反复发作固定部位的骨痛,通过磁共振成像或 CT 检查可诊断骨损伤。

(3)肾脏损伤:免疫球蛋白分子比例不协调,容易引起反复发作不明原因的蛋白尿。

2. 辅助检查

(1)血常规与骨髓象:患者常有细胞性贫血,可伴有少数幼粒、幼红细胞,晚期有全血细胞减少,血中出现大量骨髓瘤细胞。骨髓象主要为浆细胞系异常增生(至少占有核细胞数的15%),并伴有质的改变。骨髓瘤细胞大小、形态不一,常成堆出现。

(2)血液生化检查:电泳出现 M 蛋白,免疫电泳发现重链,血清免疫球蛋白定量测定发现 M 蛋白增多、正常免疫球蛋白减少,骨质出现广泛破坏,出现高钙血症。晚期患者可有肾功能减退,血磷也增高,IL-6 和 C 反应蛋白(CRP)的升高、血沉显著增快、血清 β_2 微球蛋白及血清乳酸脱氢酶活力均高于正常。

(3)尿和肾功能检查:患者有蛋白尿,血清尿素氮和肌酐可升高,约半数患者尿中可出现本周蛋白。

(4)其他:影像学检查可发现骨骼的病理改变,细胞遗传学检查可出现染色体的异常。

四、鉴别诊断

(1)反应性浆细胞增多症:见于结核、伤寒、自身免疫病等,一般骨髓浆细胞不超过 10%,且均为成熟浆细胞。

(2)其他可产生 M 蛋白的疾病:慢性肝病、自身免疫病、恶性肿瘤(如淋巴瘤)等可产生少量 M 蛋白。

(3)意义未明单克隆丙种球蛋白血症(MGUS):如血清中 M 蛋白低于 30g/L,骨髓中浆细胞低于 10%,无溶骨性病变、贫血、高钙血症和肾功能不全,M 蛋白可多年无变化,约 5%的患者最终可发展为多发性骨髓瘤。

(4)骨转移癌:多伴有成骨形成,溶骨性缺损周围有骨密度增加,且血清碱性磷酸酶明显升高;有原发病灶存在。

五、治疗

无症状或无进展的多发性骨髓瘤患者可以进行病情观察,每 3 个月复查 1 次;有症状的多发性骨髓瘤患者应积极进行治疗。

1. 对症治疗

二膦酸盐有抑制破骨细胞的作用,可减少疼痛的发生;有高钙血症者,应增加补液量,使患者每天尿量>1500mL,应用糖皮质激素和/或降钙素促进钙的排泄,控制感染与纠正贫血;有高黏滞血症者,可采用血浆置换术。

对于肾功能不全患者的治疗：①利尿，减少尿酸形成和促进尿酸排泄，有高尿酸血症者还需口服别嘌醇。②有肾衰竭者，尤其是急性肾衰竭者，应积极进行透析治疗。③慎用非甾体抗炎药。④避免使用静脉造影剂。

2. 化学治疗

沙利度胺为第一代免疫调节剂，具有抗血管新生作用；硼替佐米为第一代蛋白酶体抑制剂，通过降解受调控的促生长细胞周期蛋白来诱导肿瘤细胞的凋亡；来那度胺是沙利度胺类似物，为第二代免疫调节剂，具有免疫调节和肿瘤杀伤双重作用，为口服用药，不良反应少，与地塞米松联合，用于治疗复发性或难治性多发性骨髓瘤。抗骨髓瘤化疗的疗效标准：M 蛋白减少 75%以上，或尿中本周蛋白排出量减少 90%以上(24 小时尿本周蛋白排出量小于 0.2g)，即可认为治疗显著有效。

六、护理

1. 疼痛

患者的疼痛表现以骨骼疼痛为主，与肿瘤细胞浸润骨骼和骨髓以及发生病理性骨折有关。

(1)疼痛评估：从患者的主观描述及客观表现中评估疼痛的程度、性质及患者对疼痛的体验与反应。

(2)心理-社会支持：关心、体贴、安慰患者，对患者提出的疑虑给予耐心解答，鼓励患者与其家属、同事以及病友沟通交流，使患者获得情感支持和配合治疗的经验。护士和家属还可与患者就疼痛时的感受和需求交换意见，使患者得到理解和支持。

(3)缓解疼痛：协助患者采取舒适的体位，适当按摩病变部位，以降低肌肉张力，减轻疼痛感，但避免用力过度，以防发生病理性骨折；指导患者采用臆想疗法、音乐疗法等，以转移对疼痛的注意力；指导患者遵医嘱使用镇痛药，并密切观察患者的镇痛效果。

2. 躯体活动障碍

躯体活动障碍与骨痛、病理性骨折或胸、腰椎被破坏压缩，压迫脊髓或导致瘫痪等有关。

(1)活动与生活护理：嘱患者睡硬垫床，保持床铺干燥、平整；协助患者定时变换体位；嘱患者保持适度的床上活动，避免长久卧床而致加重骨骼脱钙。对于截瘫患者，应保持其肢体处于功能位，定时为其按摩肢体，以防止下肢萎缩，鼓励患者咳嗽和深呼吸；协助患者洗漱、进食、大小便及进行个人卫生等，每天用温水擦洗患者全身皮肤，保持其皮肤清洁干燥，并严密观察患者的皮肤情况，对受压处皮肤，应给予温热毛巾按摩或理疗，以预防压疮的发生。

(2)饮食护理：嘱患者进食高热量、高蛋白、富含维生素、易消化食物，以增强机体的抵抗力；每天应饮水 2000～3000mL，并多摄取粗纤维食物，以保持排便通畅，预防便秘。

第三节　自身免疫性溶血性贫血

溶血性贫血是指红细胞寿命短缩、破坏加速而骨髓造血代偿功能不足时所发生的一组贫血病变。骨髓有相当于正常造血能力 6～8 倍的代偿潜力，当红细胞破坏增加而骨髓造血功能足以代偿时，患者可以不出现贫血，称为溶血性疾病。我国溶血性贫血的发病率占贫血的 10%～15%。

一、病因与病理

1. 自身免疫性疾病

自身免疫性溶血性贫血(AIHA)常见的自身免疫性疾病为系统性红斑狼疮(SLE)。系统性红斑狼疮是一种以自身抗体产生和组织损伤为特点的疾病。SLE 发生 AIHA 与何种特异的抗体相关尚无定论,抗 dsDNA 抗体、抗核抗体及抗心磷脂抗体均有报道。其他自身免疫病,如类风湿关节炎、干燥综合征等,均有发生 AIHA 的报道。

2. 淋巴系统增生性疾病

淋巴细胞白血病、小淋巴细胞淋巴瘤及血管免疫母细胞性 T 细胞淋巴瘤易引起继发性 AIHA,滤泡性淋巴瘤、边缘区淋巴瘤、淋巴母细胞性淋巴瘤、弥散大 B 细胞淋巴瘤、T 细胞淋巴瘤、间变大细胞性淋巴瘤均有致 AIHA 的报道。

有 5%～37%的慢性淋巴细胞白血病(CLL)患者会发生 AIHA,可能的机制如下。

(1)CLL 患者体内产生了针对 Rh 血型系统的红细胞抗体。

(2)体液免疫耐受异常。

(3)Th_1/Th_2细胞亚群失衡及细胞因子紊乱。

(4)T 细胞/B 细胞表面共刺激分子信号异常。

3. 微生物感染

肝炎(丙型肝炎)病毒、EB 病毒和巨细胞病毒等感染均可导致 AIHA 的发生。肝炎病毒感染的慢性化过程及感染后恢复期患者均可引起机体免疫功能紊乱,出现 Th_1/Th_2细胞亚群失衡,Th_2细胞亚群功能上调,IL-4、IL-6 和 IL-10 等细胞因子含量升高,一方面通过 IL-10 抑制 Th_1细胞成熟,导致病毒性肝炎慢性化,另一方面,Th_2介导的体液免疫反应增强,刺激 B 细胞增生和活化,产生抗自身红细胞抗体及补体,导致 AIHA。Th_2功能上调是非急性期肝炎病毒感染伴 AIHA 发生的主要因素。EB 病毒感染所致的传染性单核细胞增多症常伴发 AIHA。支原体肺炎合并的 AIHA 为冷抗体型。

4. 肿瘤

肿瘤可使机体失去免疫监视功能,无法识别机体的正常细胞,进而产生抗自身血细胞抗原的抗体,破坏成熟红细胞,如卵巢癌。

5. 慢性炎症

某些慢性炎症,如溃疡性结肠炎,与自身免疫性溶血性贫血的发生亦有一定关系。

6. 其他

发生自身免疫性溶血性贫血的罕见病因有异基因造血干细胞移植后、输血及妊娠等。

二、临床表现

自身免疫性溶血性贫血的临床特点为贫血、黄疸、网织红细胞增高。

1. 温抗体型

本型患者起病缓慢,表现为头晕、乏力,贫血程度不一,半数患者有脾大,1/3 患者有黄疸及肝大。急性起病者,可有寒战、高热、腰背痛、呕吐、腹泻,严重者可出现休克和神经系统表现。原发性温抗体型多见于女性，继发性温抗体型常伴有原发疾病的临床表现。少数患者可伴有免疫性血小板减少性紫癜，称为 Evans 综合征。

2. 冷抗体型

(1)强直性脊柱炎(AS)：毛细血管遇冷后发生红细胞凝集，导致循环障碍和慢性溶血，表现为手足发绀，以肢体远端、鼻尖、耳垂等处明显，常伴肢体麻木、疼痛，遇暖后逐渐恢复正常，称为雷诺现象。因皮肤温度低，冷抗体凝集红细胞导致毛细血管循环受阻，红细胞吸附冷抗体后活化补体，可发生血管内溶血。IgM 抗体从红细胞上脱落，部分结合 C3b 的红细胞被肝巨噬细胞吞噬，发生血管外溶血。

(2)阵发性冷性血红蛋白尿(PCH)：患者暴露于寒冷环境后出现血红蛋白尿，伴有寒战、高热、腰背痛，发作后常出现虚弱、苍白、黄疸、肝脾轻度肿大，恢复后可完全无症状。

3. 溶血危象

慢性溶血过程中，或具有潜在溶血因素的患者，在某些诱因的作用下，可发生急性溶血，表现为突然出现寒战、高热、烦躁、疲乏、头痛、胸闷、剧烈腰痛、四肢酸痛，甚至尿少及无尿，患者常有贫血、黄疸急剧加重，网织红细胞增加，容易合并心、肾衰竭。

4. 溶血-再生障碍性贫血危象

急症患者在慢性溶血过程中，某些诱因突然导致骨髓短暂的造血功能停滞，表现为短期内贫血突然加重和/或伴有出血的征象，虽表现凶险，但常为自限性，一般病程短，预后佳。

三、诊断

1. 诊断要点

(1)溶血性贫血产生抗自身红细胞的自身抗体的机制尚未明确，但 T 细胞和 B 细胞均起着重要作用。AIHA 患者外周血树突状细胞(DC)数量高于正常对照组，且树突状细胞表面激活分子 CD80、CD86 含量增加，提示 AIHA 发病可能与树突状细胞相关，树突状细胞增多活化 B 细胞，产生自身抗体。

(2)免疫调节异常：Th_1/Th_2因子失衡，Th_2细胞功能异常产生过量细胞因子，导致体液免疫亢进，Th_{17}细胞是新近发现的不同于 Th_1、Th_2的辅助细胞，与 B 淋巴细胞的功能密切相关，Th_{17}细胞可以促进 B 淋巴细胞产生免疫球蛋白，增强 B 淋巴细胞的功能，还可通过表达 B 淋巴细胞的化学吸引物 CXCL13，继而激活 B 淋巴细胞，产生自身抗体。AIHA 患者 $CD4^+$ $CD25^+$ 调节性 T 细胞的降低致细胞免疫功能受损，可能是自身免疫性溶血性贫血发病的一个重要因素。

(3)红细胞膜抗原分子改变：微生物感染或药物引起红细胞表面分子结构改变，自身抗体不能识别。

(4)免疫监视功能降低。

温抗体型 AIHA 最常见的抗体是 IgG，IgA 和 IgM 型少见。温抗体介导的溶血以慢性、血管外溶血为主，主要破坏部位是脾，脾内单核巨噬细胞系统对抗体包被的红细胞的吞噬、AIHA 患者病情的严重程度与红细胞上抗体类别有关，复合型较单纯型重。由于血浆中存在大量正常 IgG，可与红细胞膜上的 IgG 竞争巨噬细胞上的 Fc 受体，抑制巨噬细胞对致敏红细胞的调理吞噬作用,因此单纯 IgG 型临床症状轻,且脾大常见。单纯 C3 型致敏红细胞仅附着于巨噬细胞表面而未被摄入,同时血浆中存在 C3 灭活剂,可使 C3 致敏红细胞与巨噬细胞分离,使溶血轻微。

由于 IgG 与 C3 在促进红细胞被吞噬过程中有协同作用,因此溶血严重。IgM 抗体与红细胞结合,吸附补体,致补体经典途径活化,导致血管内溶血,使溶血加重,另有部分 IgM 黏附于肝中巨噬细胞的补体受体上,引起红细胞在肝内被破坏。

冷抗体是高效价、宽温幅单克隆抗体,约 90%是 IgM,IgM 靶抗原主要是红细胞膜 I/i 抗原,以血管外溶血为主,主要溶血部位为肝,血管内溶血相对多见。

温抗体型 AIHA 的诊断依据:①是否有血管外溶血的证据。②直接抗人球蛋白试验(DAT)是否呈阳性。③是否有其他溶血性疾病的证据。④肾上腺皮质激素类免疫抑制药治疗是否有效。

若符合①②两条,则温抗体型 AIHA 可确诊;若第②条为否,即 Coombs 试验呈阴性,则需第③条为否,即可排除其他溶血性疾病的存在,而①④两条均为是,即可确诊为 Coombs 阴性的温抗体型 AIHA。此型 AIHA 主要是因传统的 Coombs 试验方法欠灵敏所致,若改用放射免疫或免疫酶标等较灵敏的方法,则还会有一半左右的 Coombs 试验阴性患者被测及有温抗体型 AIHA。

冷抗体型 AIHA 的诊断依据:①有临床和实验室证据表明患者受冷后发生血管内溶血。②冷型自身红细胞抗体检测呈阳性且效价高或活性强。③直接 Coombs 试验可呈阳性,呈 C3 型。

当 AIHA 被确诊后,进一步寻找可能的继发病因,特别是淋巴系统增生性疾病、单核巨噬细胞系统疾病、感染性疾病和其他自身免疫病等。只有确实找不到任何继发病时,方可诊断为原发性 AIHA。

2. 辅助检查

(1)血常规:血红蛋白和红细胞计数与溶血程度相关,外周血涂片可见球形红细胞、幼红细胞,偶见红细胞被吞噬现象,网织红细胞增多。

(2)骨髓象:呈幼红细胞增生,偶见红细胞系统轻度巨幼样变,这与溶血时维生素 B_{12} 和叶酸相对缺乏有关。

(3)有关溶血的检查:血清胆红素升高,以间接胆红素为主;新鲜尿检查可见尿胆原增高;血清结合珠蛋白减少或消失,可有血红蛋白尿和 Rous 试验呈阳性。

(4)抗人球蛋白(Coombs)试验:分为直接抗人球蛋白试验(DAT,检测红细胞上的不完全抗体)和间接抗人球蛋白试验(IAT,检测血清中的游离抗体),温抗体型 DAT 呈阳性,部分患者 IAT 也呈阳性。当抗体数低于试验阈值时,DAT 可呈阴性。DAT 的强度与溶血的严重程度无关,有时本试验虽呈弱阳性,但却发生了严重溶血;反之,有时本试验呈强阳性,而无明显的溶血表现。

(5)冷凝集素试验:冷凝集素综合征时效价增高。

(6)冷溶血试验:又称 D-L 试验。D-L 型自身抗体属于 IgG 型免疫球蛋白,在补体的参与下,可通过 4℃与 37℃两期溶血试验加以检测。阵发性寒冷性血红蛋白尿患者该试验呈阳性。

四、鉴别诊断

(1)地中海贫血：遗传性血管外溶血，珠蛋白肽链数量和/或结构异常，为小细胞低色素性贫血，外周血涂片中可见靶形红细胞。

(2)阵发性睡眠性血红蛋白尿：血管内溶血，红细胞膜缺陷，对补体敏感，蔗糖溶血试验(＋)、酸溶血试验(＋)、Rous 试验(＋)、$CD59^-$ 细胞＞10%，与冷抗体型 AIHA 极易混淆，因其溶血乃 IgG 结合补体所致，故可出现酸溶血和蔗糖溶血试验呈阳性，但阵发性睡眠性血红蛋白尿患者没有冷抗体，冷抗体患者没有阵发性睡眠性血红蛋白尿细胞(可检测到 $CD55^-$ 和 $CD59^-$ 细胞等)。

(3)遗传性球形红细胞增多症：多发生于儿童，自幼起病，可有家族史，Coombs 试验呈阴性，糖皮质激素治疗无效；温型抗体 AIHA 由于有抗体附着在红细胞表面，可使红细胞呈球形，部分患者酸化甘油溶解试验呈阳性，但可以检测到红细胞的自身抗体，糖皮质激素治疗有效。

(4)急性黄疸型肝炎：疼痛及消化道症状较显著，血清转氨酶升高，血清直接、间接胆红素均升高，尿中胆红素呈阳性而无贫血，也无网织红细胞升高及血红蛋白尿，患者多有肝炎接触史。

(5)急性失血：患者有大量内出血时需要与 AIHA 进行鉴别，急性失血常见于胃肠道、宫外孕出血等。患者红细胞数及血红蛋白下降明显，而黄疸比较轻，也无血红蛋白尿，血容量减少的表现明显。

(6)先天性胆红素代谢缺陷病：有慢性黄疸及家族遗传史，系由于肝细胞酶的缺陷或肝细胞对胆红素的摄取、转运及排泄障碍所引起，无溶血及贫血，无红细胞破坏增加及代偿增生的特征。

五、治疗

AIHA 的治疗多为经验治疗，缺乏随机对照研究，大部分为回顾性研究，且无完全缓解(CR)、部分缓解(PR)和难治性 AIHA 的统一定义，治疗原则是尽量减少药物的长、短期毒副反应，避免溶血发作，保证患者的生活质量。

AIHA 通常为急性发作，容易危及生命，需要住院治疗，应首先确定患者是否需要输血，AIHA 危重程度与溶血发生的快慢及血红蛋白降低的水平有关，急性病死率最高的情况见于福达拉滨相关的 AIHA 和 IgM 型温抗体型 AIHA。

慢性溶血已经临床耐受，通常无须输血，但临床进展迅速，出现脏器功能受损及溶血危象或伴有心肌缺血时，输血是必要的治疗。输血前应检查排除附在红细胞膜上的自身抗体的干扰，准确测定患者的 ABO 血型、Rh 血型以及其他重要血型，筛选并鉴定同种抗体的特异性。输血前给予患者适量的防过敏药物，输血速度要慢。冷抗体型 AIHA 输血前需对红细胞做加温处理。

1. 糖皮质激素

糖皮质激素是治疗 AIHA 的一线用药。其作用机制如下。

(1)减少红细胞在脾内的破坏。

(2)减少抗体的产生。应用糖皮质激素能减少细胞表面的 Fc 受体，这可以解释通常应用糖皮质激素 1～3 天患者溶血情况可以得到改善，而 DAT 并未转阴。随着病情好转，DAT 及 IAT 逐渐转阴，提示红细胞抗体生成的减少延长了红细胞的寿命。糖皮质激素的剂量：1mg/(kg·d)，口服，当血红蛋白升至 100g/L 时开始减量，一般每周减 5mg，减至最低量的血红蛋白仍能维持于 100g/L 继续用 2～3 个月，再据情隔日 1 次维持或停药。病情严重时，可采用静脉注射激素。糖皮质激素总体有效率为 70%～85%，但长期大量应用糖皮质激素不良反应大，可增加感染机会，诱发消化性溃疡、高血压、糖尿病、骨质疏松等。

2. 丙种球蛋白(IVIG)

IVIG 治疗 AIHA 的机制如下。

(1)封闭单核细胞、巨噬细胞的 Fcγ 受体，非特异性地阻断 Fcγ 受体介导的巨噬细胞的吞噬功能，减少自身抗体介导的组织细胞破坏。

(2)下调 B 淋巴细胞的激活，阻止其分化为分泌抗体的浆细胞，减少自身抗体的产生。

(3)通过一系列半胱氨酸蛋白酶的激活途径诱导淋巴细胞和单核细胞的凋亡。

(4)加速循环免疫复合物的灭活。

(5)清除持续存在的病毒感染等。

IVIG 的治疗剂量：0.4g/(kg·d)，连续 5 天，在短期内可增强和巩固糖皮质激素的疗效，与糖皮质激素有显著的协同作用。

3. 免疫抑制药

免疫抑制药为 AIHA 的二线治疗药物，主要适用于糖皮质激素和切脾治疗无效的患者，有效率为 40%～60%。

(1)环磷酰胺(CTX)：该类药物可抑制骨髓，造成白细胞和/或血小板减少，大剂量的 CTX 冲击治疗一些难治性和复发的 AIHA 患者，每次 1000mg，每 10 天 1 次，连用 3 次，可取得较好疗效，而不良反应未见增加。

(2)硫唑嘌呤：常用剂量为 50～200mg/d，用于激素耐药或难治性 AIHA，对 T 细胞和 B 细胞功能均有抑制作用，常见不良反应为肝酶升高、粒细胞减少。

(3)环孢菌素 A：指由真菌产生的一种脂溶性环状多肽，通过干预细胞毒性 T 细胞的活化及增生过程起到抑制作用，剂量为 3～5mg/(kg·d)，起效时间大约为 3 个月。环孢菌素 A 的常见不良反应包括：①肾毒性；②肝毒性；③神经毒性，表现为震颤、手足烧灼感、头痛、精神症状、视力障碍、癫痫等；④胃肠反应，如厌食、恶心、呕吐、腹痛等；⑤高血压、血栓等；⑥高血糖、颜面粗糙、多毛、齿龈增生等；⑦骨质疏松及游走性的关节疼痛伴有血清碱性磷酸酶升高等。

(4)霉酚酸酯：其活性成分霉酚酸是一种高效的、选择性、非竞争性、可逆性地抑制次黄嘌呤磷酸脱氢酶的抑制药，能阻断鸟嘌呤核苷酸的经典合成途径，使鸟嘌呤耗竭，从而阻断 DNA 的合成，抑制 T 细胞、B 细胞的增生；它还可以阻断细胞毒性 T 细胞的产生，下调淋巴细胞黏附分子的表达，抑制细胞间黏附分子与激活的内皮细胞之间的结合，并不抑制有丝分裂原激活的外周淋巴细胞生成 IL-2 和 IL-2 受体。有学者将霉酚酸酯用于包括 AIHA 在内的免疫性血细胞减少的 10 例患者(4 例 AIHA 和 6 例 ITP)，应用剂量为 500mg/d，2 周后增加到 2g/d，主要不良反应为胃肠道反应和骨髓抑制作用，极个别患者出现头痛和背痛，减量后症状消失。

六、护理

(1)病情监测：密切观察患者的生命体征、神志、自觉症状的变化，注意贫血、黄疸有无加重，尿量、尿色有无改变，记录 24 小时出入量；及时了解患者实验室检查的结果，如血红蛋白浓度、网织红细胞计数、血清胆红素浓度等。一旦出现少尿，甚至无尿，要及时报告医生，并做好相应的救治准备与配合。

(2)饮食指导：嘱患者避免进食一切可能加重溶血的食物或药物，鼓励患者多饮水、勤排尿，以促进溶血后所产生的毒性物质排泄，同时也有助于减轻药物引起的不良反应，如环磷酰胺引起的出血性膀胱炎。

(3)用药护理：遵医嘱正确用药，并注意对药物不良反应的观察与预防。

(4)休息与活动：溶血发作期，应嘱患者卧床休息、减少活动；病情缓解后，嘱患者增加体育锻炼，但活动量以不感到疲劳为度，并保证充足的休息和睡眠。

第四节　缺铁性贫血

缺铁性贫血(IDA)是体内贮存铁缺乏，导致血红蛋白合成减少而引起的一种小细胞低色素性贫血。IDA 是各类贫血中最常见的一种，以生长发育期儿童和育龄妇女的发病率较高。

一、病因

1. 需铁量增加而铁摄入不足

需铁量增加而铁摄入不足多见于婴幼儿、青少年、妊娠和哺乳期妇女。婴幼儿需铁量较多，若不补充蛋类、肉类等含铁量较高的辅食，易造成缺铁。青少年偏食易缺铁。女性月经增多、妊娠或哺乳时，需铁量增加，若不补充高铁食物，也易造成 IDA。

2. 铁吸收障碍

铁吸收障碍常见于胃大部切除术后，胃酸分泌不足且食物快速进入空肠，绕过铁的主要吸收部位(十二指肠)，使铁吸收减少。此外，多种原因造成的胃肠道功能紊乱，如长期不明原因的腹泻、慢性肠炎、克罗恩病等均可因铁吸收障碍而发生 IDA。

3. 铁丢失过多

慢性长期铁丢失而得不到纠正则可造成 IDA，如慢性胃肠道失血(包括痔疮、消化性溃疡、食管裂孔疝、消化道息肉、胃肠道肿瘤、肠道寄生虫感染、食管-胃底静脉曲张破裂等)、月经量过多(宫内放置节育环、子宫肌瘤及月经失调等妇科疾病)、咯血和肺泡出血(肺含铁血黄素沉着症、肺出血-肾炎综合征、肺结核、支气管扩张、肺癌等)、血红蛋白尿(阵发性睡眠性血红蛋白尿、冷抗体型自身免疫性溶血、心脏人工瓣膜、行军性血红蛋白尿等)及其他(遗传性出血性毛细血管扩张症、慢性肾功能衰竭行血液透析等)。

二、临床表现

1. 缺铁原发病表现

此类表现如妇女月经量多，消化道溃疡、肿瘤以及痔疮导致的黑便、血便、腹部不适，肠道寄生虫感染导致的腹痛、大便性状改变，肿瘤性疾病的消瘦，血红蛋白尿等。

2. 贫血表现

贫血表现有乏力、易倦、头晕、头痛、眼花、耳鸣、心悸、气短、食欲缺乏、心率增快等。

3. 组织缺铁的表现

组织缺铁的表现包括：精神行为异常，如烦躁、易怒、注意力不集中、异食癖；体力、耐力下降；易感染；儿童生长发育迟缓、智力低下；口腔炎、舌炎、舌乳头萎缩、口角皲裂、吞咽困难；毛发干枯、脱落;皮肤干燥、皱缩;指(趾)甲缺乏光泽、脆薄易裂,重者指(趾)甲变平,甚至凹下,呈勺状(反甲)。

三、诊断

1.诊断要点

IDA 是长期负铁平衡的最终结果,在其渐进的发病过程中,根据缺铁的程度可分为 3 个阶段。

(1)贮存铁缺乏(ID):①血清铁蛋白<14μg/L。②骨髓铁染色显示骨髓小粒可染铁消失,铁粒幼细胞<0.15。③血红蛋白及血清铁等指标尚正常。

(2)红细胞内铁缺乏(IDE):①ID 的①+②。②转铁蛋白饱和度<0.15。③FEP/Hb>4.5μg/g。④血红蛋白尚正常。

(3)IDA:①IDE 的①+②+③。②小细胞低色素性贫血,男性 Hb<120g/L,女性 Hb<110g/L,孕妇 Hb<100g/L;MCV<80fL,MCH<27pg,MCHC<0.32。

对于 IDA 应强调病因诊断,只有明确病因,IDA 才可能得到根治;有时缺铁病因比贫血本身更为严重。例如,胃肠道恶性肿瘤伴慢性失血或胃癌术后残癌所致 IDA,应多次检查大便潜血,必要时做胃肠道 X 线或内窥镜检查;对月经期妇女,应检查有无妇科疾病。

2.辅助检查

(1)血常规:呈小细胞低色素性贫血,血红蛋白减少较红细胞减少更为明显,网织红细胞计数正常或轻度增高,白细胞及血小板计数正常或减低。

(2)骨髓象:增生活跃或明显活跃,以红系增生为主,红系中以中、晚幼红细胞为主;骨髓涂片铁染色示骨髓细胞外铁消失,亦可有细胞内铁减少,红细胞内铁幼粒细胞减少或消失。

(3)铁代谢:血清铁蛋白(SF)及血清铁(ST)减少。血清铁蛋白<12μg/L 是早期诊断贮存铁缺乏的一个常用指标;转铁蛋白饱和度(TS)下降,小于 15%;血清铁(ST)低于 8.95μmol/L;总铁结合力(TIBC)升高,大于 64.44μmol/L。骨髓铁染色反映单核吞噬细胞系统中的贮存铁,因此可作为诊断缺铁的金标准。

四、鉴别诊断

1.铁粒幼细胞性贫血

铁粒幼细胞性贫血指遗传或不明原因导致的红细胞铁利用障碍性贫血,表现为小细胞性贫血,但血清铁蛋白浓度升高、骨髓小粒含铁血黄素颗粒增多、铁粒幼细胞增多,并出现环形铁粒幼细胞。血清铁和铁饱和度增高,总铁结合力不降低。

2.地中海贫血

地中海贫血一般有家族史,并有溶血表现。血涂片中可见多量靶形红细胞。胎儿血红蛋白或血红蛋白 A_2 增加,血清铁蛋白、骨髓可染铁、血清铁和铁饱和度不降低且常增高。

3.慢性病贫血

慢性病贫血指慢性炎症、感染或肿瘤等引起的铁代谢异常性贫血,贫血多为小细胞性,贮铁(血清铁蛋白和骨髓小粒含铁血黄素)增多,血清铁、血清铁饱和度、总铁结合力减低。

4. 转铁蛋白缺乏症

转铁蛋白缺乏症常由常染色体隐性遗传(先天性)或严重肝病、肿瘤继发(获得性),表现为小细胞低色素性贫血。血清铁、总铁结合力、血清铁蛋白及骨髓含铁血黄素均明显降低。转铁蛋白缺乏症若为先天性,常于幼儿期发病,伴有发育不良和多脏器功能受累;若为获得性,常有原发病表现。

五、治疗

1. 治疗原则

治疗 IDA 的原则是根治病因、补足贮铁。

2. 病因治疗

婴幼儿、青少年和妊娠妇女营养不足引起的 IDA,应改善饮食;因月经过多引起的 IDA,应调理月经;伴有寄生虫感染者,应进行驱虫治疗;伴有恶性肿瘤者,应行手术或放、化疗;伴有上消化道溃疡者,应给予抑酸治疗。

3. 补铁治疗

治疗性铁剂有无机铁和有机铁两类。无机铁以硫酸亚铁为代表,有机铁则包括右旋糖酐铁、葡萄糖酸亚铁、山梨醇铁、富马酸亚铁和多糖铁复合物等。无机铁剂的不良反应较有机铁剂的明显。

IDA 的治疗首选口服铁剂,如硫酸亚铁或右旋糖酐铁,餐后服用胃肠道反应小且易耐受,进食谷类、乳类和茶可抑制铁剂的吸收,鱼、肉类、维生素 C 可加强铁剂的吸收。口服铁剂有效的表现是先有外周血网织红细胞增多,高峰在开始服药后 5～10 天,2 周后血红蛋白浓度上升,一般 2 个月左右恢复正常。铁剂治疗应在血红蛋白恢复正常后持续 2～3 个月,待铁蛋白正常后再停药。

患者若口服铁剂不能耐受或因胃肠道正常解剖部位发生改变而影响铁的吸收,可用铁剂进行肌内注射。

六、护理

1. 病情观察

监测患者原发病是否已被控制,导致缺铁的病因是否被去除;有无心悸、气促加重以及心脏增大、心力衰竭等并发症的出现;补铁后患者的面色、口唇、甲床等颜色有无改善,自觉症状是否减轻,有无严重不良反应、能否耐受等。

2. 生活护理

(1)适当休息:充分的休息可减少氧的消耗,轻、中度贫血患者活动量以不感到疲劳、不加重症状为度,待病情好转后,再逐渐增加活动量。重度贫血伴显著缺氧者,应嘱患者卧床休息,协助患者取舒适卧位,妥善安排各种护理计划及治疗时间,使患者能充分休息,减少疲劳与体力消耗;指导患者在活动中自测脉搏,嘱患者当脉搏超过 100 次/分时,应停止活动。

(2)合理饮食:嘱患者宜进食高热量、高蛋白、高维生素、易消化,尤其是富含铁的饮食。含铁量丰富的食物主要有瘦肉、动物血、动物肝、蛋黄、鱼、豆类、海带、木耳、香菇、紫菜、芝麻酱、黄豆及其制品、韭菜、芹菜、香蕉、核桃、大枣等。嘱患者养成均衡饮食的习惯,荤素搭配,不挑食,不偏食,并注意烹饪方法;对于消化不良者,应少量多餐;有口腔炎或舌炎者,应嘱患者避免进食过热或辛辣、刺激性食物。

(3)注意个人卫生,防止感染:嘱患者应加强口腔护理,防止发生口角炎、舌炎,保持床单、被褥、衣服整洁舒适,避免因皮肤的摩擦及肢体的受压而引起出血。

3. 铁剂治疗的护理

(1)应用口服铁剂的护理:应正确指导患者服用铁剂。①应向患者说明空腹时服用铁剂的吸收效果较好,但对胃肠道有刺激,有消化道疾病或有胃肠道反应者应于进餐时或餐后服用。②为减少铁剂对胃部的刺激,可从小剂量开始服用。③口服液体铁剂时需用吸管,避免牙齿被染黑。④铁剂应避免与牛奶、茶水、钙盐及镁盐同服,以免影响铁的吸收。⑤口服较大剂量维生素 C 能将食物中的三价铁转变成二价铁,可促进铁剂的吸收。

观察口服铁剂的反应:①口服铁剂对胃肠道有刺激,易引起恶心、呕吐、上腹痛、腹泻或便秘。②口服铁剂期间大便可呈黑色,是由铁与肠道内硫化氢作用生成黑色的硫化铁所致,属正常现象,应事先与患者沟通,消除患者的顾虑。

判断铁剂的疗效:铁剂治疗有效最早的表现是患者自觉症状好转,最早的血常规改变是网织红细胞上升。口服铁剂 3～4 天后,网织红细胞计数开始上升,10 天时可达高峰;随后血红蛋白也开始上升,2 个月左右恢复正常。在此期间,应注意观察患者的面部、口唇、甲床等颜色有无改善,询问患者的自觉症状(如头晕、乏力、心悸等)有无好转,定期检测血常规、血清铁等,以判断药物的疗效。如治疗 3 周仍无反应,应考虑检查及诊断是否准确、病因是否去除、是否按医嘱用药、护理是否得当等。

(2)应用注射铁剂的护理:遵医嘱严格掌握注射剂量,以免因剂量过大而致铁中毒。①正确选择注射的部位和方法:宜深部肌内注射并经常更换注射部位,以促进吸收,避免硬结形成,必要时行局部热敷。由于药液溢出可引起皮肤染色,故注射时应避免药液外溢,并注意不要在皮肤暴露部位进行注射。②观察处理注射铁剂的不良反应:主要表现有局部肿痛、面色潮红、恶心、头痛、肌肉痛、腹痛、荨麻疹、低血压等,严重者可发生过敏性休克,注射时应备好肾上腺素,以便急救。部分患者可出现尿频、尿急,应嘱其多饮水。

4. 对症护理

患者因出现心脏并发症或严重贫血而需要输血时,应做好相应护理。

5. 心理护理

告知患者缺铁性贫血大多预后良好,去除病因及补充铁剂后多可较快恢复正常,以消除患者的思想顾虑。

6. 健康指导

(1)帮助患者及其家属掌握本病的有关知识和护理方法,并向其说明消除病因和坚持用药的重要性,使其主动配合。

(2)嘱患者注意休息与营养,合理膳食,避免偏食;尤其是对妊娠、哺乳期妇女和生长发育期的儿童,更应强调增加营养,多进食含铁丰富的食物;妊娠及哺乳期妇女可适当补充铁剂。

(3)遵医嘱规律用药,服药时避免同时食用可影响铁剂吸收的食物。

(4)告知患者要及时根治各种慢性出血性疾病。

第六章　神经内科疾病

第一节　三叉神经痛

三叉神经痛是一种发作性的三叉神经支配区域内的疼痛，因咀嚼等面部刺激可诱发疼痛。

一、病因与病理

三叉神经痛分原发性及继发性两类，后者指有明确的病因，如脑桥小脑三角肿瘤、半月神经节肿瘤、鼻咽癌、蛛网膜炎、多发性硬化等造成三叉神经分布区内的疼痛，这种疼痛常为持续性，且伴有三叉神经受损的客观体征，如角膜反射消失、面部痛觉减退等。以往认为，原发性三叉神经痛无明显病因，但随着三叉神经显微血管减压术的开展，人们逐渐认识到三叉神经痛的病因是由邻近血管压迫了三叉神经根所致，导致神经纤维相互挤压，逐渐发生脱髓鞘改变，引起邻近纤维之间发生短路，使轻微刺激即可形成一系列冲动，通过短路传入中枢，引起剧痛，这种疼痛持续时间短暂，但反复发作，无任何神经系统阳性体征。

二、临床表现

(1)本病多见于中老年人，女性患者较多。

(2)疼痛严格局限于三叉神经感觉支配区内，以上颌支(第 2 支)或下颌支(第 3 支)最常见，多为单侧性，极个别的患者可先后或同时发生两侧三叉神经痛。

(3)呈短暂发作性闪电样、刀割样、烧灼样、撕裂样疼痛；常伴有患侧面肌抽搐，历时几秒至 1～2 分钟，每次发作性质相似，间歇期无症状。

(4)发作时患者常紧按患侧面部或用力擦面部，以减轻疼痛，可致局部皮肤粗糙、眉毛脱落。

(5)常有触发点(或称扳机点)，多位于上唇外侧、鼻翼、颊部、舌缘等处，洗脸、刷牙易诱发上颌支疼痛发作；咀嚼、哈欠和讲话易诱发下颌支发作。患者因而不敢大声说话、洗脸或进食，严重影响正常生活，甚至导致营养状况不良，有的可产生消极情绪。

(6)部分患者发作时不断做咀嚼动作，严重病例伴同侧面部肌肉的反射性抽搐，称为痛性抽搐，可伴有面红、皮温高、结膜充血和流泪等。

(7)病程可呈周期性，每次发作可持续数日、数周或数月，缓解期可持续数日至数年；病程初期发作较少，间歇期较长，随病程进展，间歇期逐渐缩短。

(8)神经系统检查通常无阳性体征，通常自一侧的上颌支或下颌支开始，随病情进展而影响其他分支。由眼支起病者极少见。个别患者可先后或同时发生两侧三叉神经痛。

三、诊断

1. 诊断要点

(1)疼痛部位大多为单侧上、下颌部。

(2)疼痛表现为阵发的、时间短暂的针刺样、刀割样或撕裂样剧烈疼痛,发病前多无预兆,开始和停止都很突然,间歇期可完全正常。

(3)多于上唇、下唇、鼻翼、颊部及舌部等敏感区有扳机点,可在说话、进食、洗脸、剃须、刷牙、哈欠等机械刺激时诱发。

(4)发作呈周期性,持续数周、数月或更长,可自行缓解;初期发作较少,间歇期较长,随病程进展,发作次数逐渐增多,间歇期逐渐缩短。

(5)一般无神经系统阳性体征。

2. 辅助检查

三叉神经痛要做三叉神经诱发电位及眨眼反射等检查,并常规检查肝、肾功能。

四、鉴别诊断

1. 牙痛

牙痛一般为持续性钝痛,可因进食冷、热食物而加剧。

2. 鼻窦炎

鼻窦炎也表现为持续钝痛,可有时间规律,伴脓涕及鼻窦区压痛,鼻窦 X 线片有助于诊断。

3. 偏头痛

偏头痛以青年女性患者多见,发作持续时间为数小时至数天,疼痛性质为搏动性或胀痛,可伴有恶心、呕吐。先兆性偏头痛患者发作前常有眼前闪光、视觉暗点等先兆表现。

4. 舌咽神经痛

疼痛部位在舌根、软腭、扁桃体、咽部及外耳道,疼痛性质与三叉神经痛相似,为短暂发作的剧痛;用局麻药喷涂于咽部,可暂时镇痛。

5. 蝶腭神经痛

蝶腭神经痛又称 Sluder 综合征,鼻与鼻窦疾病易使翼腭窝上方的蝶腭神经节及其分支受累而发病,表现为鼻根后方、上颌部、上腭及牙龈部发作性疼痛,并向额、颞、枕、耳等部位扩散,疼痛性质呈烧灼样或刀割样,较剧烈,可持续数分钟至数小时,发作时可伴有患侧鼻黏膜充血、鼻塞、流泪。

五、治疗

(一)治疗原则

对于三叉神经痛,目前还缺乏绝对有效的治疗方法,治疗原则以止痛为目的,首选药物治疗,无效时可采用其他疗法。

(二)药物治疗

1. 抗痫药物

(1)卡马西平:为抗惊厥药,作用于网状结构、丘脑系统,可抑制三叉神经系统的病理性多神经元反射,初始剂量为0.1g,2次/天,以后每天增加0.1g,分3次服用,最大剂量为1.0g/d,疼痛停止后维持治疗剂量2周左右,逐渐减量至最小有效维持量。卡马西平的不良反应有头晕、嗜睡、走路不稳、口干、恶心等;孕妇忌用。

(2)苯妥英钠片:0.1g,3次/天,口服;如无效,可加大剂量,最大剂量不超过0.4g/d;若产生头晕、步态不稳、眼球震颤等中毒症状,应立即减量至中毒反应消失;若仍有效,即以此为维持量,疼痛消失后逐渐减量。

(3)加巴喷丁:0.3g,1次/天,口服;如无效,可加大剂量,最大剂量为1.8g/d。加巴喷丁的常见不良反应有嗜睡、眩晕、步态不稳等,随着药物的继续使用,症状可减轻或消失;孕妇忌用。

(4)普瑞巴林:起始剂量为每次75mg,每天2次;或者每次50mg,每天3次;或可在1周内根据疗效及耐受性增加至每次150mg,每天2次。普瑞巴林的常见不良反应有嗜睡、头晕、共济失调等,呈剂量依赖性,若需停用,应至少用1周后再逐渐减停。

2. 营养神经药物

(1)维生素 B_{12} 注射液:100~500μg,肌内注射,每周2次或3次,4~8周为1个疗程。

(2)维生素 B_1 注射液:100mg,肌内注射,1次/天,连用7~10天后改为口服10~20mg,3次/天。

(三)封闭治疗

封闭治疗可用无水乙醇或甘油封闭三叉神经分支或半月神经节,破坏感觉神经细胞,以达到止痛效果。其常见不良反应为注射区面部感觉缺失。本法简易安全,但疗效不持久,适用于药物治疗无效或有明显不良反应、拒绝或不适合进行手术治疗的患者。

六、护理

1. 常规护理

(1)一般护理:保持室内光线柔和,周围环境安静、清洁、整齐和安全,避免患者因周围环境刺激而产生焦虑,加重疼痛。

(2)饮食护理:嘱患者饮食宜清淡,保证机体营养,避免进食粗糙、干硬、辛辣食物,严重者可予以流质饮食。

(3)心理护理:由于本病为突然发作的、反复的、阵发性剧痛,患者易出现精神抑郁和情绪低落等表现,因此护士应根据患者不同的心理给予疏导和支持,帮助患者树立战胜疾病的信心,积极配合治疗。

2. 专科护理

(1)症状护理:询问患者疼痛的部位、性质,与患者进行交谈,帮助患者了解疼痛的原因与诱因;与患者讨论减轻疼痛的方法,如精神放松、听轻音乐、让患者回忆一些有趣的事情等,使其分散注意力,以减轻疼痛。

(2)药物治疗的护理:注意观察药物的疗效与不良反应,发现异常情况时应及时报告医生处理。原发性三叉神经痛首选卡马西平治疗，其不良反应为头晕、嗜睡、口干、恶心、皮疹、再生障碍性贫血、肝功能损害、智力和体力衰弱等，护理者必须注意观察，每1～2个月复查肝功能和血常规。患者偶有皮疹、肝功能损害和白细胞减少，需停药观察，也可按医生建议单独或联合使用苯妥英钠、氯硝西泮、巴氯芬片、野木瓜等治疗。

(3)经皮选择性半月神经节射频电凝术术后并发症的护理：术后应观察患者的恶心、呕吐反应，随时处理污物，遵医嘱补液、补钾；术后询问患者有无局部皮肤感觉减退，观察其是否有同侧角膜反射迟钝、咀嚼无力、面部异样不适等感觉，并注意给患者进软食，并使洗脸水的温度适宜；如有术中穿刺方向因偏内、偏深而误伤视神经，引起视力减退、复视等并发症，应积极遵医嘱给予治疗，并防止患者因活动而摔伤、碰伤。

3. 健康指导

(1)应注意药物的疗效与不良反应，在医生指导下减量或更改药物。

(2)服用卡马西平期间应每周检查血常规，每月检查肝、肾功能，有异常情况应及时就医。

(3)嘱患者应积极锻炼身体，以增加机体的抵抗力。

(4)指导患者生活要有规律，合理休息、娱乐；鼓励患者运用听音乐、阅读报刊等方式分散注意力，消除紧张情绪。

(5)指导患者注意避免面颊、上颌、下颌、舌部、口角、鼻翼等局部刺激，进食易消化、流质饮食，咀嚼时尽量使用健侧；洗脸水温度应适宜，不宜过冷或过热。

第二节　特发性面神经麻痹

特发性面神经麻痹又称贝尔麻痹，是指病因不明的、面神经管内面神经的急性非化脓性炎症所致的单侧周围性面神经麻痹。

一、病因

特发性面神经麻痹发病的外在原因尚未明了，有人推测可能因面部受冷风吹袭，面神经的营养微血管痉挛，引起局部组织缺血、缺氧所致，也有人认为与病毒感染有关，但一直未分离出病毒，近年来也有人认为其可能是一种免疫反应。膝状神经节综合征则系带状疱疹病毒感染，使膝状神经节及面神经发生炎症所致。

二、临床表现

(1)本病可发生于任何年龄，男性略多，通常急性起病，症状可于数小时至1～3天达到高峰。病初可伴麻痹侧乳突区、耳内或下颌疼痛。

(2)患侧表情肌瘫痪，可见额纹消失，不能皱额蹙眉，眼裂变大，眼睑不能闭合或闭合不全；闭眼时眼球向外上方转动，显露白色巩膜，称为Bell征；鼻唇沟变浅，口角下垂，示齿时口角偏向健侧；口轮匝肌瘫痪，使鼓腮和吹口哨漏气；颊肌瘫痪，可使食物滞留于病侧齿、颊之间。病变多为单侧性，双侧多见于吉兰-巴雷综合征。

(3)鼓索以上的面神经病变出现同侧舌前2/3味觉丧失；发生镫骨肌支以上受损时，可出现同侧舌前2/3味觉丧失和听觉过敏；膝状神经节病变除有周围性面瘫、舌前2/3味觉障碍和听觉过敏外，还可有患侧乳突部疼痛、耳郭和外耳道感觉减退、外耳道或鼓膜疱疹，称为Hunt综合征。

(4)通常在起病后2周进入恢复期。

三、诊断

1. 诊断要点

(1)起病急骤,且很少有自觉症状,症状可于48小时达到高峰,病前常有耳后疼痛。

(2)任何年龄均可发病,多见于20～40岁,男性多于女性。

(3)面部各表情肌发生不同程度瘫痪,患侧前额皱纹消失,不能皱额和皱眉,鼻唇沟变浅,上、下眼睑不能完全闭合,口角歪斜,鼓腮、吹气功能障碍。

(4)不同部位的面神经损害可出现不同表现。①膝状神经节前损害:患者有面瘫,味觉丧失,涎腺、泪腺分泌障碍,听觉改变。②膝状神经节病变:患者除有膝状神经节前损害的表现外,还有Hunt综合征,系带状疱疹病毒感染所致。③茎乳孔附近病变:患者有典型的周围性面瘫体征。

2. 辅助检查

(1)脑脊液检查:多数正常,极少数患者脑脊液的淋巴细胞和单核细胞增多。

(2)肌电图面神经传导速度测定:有助于判断面神经损害是暂时性传导障碍还是永久性的失神经支配(病后3个月左右测定)。

(3)面神经兴奋阈值测定:病程早期测定有助于评估预后。

(4)复合肌肉动作电位:病后3～4周测定可以评估预后。

四、鉴别诊断

本病根据急性发病、一侧的周围性面瘫,而无其他神经系统阳性体征即可诊断,但需与下列疾病鉴别。

(1)吉兰-巴雷综合征:可出现周围性面瘫,多为双侧性。对称性肢体下运动神经元瘫痪和脑脊液蛋白细胞分离现象是其特征性表现。

(2)各种中耳炎、迷路炎、乳突炎等并发的耳源性面神经麻痹:多有原发病的特殊症状及病史。

(3)颅后窝的肿瘤或脑膜炎引起的周围性面瘫:大多起病缓慢,且有其他脑神经受损或原发病的表现。

(4)莱姆病:多经蜱叮咬传播,伴有慢性游走性红斑或关节炎史,可应用病毒分离及血清学试验证实。

(5)糖尿病性神经病变:有糖尿病病史,常伴有其他脑神经麻痹,以动眼神经、展神经及面神经麻痹居多,可单独发生。

五、治疗

(一)治疗原则

本病的治疗原则为改善局部血液循环,减轻面神经水肿,缓解神经受压,促进神经功能恢复。

(二)药物治疗

1. 皮质类固醇(急性期尽早使用)

(1)地塞米松:10～20mg/d,静脉滴注,1次/天,连用7～10天后逐渐减量。

(2)泼尼松片:30mg/d,顿服或分 2 次口服,1 周后逐渐停用。

2. 抗病毒治疗

阿昔洛韦片,0.2g,口服,5 次/天,连服 7～10 天。需要注意的是,由带状疱疹病毒引起者,需与糖皮质激素合用。

3. 其他辅助治疗

(1)ATP:20mg,口服,3 次/天。

(2)地巴唑片:20mg,口服,3 次/天。

4. B 族维生素(可两种合用)

(1)维生素 B_1:100mg,肌内注射,1 次/天,连用 10 天后改为口服,20mg,3 次/天。

(2)维生素 B_{12}:500μg,肌内注射,1 次/天,连用 10 天后改为口服,500μg,3 次/天。

(三)理疗

急性期可在茎乳口附近行超短波透热疗法、红外线照射或局部热敷等,有利于改善局部血液循环,减轻神经水肿。

(四)其他治疗

注意对眼睛的保护,如戴眼镜、用无菌石蜡油滴眼、使用眼药水和抗生素眼药膏等。

(五)康复治疗

恢复期可行碘离子透入疗法、针灸(取地仓、翳风、太阳、风池、合谷、足三里等穴位,强刺激)、电针治疗,以及面部锻炼与按摩患侧表情肌等。

六、护理

(一)常规护理

(1)一般护理:嘱患者急性期应注意休息,防风,防受寒,特别是患侧茎乳孔周围,应加以保护,如出门穿风衣或系围巾等,避免诱因。

(2)饮食护理:嘱患者饮食宜清淡,保证机体营养,避免粗糙、干硬、辛辣食物,严重者可予以流质饮食;有味觉障碍的患者,应注意食物的冷热程度,防止烫伤或冻伤口腔黏膜。

(3)心理护理:患者因口角歪斜而难为情,心理负担加重,护士应向患者解释病情的过程、治疗和预后,开导患者积极配合治疗,使患者树立战胜疾病的信心。

(二)专科护理

1. 症状护理

(1)对因不能闭眼而致角膜长期暴露的患者,应给予眼罩加以防护,局部涂以眼膏或滴眼药水,以防发生感染。

(2)口腔麻痹侧有食物残存时,应给予漱口或行口腔护理,及时清除食物残渣,保持口腔清洁,预防口腔感染。

(3)应尽早加强面肌的主动和被动运动,可教患者对着镜子做皱眉、举额、闭眼、露齿、鼓腮和吹口哨等动作,每天数次,每次 5～15 分钟,并辅以面部肌肉按摩。

2.治疗性护理

(1)急性期给予茎乳孔附近特定核磁波(TDP)治疗仪照射:照射时嘱患者应戴上有色眼镜或眼罩保护眼睛,以免发生眼球干涩;照射距离以20～30cm为宜,以防灼伤。

(2)热疗:指导患者可在耳后部及病侧面部用温毛巾热敷,热敷时谨防烫伤。

(3)面部按摩:教会患者用手紧贴于瘫痪侧肌上做环形按摩,每天3次,每次10～15分钟,以促进血液循环,消除面部水肿,增加面部肌肉群的弹性恢复。

(4)中医治疗:发病7天之内是面神经缺血水肿期,也是面神经麻痹的急性发病期,如尽早进行针灸治疗,则有利于减轻水肿、促进恢复。

3.康复训练

嘱患者尽早行面肌的主动与被动训练;当神经功能开始恢复后,指导患者练习瘫侧面肌的随意运动,如抬额、皱眉、闭眼、吹口哨、鼓腮、耸鼻等动作,以便早日康复。

(三)健康指导

(1)对于应用激素治疗的患者,应向其介绍使用激素治疗的目的是改善血液循环,使局部炎症及水肿消退,短时期使用激素不良反应很少,以消除患者不愿意服用激素的顾虑。

(2)对于恢复期患者,告之其需继续遵医嘱服药。

(3)告知患者及早进行面肌锻炼是减少并发症及后遗症的关键,指导患者进行自我按摩,以促进面部功能的恢复。

(4)对于未完全治愈者,每1～2个月门诊或电话随访1次,以便检查患者口眼闭合情况。

(5)告知患者注意休息,不可过度劳累,外出时须戴口罩、眼镜,避免患侧面部直接吹风。

(6)告知患者应避免冷风刺激,勿用冷水洗脸,不要夜间开窗睡觉,防止再度受凉。

第三节　多发性神经病

多发性神经病是指主要表现为四肢对称性末梢型感觉障碍、下运动神经元瘫痪和/或自主神经障碍的临床综合征,亦称多发性神经炎、周围神经炎或末梢神经炎。

本病可发生于任何年龄,无论是周围神经的神经元病、轴突变性或节段性脱髓鞘,只要累及全身,特别是四肢的周围神经,都可表现为多发性神经病。

一、病因

药物、农药、重金属中毒、营养缺乏、代谢性疾病及慢性炎症性病变均能引起多发性神经病,如糖尿病患者应用异烟肼、呋喃类、痢特灵及抗癌药,重金属或化学药品中毒,恶性肿瘤,慢性酒精中毒,慢性胃肠道疾病及胃肠大部切除术后,以及麻风、尿毒症、白喉、血卟啉病等。部分患者病因不明。

二、临床表现

1.临床症状与体征

由于本病为多种病因所致,可发生于任何年龄,因此其发病形式、病情、病程各不相同,临床表现主要为肢体远端对称性分布的感觉、运动和/或自主神经障碍。

(1)感觉障碍:早期出现感觉异常,如针刺感、蚁行感、烧灼感、触痛感和感觉过度,病情进展可出现肢体远端对称性深、浅感觉减退或缺失,呈手套、袜套样分布。

(2)运动障碍:肢体远端对称性无力,可伴有肌萎缩、肌束颤动等;晚期肌肉挛缩明显,可出现畸形。

(3)自主神经障碍:表现为肢体末端皮肤菲薄、干燥、苍白、变冷、发绀、汗多或无汗,指/趾甲粗糙、松脆等,可伴有高血压或直立性低血压等。

2. 病程进展

无论是感觉、运动还是自主神经障碍的症状和体征改变,其程度总是随病情发展而加重,受累区域亦随之由远端向近端扩展,病情缓解则自近端向远端恢复,程度亦减轻。

三、诊断

1. 诊断要点

根据肢体远端手套、袜套样分布的对称性感觉障碍,末端明显的弛缓性瘫痪,自主神经功能障碍,肌电图、神经传导速度及神经组织活检改变,本病的诊断并不困难。神经传导速度测定有助于早期诊断亚临床病例,而纯感觉或纯运动轴突变性多发性神经病常提示神经元病。

2. 辅助检查

(1)脑脊液检查:一般正常,个别患者有脑脊液蛋白含量轻度升高。

(2)肌电图检查:肌电图表现为神经源性损害,神经传导速度可有不同程度的减慢。

(3)神经活检:可见周围神经节段性髓鞘脱失或轴突变性。

四、鉴别诊断

(1)周期性瘫痪:多反复发作,无感觉障碍;发作期血清钾多低于 3.5mmol/L,心电图可有低钾表现,经补钾后会很快好转。

(2)亚急性联合变性:有肢体远端麻木、无力,但以深感觉障碍为主,有锥体束征阳性、腱反射增强。

(3)急性脊髓灰质炎:肢体瘫痪呈脊髓节段分布且多不对称,无感觉障碍,脑脊液蛋白、细胞均增多,肌电图有失神经支配现象。

五、治疗

1. 治疗原则

本病的治疗原则包括病因治疗、营养神经、对症支持及并发症的防治。

2. 一般治疗

(1)急性期患者应卧床休息,特别是累及心肌者。

(2)加强营养,调节饮食,多摄入富含维生素的蔬菜、水果以及奶类、豆制品等,并为患者制订合理的营养食谱。

(3)对重症患者,须加强护理。有四肢瘫痪的患者,应定时翻身;有手、足下垂者,须应用甲板或支架,以维持肢体的功能位,预防瘫痪肢体挛缩和畸形等。

(4)恢复期患者,治疗可采用针灸、理疗、按摩及康复训练等。

3.病因治疗

(1)中毒性多发神经病:病因治疗具体如下。

1)治疗原则:采取积极措施,阻止毒物继续进入人体,加速毒物排出及使用解毒剂等。

2)药物治疗:①重金属砷中毒,给予二巯基丙醇,3mg/kg,肌内注射,每4～6小时1次,2～3天后改为2次/天,连用10天。②铅中毒,给予二硫丁二酸钠,1g,加入500mL生理盐水中,静脉滴注,1次/天,5～7天为1个疗程,重复2个或3个疗程;或给予依地酸钙钠,1g,加入5%葡萄糖注射液500mL中,静脉滴注,1次/天,3～4天为1个疗程,停用2～4天后可重复3～4个疗程。

(2)营养缺乏及代谢障碍性多发性神经病的治疗:应积极治疗原发病,如有糖尿病者,应严格控制血糖;有尿毒症者,可行血液透析或肾移植;有黏液性水肿者,可用甲状腺素治疗;有并发肿瘤者,切除肿瘤可缓解。

4.其他药物治疗

(1)皮质类固醇:①泼尼松,10mg,3次/天,口服。②地塞米松,0.75mg,3次/天,口服,7～14天后逐渐减量,1个月为1个疗程。③重症病例可用地塞米松,10～20mg,加入5%葡萄糖注射液100mL中,静脉滴注,1次/天,连用2～3周后改为口服。

(2)神经营养:①维生素B_1,100mg,肌内注射,1次/天,连用10～20天后改为口服,10～20mg,3次/天。②维生素B_{12},250～500μg,肌内注射,1次/天,连用10～20天后改为口服,500μg;或甲钴胺,500μg,3次/天。③重症病例可用神经生长因子,20μg,加入灭菌注射用水2mL中,肌内注射,1次/天,连用20天。

(3)加兰他敏注射液:2.5～5mg,肌内注射,1次/天。

(4)疼痛明显者,可用各种止痛剂;病情严重者,可用卡马西平或苯妥英钠。

六、护理

(一)常规护理

(1)一般护理:急性期应卧床休息,特别是维生素B_1缺乏和白喉性多发性神经病等累及心肌者;重症患者有肢体瘫痪时,应保持肢体处于功能位。

(2)饮食护理:给予患者高热量、高维生素、清淡、易消化饮食;嘱患者多吃新鲜水果、蔬菜,以补充足够的B族维生素;对于营养缺乏者,要保证各种营养物质的充分和均衡供给;对于有烟酒嗜好,尤其是长期酗酒、大量吸烟者,要规劝其戒酒、戒烟。

(3)生活护理:评估患者的生活自理能力,对于有肢体麻木、乏力、步态不稳及急性起病而需卧床休息的患者,应给予其进食、穿衣、洗漱、排尿、排便及个人卫生等生活上的照顾,满足患者的生活需求;做好患者的口腔及皮肤护理,协助其翻身,以促进患者的睡眠,预防压疮等并发症;尤其是对于有多汗或皮肤干燥、脱屑等自主神经障碍者,要嘱其勤换衣服、被褥,保持床单位整洁,减少机械性刺激,并督促患者勤洗澡或给予患者协助床上擦浴,指导其涂抹防裂油膏。

(4)心理护理:护士应多与患者交谈,及时了解患者的想法,为其介绍疾病的病因、进展及预后,减轻患者的心理负担,使患者懂得肢体功能锻炼的重要性,从而主动配合治疗。

(二)专科护理

1. 症状护理

(1)对有感觉障碍的患者,应注意勿使患者烫伤和冻伤,禁用热水袋;加强皮肤护理,每天用温水为患者泡手、泡脚,并辅以局部按摩,以刺激和促进患者对感觉的恢复。

(2)对有手、足运动障碍的患者,护士既应给予日常生活协助,又要鼓励和督促患者做一些力所能及的事情,并指导患者进行手、足功能的锻炼;对于四肢瘫痪者,应定时为其翻身,维持肢体功能位;有手足下垂者,可用夹板和支架,以防瘫痪肢体的挛缩和畸形。

(3)对多汗的患者,应嘱其及时更换衣服、床单,保持床单平整、无屑,注意水、电解质平衡。

2. 用药护理

指导患者正确服药和学会观察药物的不良反应。如病情需要继续使用异烟肼者,应配以较大剂量的维生素 B_6,以防因维生素 B_6 缺乏而出现周围神经炎、眩晕、失眠、惊厥等中枢神经反应;有砷中毒者,用二巯丙醇时,应深部肌内注射,防止局部硬结形成。有铅中毒者,用二巯丁二钠静脉滴注时可产生神经系统不良反应,应注意观察,有异常时应及时报告医生。

3. 康复护理

指导患者进行肢体的主动和被动运动,并辅以针灸、理疗、按摩,防止肌肉萎缩和关节挛缩、促进知觉恢复;鼓励患者在能够承受的活动范围内坚持日常生活锻炼,并为其提供宽敞的活动环境和必要的辅助设施。

(三)健康指导

(1)疾病预防指导:嘱患者生活要有规律,合理饮食,均衡营养,戒烟限酒,尤其是怀疑有慢性酒精中毒者,应戒酒、预防感冒、避免药物和食物中毒,保持平衡心态,积极治疗原发病。

(2)疾病知识指导:告知患者及其家属疾病的相关知识与自我护理方法,帮助患者分析、寻找病因和不利于恢复的因素,每天坚持适度的运动和肢体功能锻炼,防止跌倒、坠床、外伤、烫伤和肢体挛缩畸形;嘱患者每晚睡前用温水泡脚,以促进血液循环和感觉恢复,增进睡眠;有糖尿病周围神经病者,应特别注意保护足部,预防发生糖尿病足;有直立性低血压者,起坐、站立时动作要慢,注意做好安全防护。嘱患者定期门诊复查,当感觉和运动障碍症状加重或出现外伤、感染、尿潴留、尿失禁时,应立即就诊。

第四节 急性脊髓炎

急性脊髓炎是指各种感染引起自身免疫反应所致的急性横贯性脊髓炎性病变,又称急性横贯性脊髓炎,是临床上最常见的一种脊髓炎,以病损平面以下肢体瘫痪、传导束性感觉障碍和尿便障碍为特征。

一、病因与病理

本病的病因不清,多数患者出现脊髓症状前 1～4 周有呼吸道感染的发热、腹泻等病毒感染症状,但脑脊液未检出抗体,神经组织亦未分离出病毒,其发生可能为病毒感染后诱发的异常免疫应答,而不是感染因素的直接作用。病变可累及脊髓的任何节段,以胸段($T_3 \sim T_5$)最为常见，其次为颈段和腰段。病理改变主要为充血、水肿、炎性细胞浸润、白质髓鞘脱失、胶质细胞增生等。本病若无严重并发症，通常 3～6 个月可恢复至生活自理；若合并压疮、肺部或泌尿系统感染，常影响康复，或遗留后遗症。部分患者可死于并发症，如上升性脊髓炎患者，往往短期内死于呼吸及循环衰竭。

二、临床表现

(1)急性横贯性脊髓炎：各年龄组均可发病，以青壮年人为多，常散在发病，无性别差异。部分患者在脊髓症状出现之前 1～4 周有发热、全身不适等上呼吸道感染或腹泻病史，或有负重、扭伤等诱因。本病多急性起病，常在数小时至数日内发展为完全性瘫痪，部分患者在出现瘫痪前、后有背部疼痛、腰痛和束带感，以及肢体麻木、乏力、步履沉重等先兆症状。

(2)运动障碍：脊髓炎以胸段最常见，约占全部脊髓炎患者的 74.5%，常表现为双下肢截瘫，早期呈迟缓性瘫痪，肢体肌张力降低，腱反射减弱或消失，病理反射阴性，腹壁及提睾反射均消失，此期为脊髓休克期。脊髓休克期持续时间差异很大，数日至数周不等，以 1～2 周最多见。休克期越长，说明脊髓损害越严重。若为完全性损害，脊髓休克期会更长。

(3)感觉障碍：见于传导束型，急性期病变节段以下所有深、浅感觉缺失，有些患者在感觉缺失区上缘可有 1 个或 2 个节段的感觉过敏区，病变节段可有束带感觉异常。局灶性脊髓炎可表现为脊髓半切综合征型的感觉障碍，即病变的同侧深感觉缺失和对侧浅感觉缺失。

(4)自主神经功能障碍：脊髓炎的自主神经功能障碍主要为括约肌功能障碍，早期主要表现为大小便潴留。个别少数脊髓横贯性损害和骶段脊髓损害的患者长期呈现迟缓性瘫痪，膀胱功能长期不能恢复，肛门括约肌长期松弛，结肠蠕动减弱，从而无排便反射和排便能力；其他还有病变节段以下的皮肤干燥、不出汗、热天可因出汗不良而致体温升高等。颈段脊髓炎患者常因颈交感神经节和颈髓损害而出现 Horner 综合征。

(5)急性上升性脊髓炎：起病急骤，瘫痪和感觉障碍从足部开始，在 1 日至数日内迅速向上蔓延，出现呼吸困难、吞咽困难和不能言语，甚至影响到脑干，导致呼吸中枢麻痹而死亡，临床少见，预后多不良。

(6)弥散性脑脊髓炎：当上升性脊髓炎的病变进一步上升累及脑干时，出现多组脑神经麻痹，累及大脑出现精神异常或意识障碍者，病变弥散已超出脊髓的范围，故称为弥散性脑脊髓炎。

(7)脊膜脊髓炎与脊膜脊神经根脊髓炎：病变影响到脊膜和脊神经根时，患者可出现脑膜和神经根刺激症状，体格检查时可有项强、Kernig 征、Lasegue 征呈阳性等，分别被称为脊膜脊髓炎和脊膜脊神经根脊髓炎。

三、诊断

1. 诊断要点

(1)急性或亚急性起病，多见于青壮年人，病前常有前驱感染或疫苗接种史。

(2)脊髓横贯性损害：包括运动、感觉及自主神经功能障碍。

(3)脑脊液中白细胞可轻度增高，以淋巴细胞为主，急性期可有中性粒细胞增多，蛋白可正常或轻度增多。

(4)脊髓严重肿胀,MRI 显示病变部脊髓增粗,病变节段脊髓内多发片状或较弥散的 T_2 高信号,强度不均,可有融合,部分病例可始终无异常。

2. 辅助检查

(1)周围血常规检查:病程早期可有轻度白细胞增多,当并发感染时可明显增多。

(2)脑脊液检查:脑脊液压力正常,外观无色、透明,常有轻至中度白细胞增多,蛋白质和白细胞数增多的程度与脊髓的炎症程度和血脑屏障破坏程度相一致。

(3)X 线检查:脊柱摄片检查无异常改变,或可见与脊髓病变无关的轻度骨质增生,可排除骨转移瘤、骨结核等引起的脊髓病。

(4)CT 检查:可排除继发性脊髓病,如脊柱病变性脊髓病等,对脊髓炎本身诊断意义不大。

(5)MRI 检查:对于早期明确脊髓病变的性质、范围、程度和确诊急性非特异性脊髓炎是最可靠的措施。急性横贯性脊髓炎 MRI 表现为急性期可见病变脊髓节段水肿、增粗;受累脊髓内显示斑片状长 T_1、长 T_2 异常信号,在 T_1 加权像上呈 T_1 低信号、T_2 高信号,对鉴别多发性硬化更可靠。

(6)脑干诱发电位检查:可排除脑干和视神经病变,对早期鉴别视神经脊髓炎有帮助。

四、鉴别诊断

(1)脊髓血管病:脊髓前动脉闭塞综合征容易和急性脊髓炎混淆,病变部位常出现神经根痛,短时间内可出现截瘫、痛温觉缺失、尿便障碍,但深感觉存在;脊髓出血较少见,多由外伤或脊髓血管畸形引起,起病急骤,伴有剧烈背痛、肢体瘫痪和尿便潴留,可通过脊髓磁共振成像及脑脊液检查鉴别。

(2)急性脊髓压迫症:脊柱结核或转移癌造成椎体破坏,突然塌陷而压迫脊髓,出现横贯性脊髓损害,通过磁共振成像较容易鉴别。

(3)急性硬脊膜外脓肿:有化脓性病灶及感染病史,病变部位有压痛,腰椎穿刺有梗阻现象,外周血和脑脊液白细胞增多明显,脑脊液蛋白含量明显升高,MRI 可协助诊断。

(4)急性炎症性脱髓鞘性多发性神经病:肢体呈迟缓性瘫痪、末梢型感觉障碍,可伴有颅神经受损,括约肌功能障碍一般少见;脊髓 MRI 正常,脑脊液蛋白细胞分离,肌电图示神经传导速度减慢。

五、治疗

1. 治疗原则

急性脊髓炎应早诊断、早治疗,精心护理,早期康复训练对预后十分重要。其治疗原则为抑制亢进的免疫反应,减轻脊髓损伤,防治继发感染和各种并发症,促进脊髓功能恢复,减少后遗症。

2. 药物治疗

(1)糖皮质激素:可用地塞米松 10~20mg/d,静脉滴注,7~14 天后改为泼尼松,30~60mg/d,口服,根据病情的好转而逐渐减量至停用;也可合用甲泼尼龙冲击治疗,成人 1g/d,静脉滴注,连用 3~5 天后改为泼尼松口服。

(2)B族维生素:维生素 B_1,10～20mg,3次/天;维生素 B_6,10～20mg,3次/天;维生素 B_{12},500mg,每天1次或2次。

(3)硝酸士的宁:1～2mg/d,肌内注射,注意药物不良反应。

(4)大剂量免疫球蛋白:0.4g/(kg·d),静脉滴注,连续用3～5天为1个疗程。

(5)营养神经的药物:可用胞磷胆碱钠,0.5～0.75g/d;或神经节苷脂,40～100mg/d;静脉滴注,2周为1个疗程。

(6)恢复期肌肉痉挛的药物治疗:可口服地西泮,2.5mg,每天2次或3次;卡马西平,0.1～0.2g,3次/天;或乙哌立松,25～50mg,每天2次或3次。

3. 康复治疗

加强肢体的功能锻炼,及早进行被动、主动的功能锻炼,并可进行针灸、按摩、理疗等。

4. 并发症的治疗

(1)肺部感染者:应加强护理,保持呼吸道通畅,根据痰培养及药敏试验结果选择抗生素。

(2)泌尿系统感染者:用3%的硼酸水冲洗膀胱,选用适当抗生素进行治疗。

(3)并发压疮者:应勤翻身,保持局部干燥并敷贴溃疡膜等。

六、护理

(一)常规护理

1. 饮食指导

嘱患者进食高蛋白、高维生素且易消化的饮食,多吃瘦肉、豆制品、新鲜蔬菜、水果和含纤维素多的食物,摄取足够的热量与水分,以刺激肠蠕动,减轻便秘和肠胀气。

2. 心理护理

(1)由于患者突发截瘫,生活不能自理,因此患者易出现悲观、绝望、情绪急躁和忧虑等不良心理反应,应加强与患者的沟通,及时了解患者的心理状况,向其介绍疾病的过程、转归和预后,以便患者能积极配合治疗。

(2)指导患者家属在生活上给予患者体贴和关怀,帮助其树立战胜疾病的信心。

(二)专科护理

1. 保持呼吸道通畅

(1)脊髓高位损伤或出现呼吸困难时,可给予患者低流量吸氧。

(2)呼吸道痰鸣音明显时,应鼓励、指导患者有效咳痰。如咳痰无力,可予以吸痰管吸痰,清除痰液,每天按时给予雾化吸入,稀释痰液,减轻或消除肺部感染,以利于排痰;同时,雾化后及时有效吸痰,以减少痰液坠积、结痂。

(3)对于舌后坠者,给予口咽通气管固定后,予以吸痰管吸痰,同时注意口腔清洁。

(4)患者出现呼吸困难且呼吸无效时,应准备好气管插管、呼吸机,并及时通知医生。

2. 促进膀胱功能恢复

对于排尿困难或尿潴留的患者,可给予膀胱区按摩、热敷或进行针灸、穴位封闭等治疗,促使膀胱肌收缩、排尿;当膀胱残余尿量少于100mL时,一般不再导尿,以防膀胱挛缩,排放尿液的同时，可采用一些方法刺激诱导膀胱收缩，如轻敲患者下腹部和让患者听流水声等。

3. 留置尿管的护理

(1)严格进行无菌操作，定期更换尿管和无菌接尿袋，每天进行尿道口的清洗、消毒，防止逆行感染。

(2)观察尿的颜色、性质与量，注意有无血尿、脓尿或结晶尿。

(3)每 4 小时开放尿管 1 次，以训练膀胱的充盈与收缩功能。

(4)鼓励患者多饮水，2500～3000mL/d，以稀释尿液，促进代谢产物的排泄。

4. 便秘的护理

对于便秘患者，应保证适当的高纤维饮食与水分的摄取，依照患者的排便习惯，选择一天中的一餐前给缓泻剂，饭后因有胃结肠反射，当患者有便意时，指导并协助患者增加腹压，引发排便，必要时可于肛内塞入开塞露一两支，无效时，可予以不保留灌肠，每天固定时间进行，以养成患者的排便规律。

5. 大便失禁的护理

对于大便失禁的患者，应选择易消化、吸收的高营养低排泄的要素饮食，同时指导患者练习腹肌加压与肛门括约肌的收缩，掌握进食后的排便时间规律，协助放置排便用品(便盆、尿垫)，随时清洁排便后的肛周皮肤。

6. 做好皮肤护理，预防压疮、烫伤、冻伤

(1)每班换班时认真进行床头交接，检查患者的皮肤，观察有无发红等情况；每天为患者清洁皮肤，随时保持患者床单位的平整、干净、干燥。

(2)对排便异常患者，应及时清理其排泄物，用温水擦洗，维持患者会阴、肛周皮肤的清洁、干燥，观察其皮肤有无红肿、破溃。出现臀红、肛周皮肤浸渍者，可予赛肤润喷涂后轻轻按摩 1 分钟。

(3)每 1～2 小时为患者翻身 1 次，对骨突或受压部位，如脚踝、足跟、膝部、股关节、肘部等最易受压的部位经常检查，并予以按摩，促进皮肤的血液循环。

(4)使用一些护理用具，如气垫床，通过电动气泵自动交替充气，以改变患者的全身受压点，减少压力集中于局部而造成的皮肤受损(注意气垫床并不能替代定时翻身)；将骨隆突部位置入半开放的小垫圈中，使骨突处半悬而不受压(半封闭形小垫圈)。例如，将安普贴平敷于因受压而发红的部位或皮肤表浅破溃处，7～10 天更换 1 次，可防止局部摩擦，减少受压，保护外周皮肤。

(5)了解患者是一侧痛、温度觉障碍，还是病变节段以下感觉障碍或自主神经功能障碍。根据感觉障碍情况进行正确护理：依据输液选择健侧、上肢的原则，输液前认真观察准备输液肢体一侧的皮肤情况，输液后随时观察输液肢体局部及皮肤情况，以免输液外渗而致感觉减退，造成严重损伤、自主神经功能障碍及皮肤红肿；给予洗漱、浸浴时，水温勿过热，以免造成烫伤(比正常人感觉适度的温度要低)。

7. 肢体康复

(1)每次为患者翻身后，应将其肢体位置摆放正确，并为其做被动或主动的关节运动。

(2)训练患者仰卧时抬高臀部，以便在床上取放便器；给予患者日常生活活动训练，使患者能自行穿(脱)衣服、进食、盥洗、排尿、排便、淋浴以及开关门、窗、电灯、水龙头等,增进患者自我照顾的能力。

(3)当患者第一次坐起时,尤其是半身瘫痪者,应嘱其在起身之前穿着弹力袜,以增加静脉血回流量,并逐渐增加坐位的角度,以防发生体位性低血压。

(4)鼓励患者持之以恒,循序渐进。

8. 用药护理

(1)了解患者使用激素治疗的时间,并观察应用激素治疗后原症状是否好转或加重,及时反馈给医生。患者使用激素治疗期间,应注意补钾;当大剂量使用激素时,应注意患者有无消化道出血倾向,观察粪便颜色,必要时做大便潜血试验。

(2)患者临床症状的变化与脊髓损伤所致症状进行比较、区分,激素大剂量、长时间治疗会出现相应的不良反应,如面色潮红、情绪激动、入睡困难甚至心率增快等,患者对此不能正确认识,而且不能耐受,因此需要对其用药进行详细的指导,以及通知医生给予必要的对症处理。护士应向患者说明上述表现是由药物所致,而且随着药物的减量,症状也会减轻,停药后症状会消失;药物必须按时使用,严禁骤然停药,否则会引发病情加重。

(三)健康指导

1. 疾病知识指导

本病恢复时间长,护士应指导患者及其家属掌握疾病康复的知识和自我护理方法,应合理饮食,加强营养,多食瘦肉、鱼、豆制品、新鲜蔬菜、水果等高蛋白、高纤维素食物,保持排便通畅,避免受凉、感染等诱因,鼓励患者树立信心,保持健康心态。

2. 康复指导

卧床期间,嘱患者应定时翻身,掌握尿、便的管理方法,养成良好的卫生习惯,保持清洁舒适,预防压疮;肌力开始恢复后,应加强肢体的被动与主动运动,进行日常生活动作训练,尽量利用残存功能代偿,独立完成各种生活活动和做力所能及的家务。

3. 预防尿路感染

带尿管出院者,应向患者及照顾者讲授留置导尿的相关知识和操作注意事项,避免集尿袋接头的反复打开,防止逆行感染;保持患者外阴部的清洁,定时开放尿管,多喝水,以达到促进代谢产物排泄、自动冲洗膀胱的目的。告知患者膀胱充盈的指征与尿路感染的相关表现;告知患者如发现尿液引流量明显减少或无尿、下腹部膨隆,小便呈红色或混浊时,应及时就诊。

第五节　脊髓压迫症

脊髓压迫症是指由各种性质的病变引起脊髓、脊神经根及其供应血管受压的一组病症。脊髓压迫症是由脊髓内、外的占位性结构压迫脊髓、脊神经根及其血供所引起的半切或横贯性脊髓病变,表现为病变节段以下的运动、感觉和自主神经功能障碍。脊髓压迫症按发病的急缓不同,可分为急性脊髓压迫症和慢性脊髓压迫症;按发病部位不同,可分为椎管内脊髓外的硬膜外脊髓压迫症、硬膜下脊髓压迫症及椎管内脊髓内压迫症。本病的病因以椎管内肿瘤最为多见。

一、病因与病理

(1)肿瘤:绝大多数起源于脊髓组织及邻近结构,神经鞘膜瘤约占47%,其次为脊髓肿瘤。

(2)炎症:蛛网膜粘连或囊肿压迫血管,影响血液供应,引起脊髓、神经根受损。化脓性病灶经血行播散,导致椎管内急性脓肿或慢性肉芽肿而压迫脊髓,以硬脊膜外多见,硬脊膜下与脊髓内脓肿则罕见。有些特异性炎症(如结核、寄生虫性肉芽肿等)亦可造成脊髓压迫。

(3)脊柱病变:脊柱骨折、结核、脱位、椎间盘脱出、后纵韧带骨化和黄韧带肥厚均可导致椎管狭窄、脊柱裂、脊膜膨出等,也能损伤脊髓。

(4)先天性畸形:如颅底凹陷、脊柱裂、颈椎融合畸形等。

二、临床表现

本病的临床表现因病变性质的不同和病灶所在部位、发展速度、波及范围的不同而异。

1. 脊神经根受压表现

患者常因一条或多条脊神经根受压而产生烧灼痛、撕裂痛或钻痛,并可放射到相应的皮肤节段,当活动脊柱、咳嗽、喷嚏时可引起疼痛加剧,适当改变体位可获减轻,这种首发的根性疼痛症状常有重要定位诊断意义。硬脊膜炎、髓外肿瘤(尤其是神经纤维瘤)和各种原因引起的椎管塌陷,根性疼痛症状常较突出。在根性疼痛部位常可查到感觉过敏或异常区,若有功能受损,则可引起节段性感觉迟钝:如病灶位于脊髓腹侧时,可刺激和损害脊神经前根,引起节段性肌痉挛和肌萎缩。

2. 脊髓受压表现

(1)运动障碍:脊髓前角受压时,患者可出现节段性下运动神经源性瘫痪症状,表现为受损前角支配范围内的肢体或躯干肌肉萎缩、无力、肌肉纤颤。当皮质脊髓束受损时,引起受压平面以下肢体的痉挛性瘫痪,患肢的肌张力增高、腱反射亢进、病理反射呈阳性。慢性病变者,先从一侧开始,后可波及另一侧;急性病变者,常同时波及双侧,且在早期有脊髓休克(病变以下肢体呈弛缓性瘫痪),一般约2周后才逐渐过渡到痉挛性瘫痪。若病灶在腰骶段,上运动神经元性损害症状则不会出现。

(2)感觉障碍:病变损害脊髓丘脑束和后束,可引起损害平面以下的躯体的束性感觉障碍。如先损害一侧的上升性感觉传导束路,则表现为损害平面以下同侧躯体的深感觉障碍和对侧的浅感觉障碍;病灶发展至脊髓横贯性损害时,则损害平面以下的深、浅感觉均有障碍。髓外压迫病变,痛温觉障碍常从下肢开始,逐渐延展至受压平面;髓内压迫病变,痛温觉障碍多从受压平面向下延伸。感觉障碍的平面对病灶定位常有较大的参考价值。

(3)反射异常:病灶部位的反射弧受损,则该节段内的正常生理反射减弱或消失,有助于定位诊断。一侧锥体束受损时,病灶部位以下同侧的腱反射亢进,腹壁反射和提睾反射迟钝或消失,病理征呈阳性;当双侧锥体不受波及时,病灶以下双侧均同时出现反射异常和病理征。

(4)自主神经功能障碍:病变水平以下出现皮肤干燥、汗液少、趾(指)甲粗糙、肢体水肿,腰、骶髓以上出现慢性压迫病变,如早期排尿急迫,不易控制;如为急剧受损的休克期,则自动排尿和排便功能丧失,以后过渡至尿失禁和大便失禁;有腰、骶髓病变者,表现为尿、便潴留;有髓内病变者,出现膀胱障碍表现较髓外病变早。

3. 脊椎表现

病灶所在部位可有压痛、叩痛、畸形、活动受限等体征。

4. 椎管梗阻

压迫性脊髓病可使脊髓的蛛网膜下腔发生不全或完全性梗阻，表现为腰椎穿刺时脑脊液压力降低，缺乏正常时随呼吸和脉搏出现的脑脊液压力的波动；脑脊液外观可呈淡黄或黄色，蛋白量增多；腰椎穿刺后常可出现神经症状加重；对疑为高颈髓段病变者，腰椎穿刺时应格外小心，以免症状加重，引起呼吸肌麻痹。

三、诊断

1. 诊断要点

(1)病史：患者既往可有脊髓肿瘤或其他脏器肿瘤病史，或有脊椎外伤史、椎管内反复注药史、反复手术和脊髓麻醉史、结核或寄生虫病病史、脊柱退行性变史，以及脊柱附近炎症、全身其他部位感染、先天性畸形等。

(2)症状与体征：急性脊髓压迫症多出现脊髓休克，病变平面以下出现弛缓性瘫痪、各种感觉及反射消失、尿潴留等；慢性脊髓压迫症可出现神经根症状、感觉障碍、运动障碍、反射异常、自主神经症状、脊膜刺激症状等。

(3)脑脊液检查：椎管严重梗阻时，患者可出现脑脊液蛋白-细胞分离，通常梗阻愈完全，时间愈长；梗阻平面愈低，蛋白含量愈高。部分梗阻或阻塞患者压颈试验时压力上升较快而解除压力后下降较慢，或上升慢而下降更慢，提示可能为不完全梗阻。

2. 辅助检查

(1)脊柱 X 线检查：可发现脊柱骨折、脱位、错位、结核、骨质破坏及椎管狭窄、椎弓根变形或间距增宽、椎间孔扩大、椎体后缘凹陷或骨质破坏等，常提示转移癌。

(2)CT 及 MRI 检查：可显示脊髓受压表现，MRI 能清晰显示椎管内病变的性质、部位和边界等。

(3)椎管造影检查：可显示椎管梗阻界面。

(4)核素扫描检查：可较准确地判断阻塞部位。

四、鉴别诊断

脊髓压迫症早期常有根性疼痛症状，需与能引起疼痛的某些内脏疾病相鉴别，如心绞痛、胸膜炎、胆囊炎、消化性溃疡及肾结石等。当出现脊髓受压体征之后，则需进一步与非压迫性脊髓病变相鉴别。

1. 急性脊髓炎

本病为急性起病，病前常有发热或腹泻等全身的炎症症状，脊髓损害症状骤然出现，数小时至数天内发展达高峰，受累平面较清楚，易检出，肢体多呈松弛性瘫痪，常合并有感觉和括约肌功能障碍，脑脊液白细胞数增多，以单核及淋巴细胞为主，蛋白质含量亦有轻度增多。若由细菌所致者，以中性粒细胞增多为主，脑脊液的蛋白质含量亦明显增多，MRI 可见病变脊髓水肿，髓内信号可有增强。

2. 脊髓蛛网膜炎

本病起病缓慢，病程长，病情时起时伏，亦可有根性疼痛症状，但范围常较广泛，缓解期内症状可明显减轻，甚至完全消失，脊柱 X 线片多正常，脑脊液动力试验多呈现部分阻塞；伴有囊肿形成者，可完全阻塞脑脊液，脑脊液的白细胞增多、蛋白质可明显增多，脊髓造影可见造影剂在蛛网膜下腔分散成不规则点滴状、串珠状，或分成数道而互不关联。

3. 脊髓空洞症

本病起病隐匿，早期症状常为阶段性的局部分离性感觉障碍、手部小肌肉的萎缩及无力，病变多见于下颈段及上胸段，亦有伸展至延髓者，脑脊液检查一般正常，MRI 检查可见髓内长 T_1、长 T_2 信号。

4. 肌萎缩侧索硬化症

肌萎缩侧索硬化症为一种神经元变性疾病，主要累及脊髓前角细胞、延髓运动神经核及锥体束，无感觉障碍，多从手部起病，伴有肌肉萎缩，查体可有腱反射亢进、病理征呈阳性，电生理显示广泛神经源性损害，脑脊液检查一般无异常，MRI 检查亦无明显异常。

五、治疗

1. 治疗原则

本病应尽快去除病因，能手术者尽早行手术治疗。

2. 病因治疗

有急性压迫病变，应力争发病或外伤事件 6 小时内减压；有硬膜外转移瘤或淋巴瘤者，应进行放射治疗或化学治疗；有髓内肿瘤者，应视病灶边界是否清楚，予以肿瘤摘除或放射治疗；恶性肿瘤或转移瘤如不能切除，可行椎板减压术，术后配合放射治疗和化学治疗；有颈椎病和椎管狭窄者，应进行椎管减压；有椎间盘突出者，应做髓核摘除；有硬脊膜外脓肿者，应紧急行手术治疗，并给予足量抗生素；脊柱结核患者，在进行根治术的同时可进行抗结核治疗；由真菌及寄生虫感染导致的脊髓压迫症，可用抗真菌药或抗寄生虫药进行治疗。

3. 药物治疗

(1)激素：脊髓急性损伤早期应用大剂量甲基强的松龙静脉内注射可改善损伤后脊髓血流和微血管灌注，使脊髓功能得到改善，伤后 8 小时内给药脊髓功能恢复最明显，伤后 24 小时内给药仍有治疗意义。

(2)胃肠动力药物：如西沙必利能改善脊髓损伤患者的结肠和肛门直肠功能障碍，促进排便。

4. 康复治疗

(1)心理康复治疗：脊髓压迫解除至脊髓功能恢复往往需要较长时间，甚至不能完全恢复，患者可能出现抑郁，也可能表现为烦躁、易激惹，医护人员应告知患者脊髓功能恢复的程序，帮助患者树立信心，积极配合治疗，必要时可加用抗焦虑、抑郁类药物。

(2)脊髓功能的康复治疗：康复治疗的目的是通过对患者功能的重新训练及重建来促进中枢神经系统的代偿功能，从而使患者恢复步行、恢复大小便功能，以及恢复其生活自理能力，重返工作岗位。康复治疗的方法包括按摩、被动运动、主动运动、坐起锻炼等功能训练；对瘫痪肢体的理疗可改善患肢的血液循环，延缓和防止肌肉萎缩；步行锻炼的目的在于进一步恢复肢体功能，以达到步行和个人生活自理。

5. 防治并发症及对症支持治疗

(1)预防感染：主要是预防呼吸道感染、泌尿系统感染及深静脉血栓；应定时为患者翻身拍背，促进排痰；对于有尿潴留及尿失禁的患者，一定要加强护理，预防泌尿系统感染。

(2)预防压疮：对长期卧床患者，要避免其软组织长期受压，特别是骶部、臀外侧和踝部，为患者每 2 小时翻身 1 次，压迫处皮肤可擦 30%～50%酒精，并局部按摩。如有皮肤发红或破溃者，可用软圈垫，还可用红外线灯照射。

(3)预防关节挛缩：应嘱患者注意纠正卧位姿势，不得压迫患侧肢体，使肢体关节保持在功能位，为患肢各关节做简单的被动运动。

六、护理

1. 常规护理

(1)减轻疼痛：减轻引起疼痛的因素，因咳嗽、喷嚏、用力时脑脊液一过性增加，神经根被牵拉，可加剧疼痛，故应指导患者减少做突然用力动作，若不可避免时，应做好心理准备，同时处理诱因，如咳嗽频繁者，应遵医嘱使用镇咳剂。当疼痛明显加重时，应通知医生，遵医嘱给予镇痛剂或进行相应检查。

(2)心理护理：向患者解释疼痛的原因，使患者心情放松，才能准确评价疼痛级别；同情、鼓励患者，但应注意适当分散患者的注意力。

2. 健康指导

(1)疾病知识指导：指导患者及其家属掌握疾病的康复知识和护理方法，鼓励患者树立战胜疾病的信心。

(2)生活与康复指导：嘱患者进行肢体锻炼，加强营养。

(3)药物指导：嘱患者按时、按量服药，定时复诊。

(4)安全和预防指导：嘱患者注意安全，防止因受凉而感冒、过度疲劳等。

第六节　蛛网膜下腔出血

蛛网膜下腔出血(SAH)指颅内血管破裂，血液流入蛛网膜下腔，分为自发性蛛网膜下腔出血与外伤性蛛网膜下腔出血两类。自发性蛛网膜下腔出血又可分为原发性蛛网膜下腔出血与继发性蛛网膜下腔出血两种。原发性蛛网膜下腔出血为颅底或脑表面血管病变(如先天性动脉瘤、脑血管畸形、高血压脑动脉硬化所致的微动脉瘤)破裂，血液流入蛛网膜下腔，占急性脑卒中的 10%左右。继发性蛛网膜下腔出血为脑内血肿穿破脑组织，血液流入蛛网膜下腔。本节主要介绍原发性蛛网膜下腔出血。

一、病因

引起自发性蛛网膜下腔出血的原因有很多，现将较常见者列出如下。

(1)颅内动脉瘤及动静脉畸形的破裂，两者合计占全部病例的 57%左右。

(2)高血压、动脉硬化引起的动脉破裂。

(3)血液病:如白血病、血友病、恶性贫血、再生障碍性贫血、血小板减少性紫癜、红细胞增多症、镰状细胞贫血等。

(4)颅内肿瘤:原发者有胶质瘤、脑膜瘤、脉络膜乳突状瘤、脊索瘤、垂体瘤、血管瘤、血管源性肉瘤、骨软骨瘤等,转移者有支气管肺癌、绒毛膜上皮癌、恶性黑色素瘤等。

(5)血管性过敏反应:如多发性结节性动脉炎、系统性红斑狼疮、过敏性紫癜、出血性肾炎、急性风湿热等。

(6)脑与脑膜炎症:如急性化脓性脑膜炎、细菌性脑膜炎、病毒性脑膜炎、结核性脑膜炎、梅毒性脑膜炎、钩端螺旋体性脑膜炎、布氏杆菌性脑膜炎、炭疽杆菌性脑膜炎、真菌性脑膜炎等。

(7)抗凝治疗的并发症。

(8)脑血管闭塞性疾病引起的出血性脑梗死,脑底异常血管网病常以蛛网膜下腔出血为主要表现。

(9)颅内静脉血栓形成。

(10)妊娠并发症。

(11)脊髓病变。

(12)其他:如中暑、维生素 C 缺乏,以及某些药物(如戊四氮、肾上腺素、激素等)注射后,亦可引起蛛网膜下腔出血。

二、临床表现

本病各年龄组均可发病,由于以先天性动脉瘤为主要病因,因此以青壮年患者居多。本病常起病突然,部分患者可有激动、活动、咳嗽、排便等诱因。本病最常见的症状为突发剧烈难忍的头痛,呈胀痛或炸裂样痛,位于前额、枕部或整个头部,可向项背部放射,常伴有恶心、呕吐。半数患者有短暂意识障碍,少数患者有局限性或全身性抽搐,也有以眩晕、呕吐起病者;个别患者有烦躁不安、谵妄、定向障碍、幻觉、近事遗忘等精神症状。大多数患者在患病数小时后即可查见脑膜刺激征(颈项强直、Kernig 征呈阳性),如出血量少、病情较轻,可不出现脑膜刺激征,病情极轻者可能仅出现颈枕部疼痛、腰部疼痛或眩晕等。少数患者可伴有一侧动眼神经麻痹,提示该侧后交通动脉瘤破裂。眼底检查可发现玻璃体膜下片状出血,虽然仅见于少数患者,但对 SAH 诊断价值极大,10%的患者可见视神经盘水肿。60 岁以上的老年人及儿童 SAH 患者症状常不典型,头痛不明显,意识障碍及脑实质损害症状多见且较重。若出血停止,通常2～3周后头痛和脑膜刺激征也逐渐减轻或消失,但在 SAH 后的不同时期,又可因下列常见的颅内外并发症而使病情变得复杂并影响预后。

(1)再出血:绝大部分发生在 1 个月内,以 5～11 天为高峰。颅内动脉瘤初次出血后的 24 小时内再出血率最高,至第 14 天时累计为 20%,使病死率明显增加,主要表现为在经治疗病情稳定的情况下,突然再次发生剧烈头痛、呕吐、癫痫发作,可有意识障碍加重、神经定位体征、原有局灶症状和体征重新出现、再次出现血性脑脊液等。

(2)血管痉挛:因脑血管痉挛所致缺血性脑梗死所引起,通常发生在出血后第 10～14 天,一般以迟发性单根动脉痉挛导致的局灶性脑缺血梗死最为多见,是致死、致残的主要原因。常见症状为病情稳定后再次出现意识障碍、局灶神经体征,如行腰椎穿刺或头颅 CT 检查,一般无再出血表现。

(3)脑积水:指 SAH 后 1 周内发生的急性或亚急性脑室扩大所致的脑积水,是由脑室流出道阻塞,蛛网膜下腔脑脊液吸收障碍,引起颅内压增高、脑室扩张导致。脑积水的发生率约为 20%,主要表现为嗜睡、上视受限、意识障碍、展神经麻痹等,其发生与出血量呈正相关,多次出血者更易发生,头颅 CT 检查可以协助诊断。

(4)心脏疾患:SAH 发生后,脑和自主神经对心脏的控制和调节发生障碍,同时应激状态的存在,导致儿茶酚胺分泌大量增加,造成冠状动脉收缩,引起心肌缺血、心肌细胞损害、心功能紊乱。心脏疾患最多见于老年患者或出血量较大的患者,患者一般均有明显意识障碍,主诉不清,急诊检查心电图时可发现心肌缺血或心肌梗死表现。

(5)消化道出血:见于大量出血患者,表现为呕血、黑便;严重者呈休克状态,表现为烦躁不安或神志不清、面色苍白、四肢湿冷、口唇发绀、呼吸急促、血压下降、脉压差变小、心率加快。

三、诊断

1. 诊断要点

(1)任何年龄均可发病,多见于 30~69 岁,发病年龄与病因有关。先天性动脉瘤破裂多见于中青年人,动静脉畸形所致者多见于青少年,高血压性动脉瘤引发者多为老年患者。

(2)多在用力、剧烈活动中或活动后骤然发病,并无先兆。

(3)突然发生的持续性剧烈头痛、恶心、呕吐,可伴有颈肩、腰背或双下肢痛、畏光、怕声、短暂意识丧失。

(4)脑膜刺激征呈阳性。

(5)腰椎穿刺检查示脑脊液压力增高和血性脑脊液。

(6)头颅 CT 检查显示脑沟、脑池或外侧裂中有高密度影。

2. 辅助检查

(1)头颅 CT 检查:临床疑诊 SAH 首选头颅 CT 平扫检查,出血早期敏感性高,可检出 90%以上的 SAH,显示大脑外侧裂池、前纵裂池、鞍上池、脑桥小脑脚池、环池和后纵裂池高密度出血征象。动态 CT 检查有助于了解出血的吸收情况,有无再出血、继发脑梗死、脑积水及其程度。

(2)头颅 MRI 检查:当 SAH 发病后数天,CT 检查的敏感性降低时,MRI 可发挥较大作用。由于血红蛋白分解产物(如去氧血红蛋白和正铁血红蛋白)的顺磁效应,对于亚急性期出血,尤其是当出血位于大脑表面时,MRI 比 CT 敏感,通过磁共振梯度回波 T_2 加权成像等方法常可显示出血部位。在动静脉畸形引起的脑内血肿已经吸收后,MRI 检查可以提示动静脉畸形的存在。对确诊 SAH 而数字减影血管造影(DSA)阴性的患者,MRI 可用来检查其他原因引起的 SAH。当颅内未发现出血原因时,应行脊柱 MRI 检查,以排除脊髓海绵状血管瘤或动静脉畸形。

(3)CT 血管成像(CTA)检查:主要用于有动脉瘤家族史或破裂先兆者的筛查、动脉瘤患者的随访及 DSA 不能及时检查时的替代方法。CTA 检查比 DSA 更为快捷,创伤较小,尤其适用于危重患者,同时已被证实对较大动脉瘤的灵敏度接近于 DSA,并可补充 DSA 的结果,较好地确定动脉瘤瘤壁是否钙化、瘤腔内是否有血栓形成、动脉瘤与出血的关系以及动脉瘤位置与骨性标志的关系。目前,随着 CTA 检查设备的不断改进,CTA 已逐步取代了 DSA,成为诊断有无动脉瘤的首选方法。

(4)脑脊液(CSF)检查:如果CT扫描结果为阴性,强烈建议行腰椎穿刺脑脊液检查。通常CT检查已明确诊断者,腰椎穿刺不作为临床常规检查。均匀血性脑脊液是SAH的特征性表现。腰椎穿刺误伤血管所致的血性脑脊液,其颜色从第1管至第3管逐渐变淡。血性脑脊液经离心后,上清液发生黄变,或者发现吞噬红细胞、含铁血黄素或胆红素结晶的吞噬细胞,这些均提示脑脊液中红细胞已存在一段时间,支持SAH的诊断。血性脑脊液每1000个红细胞约导致蛋白增高1mg/dL;最初白细胞与红细胞的比例与周围血相似,约为1∶700;数天后,由于血液引起的无菌性化学性脑膜炎,可能出现反应性白细胞增多。

(5)DSA检查:当条件具备、病情许可时,应争取尽早行DSA检查,以确定有无动脉瘤,出血原因,决定治疗方法和判断预后。DSA检查仍是临床明确有无动脉瘤的诊断金标准,但由于血管造影可加重神经功能损害,如脑缺血、动脉瘤再次破裂出血等,因此造影时机宜避开脑血管痉挛和再出血的高峰期,一般以出血3天内或3周后进行为宜。

(6)经颅多普勒超声(TCD)检查:可作为非侵入性技术监测SAH后的脑血管痉挛情况。

(7)其他检查:血常规、肝功能、凝血功能等检查有助于寻找其他出血原因;心电图可显示T波高尖或明显倒置、P-R间期缩短和出现高U波等异常。

四、鉴别诊断

SAH需要与脑出血、颅内感染性脑卒中或颅内转移瘤相鉴别。

五、治疗

(一)治疗原则

SAH急性期的治疗原则是防止再出血,降低颅内压,防治继发性脑血管痉挛,减少并发症,寻找出血原因,治疗原发病和预防复发。

(二)一般治疗

嘱患者绝对卧床4～6周,大小便也不能坐起,将床头抬高30°,保持安静,避免情绪激动、用力排便或剧烈咳嗽,保持大便通畅;监测患者的生命体征,保证其充足营养,治疗呼吸道感染,予以镇静止痛药物来缓解头痛以及患者紧张、激动的情绪。

(三)药物治疗

1.脱水、降低颅内压(酌情选用一种或多种)

(1)20%甘露醇注射液,250mL,静脉滴注,1～4次/天。

(2)10%甘油果糖注射液,250mL,静脉滴注,每天1次或2次。

(3)呋塞米注射液,40mg,静脉注射,1～4次/天。

(4)20%清蛋白,10g,静脉滴注,1次/天。

以上药物可单用或联合应用,应根据患者颅内高压程度动态调整脱水药用量。

2.防止再出血(酌情选用一种)

(1)氨甲苯酸,400mg,加入5%葡萄糖注射液或生理盐水250mL中,静脉滴注,2次/天。

(2)氨甲环酸,250mg,加入5%葡萄糖注射液或生理盐水250mL中,静脉滴注,每天2次或3次。

3. 防治继发性脑血管痉挛

尼莫地平注射液，10mg/d，微量泵下缓慢静脉滴注给药，给药时间不少于8小时，最好能24小时维持，注意监测患者血压，如血压下降，应放慢给药速度，7～10天后改为口服尼莫地平，20～40mg，3次/天。

4. 镇静止痛

(1)止痛药处方：①颅痛定片，30mg，口服，2次/天或3次/天(必要时)；②曲马多片，50mg，口服(必要时)。有明显头痛、过度烦躁不安者，可酌情适当给予镇静止痛药物。

(2)镇静药物处方：①地西泮片，2.5～5mg，口服；②阿普唑仑片，0.4～0.8mg，口服；③苯巴比妥钠，0.1g，肌内注射。以上镇静药物可控制患者的烦躁或躁动，任选一种即可。

六、护理

1. 常规护理

(1)一般护理：使患者头部稍抬高(15°～30°)，以减轻脑水肿；尽量少搬动患者，避免振动其头部；即使患者神志清楚，无肢体活动障碍，也必须绝对卧床休息4～6周，在此期间，应禁止患者洗头、如厕、淋浴等一切下床活动；嘱患者避免用力排便、咳嗽、喷嚏；告知其情绪激动、过度劳累等都是诱发再出血的因素。

(2)饮食护理：给予患者清淡、易消化、含丰富维生素和蛋白质的饮食；嘱患者多食蔬菜、水果，避免进食辛辣等刺激性强的食物，戒烟酒。

(3)心理护理：关心患者，耐心告知患者病情，特别是绝对卧床与预后的关系，为其详细介绍DSA检查的目的、程序与注意事项，鼓励患者消除不安、焦虑、恐惧等不良情绪，应保持情绪稳定、安静休养。

2. 专科护理

(1)安全护理：对有精神症状的患者，应注意保持周围环境的安全；对烦躁不安等不合作的患者，床缘应加护栏，以防止患者发生坠床，必要时遵医嘱予以镇静剂；对有记忆力、定向力障碍的老年患者，外出时应有人陪护，注意防止患者走失或发生其他意外。

(2)头痛的护理：注意保持病室安静、舒适，避免声、光刺激，减少探视，指导患者采用放松疗法以减轻疼痛，如缓慢深呼吸、听轻音乐、全身肌肉放松等。必要时，可遵医嘱给予镇痛药。

(3)运动和感觉障碍的护理：应嘱患者注意保持良好的肢体功能位，以防止发生足下垂、爪形手、髋外翻等后遗症；恢复期应指导患者积极进行肢体功能锻炼，用温水擦洗患肢，改善血液循环，促进肢体知觉的恢复。

(4)用药护理：告知患者药物的作用与用法，注意观察药物的疗效与不良反应，若发现异常情况，应及时报告医生进行处理。

1)使用20%甘露醇脱水治疗时，应快速静脉滴注，并确保针头在血管内。

2)使用尼莫地平静脉滴注时常可因刺激血管而引起皮肤发红和剧烈疼痛，应通过三通阀与5%葡萄糖注射液或生理盐水溶液同时缓慢滴注，5～10mL/h，并密切观察血压变化，如果出现不良反应或收缩压<90mmHg，应报告医生适当做减量、减速或停药处理；如果无三通阀联合输液，一般应将50mL尼莫地平针剂加入5%葡萄糖注射液500mL中静脉滴注，速度为15～20滴/分，于6～8小时输完。

3)使用6-氨基己酸止血时，应特别注意患者有无双下肢肿胀、疼痛等表现，谨防深静脉血栓形成；有肾功能障碍者应慎用。

3.健康指导

(1)预防再出血：告知患者情绪稳定对疾病恢复和减少复发的意义，使患者了解并能遵医嘱绝对卧床，积极配合治疗和护理；指导患者家属应关心、体贴患者，在精神上和物质上对患者给予支持，减轻患者的焦虑、恐惧等不良心理反应；告知患者及其家属再出血的表现，如发现异常，应及时就诊，女性患者1～2年内应避免妊娠和分娩。

(2)疾病知识指导：向患者及其家属介绍疾病的病因、诱因、临床表现、应进行的相关检查、病程和预后、防治原则和自我护理的方法；告知患者SAH一般在首次出血后3天内或3～4周后进行DSA检查，以避开脑血管痉挛和再出血的高峰期，并告知数字减影血管造影的相关知识，使患者及其家属了解进行DSA检查以明确和去除病因的重要性，使其能积极配合。

第七章　消化内科疾病

第一节　消化性溃疡

消化性溃疡主要是指发生在胃和十二指肠球部的慢性溃疡，也可发生于食管下端、胃-空肠吻合口附近及 Meckel 憩室。消化性溃疡是由于胃、十二指肠黏膜的防卫因子削弱，攻击因子加强，使胃酸的胃蛋白酶消化作用占优势，导致胃、十二指肠慢性溃疡形成。临床上，消化性溃疡以胃溃疡（GU）和十二指肠溃疡（DU）最常见，故通常所指的消化性溃疡多指 GU 和 DU。10%～15%的消化性溃疡无症状，以 GU 较为多见。DU 好发于青壮年人；GU 的发病年龄较迟，较 DU 平均晚 10 年左右。消化性溃疡的发作常有季节性，秋冬之交和冬春之交远比夏季常见。

一、病因与病理

消化性溃疡的病因尚未完全明了，比较明确的病因为幽门螺杆菌（Hp）感染及非甾体抗炎药。

1. 幽门螺杆菌感染

大量研究充分证明，幽门螺杆菌感染是消化性溃疡的主要病因。正常人十二指肠黏膜不能生长幽门螺杆菌，但如有胃上皮化生，则能生长。十二指肠黏膜的胃上皮化生主要是胃酸和胃蛋白酶不断刺激所致，可为幽门螺杆菌定居和感染创造条件，引起十二指肠球炎，削弱了黏膜抵抗力，然后在某些情况下发生溃疡。幽门螺杆菌的毒素、有毒性作用的酶和幽门螺杆菌诱导的黏膜炎症反应均能导致胃、十二指肠黏膜的损害。

2. 胃酸分泌过多

胃酸的存在是溃疡发生的决定因素，溃疡只发生于与胃酸相接触的黏膜，抑制胃酸分泌可使溃疡愈合，充分说明了胃酸的致病作用。

3. 非甾体抗炎药

某些药物可引起胃、十二指肠黏膜损害，其中以非甾体抗炎药最为明显。

4. 遗传因素

消化性溃疡患者一级亲属中的发病率明显高于对照人群，统计资料表明，单卵双生儿患相同类型溃疡的患者占 50%，可见遗传素质是消化性溃疡的发病因素之一。O 型血者十二指肠溃疡的发病率较其他血型高 30%～40%，近年来研究发现，O 型血者细胞表面的黏附受体有利于幽门螺杆菌的定植；提示 O 型血者消化性溃疡家族聚集现象与幽门螺杆菌感染环境因素有关，而不仅仅是遗传在起作用。

5. 胃黏膜防御机制受损

正常情况下，各种食物的理化因素和酸性胃液的消化作用均不能损伤胃黏膜而导致溃疡形成，是由于正常胃黏膜具有保护功能，包括胃黏膜屏障完整性、丰富的黏膜血流、快速的细胞更新和修复、前列腺素、生长因子作用等，任何一种或几种因素受到损伤，保护性屏障便会遭到破坏。

6. 环境因素

本病的发病有显著的地理环境差异和季节性。对于长期吸烟者，本病的发病率显著高于对照人群，这是由于烟草能使胃酸分泌增加、血管收缩、抑制胰液和胆汁的分泌，从而减弱其在十二指肠内中和胃酸的能力，导致十二指肠持续酸化，使幽门括约肌张力减低，胆汁反流，破坏胃黏膜屏障。因此，长期大量吸烟不利于溃疡的愈合，容易导致疾病的复发。

7. 精神因素

心理因素可影响胃液分泌，如愤怒使胃液分泌增加，抑郁则使胃液分泌减少，火灾、丧偶、离婚、事业失败等因素所造成的心理影响往往可引起应激性溃疡，或促发消化性溃疡急性穿孔。

二、临床表现

1. 腹痛

腹痛为本病的主要症状。胃溃疡的疼痛部位多位于剑突下正中或偏左，十二指肠溃疡的疼痛常发生在上腹部偏右。疼痛性质可为钝痛、灼痛、胀痛甚至剧痛，或呈饥饿样不适感。十二指肠溃疡的患者约 2/3 的疼痛呈节律性(早餐后 1～3 小时开始出现上腹疼痛，持续至午餐后才缓解，午餐后 2～4 小时又出现疼痛)，进食后缓解，亦称空腹痛(约半数患者有午夜痛，常被痛醒)。胃溃疡患者也可出现规律性疼痛，但餐后出现较早，亦称餐后痛，午夜痛可出现，但较十二指肠溃疡少。部分患者无上述典型疼痛，而仅表现为无规律性较含糊的上腹部隐痛不适。

2. 其他表现

患者除疼痛外，常有反酸、嗳气、恶心、呕吐等胃肠道症状，也可有失眠、多汗、脉缓等自主神经功能失调的表现。少数患者的首发症状可以是呕血和黑便。

三、诊断

(一)诊断要点

消化性溃疡的诊断主要依靠急诊内镜检查，其特征是溃疡多发生于高位胃体，呈多发性浅表性不规则的溃疡，直径在 0.5～1.0cm，甚至更大，溃疡愈合后不留瘢痕。

(二)辅助检查

1. 内镜检查

内镜检查为确诊消化性溃疡的主要方法，可判断溃疡的部位、大小、形态与数目，结合活检病理结果，即可做出诊断。对不典型的或难愈合的溃疡，要分析其原因，必要时可做进一步相关检查(如超声内镜、共聚焦内镜等)以明确诊断。

内镜下溃疡可分为三期：活动期（A 期），溃疡呈圆形或椭圆形，覆有厚黄或白色苔，边缘光滑，有充血水肿及红晕环绕。愈合期（H 期），溃疡变浅、缩小，表面覆有薄白苔，周围充血水肿消退后，可出现皱襞集中。瘢痕期（S 期），底部白苔消失，溃疡被红色上皮覆盖，渐变为白色上皮，聚集的皱襞消失。

2. X 线钡餐检查

钡剂填充溃疡的凹陷部分所造成的龛影是诊断溃疡的直接征象。切面观，龛影突出胃壁轮廓以外，呈半圆形或长方形。正面观，龛影呈圆形或椭圆形的密度增深影，因溃疡周围组织炎症水肿，龛影周围可见透亮带，或因溃疡纤维组织的收缩，四周黏膜皱襞呈放射状向龛影集中，达龛影边缘，而局部组织痉挛、激惹和变形等征象为溃疡间接表现，特异性相对有限。

3. 幽门螺杆菌的检测

幽门螺杆菌的检测是消化性溃疡的常规检查项目，检查方法可分为侵入性和非侵入性两类。侵入性检查需在胃镜下钳取胃黏膜活组织进行检查。快速尿素酶是侵入性试验中首选的方法，操作简便，费用低。非侵入性试验主要有^{13}C 或^{14}C 尿素呼气试验（^{13}CUBT 或^{14}CUBT）和血清学试验等。

4. 胃液分析

正常男性和女性的基础酸排出量（BAO）平均分别为 2.5mmol/h 和 1.3mmol/h，男性和女性十二指肠溃疡患者的 BAO 平均分别为 5.0mmol/h 和 3.0mmol/h。当患者 BAO＞10mmol/h 时，常提示有胃泌素瘤的可能。

四、鉴别诊断

本病应与下列疾病进行鉴别。

1. 胃癌

二者的鉴别主要依靠内镜活组织病理检查。当怀疑有恶性溃疡者，可取多处组织做内镜下活检。结果为阴性者，短期内应复查内镜，并再次进行活检。

2. 功能性消化不良

功能性消化不良常表现为上腹疼痛、反酸、嗳气、胃灼热、上腹饱胀、恶心、呕吐、食欲减退等，部分患者症状可酷似消化性溃疡，内镜检查显示胃黏膜完全正常或仅有轻度胃炎表现。

3. 慢性胆囊炎和胆石症

慢性胆囊炎和胆石症的疼痛与进食油腻有关，常位于右上腹，并可放射至背部，对伴有发热、黄疸的典型病例易做出鉴别；对于不典型患者，则需借助腹部 B 超或内镜下逆行胆管造影检查进行鉴别。

4. 胃泌素瘤

胃泌素瘤是一种神经内分泌肿瘤，肿瘤往往较小，生长慢，能够分泌大量胃泌素，引起多发性、不典型部位的难治性溃疡，常并发出血、穿孔，并伴有腹泻和明显消瘦。血清胃泌素检测有助于胃泌素瘤的定性诊断，生长抑素受体显像有助于 80％肿瘤的定位，超声内镜及穿刺可提高诊断肿瘤的敏感性和特异性。

5. 克罗恩病

克罗恩病累及胃和十二指肠的较少，少数有胃灼热、上腹痛和呕吐等症状，内镜下表现为深溃疡，周围有充血、结节样隆起或狭窄。克罗恩病与消化性溃疡的鉴别需借助于超声内镜、影像学检查、肠镜和病理学检查。

五、治疗

本病一般应采取综合性治疗措施，治疗的目的在于缓解临床症状、促进溃疡愈合、防止溃疡复发、减少并发症的发生。

（一）一般治疗

嘱患者生活中应避免过度紧张和劳累；溃疡活动期伴并发症时，需卧床休息；戒烟酒，避免饮用咖啡、浓茶等刺激性饮品；对伴有焦虑、失眠等症状者，可短期予以镇静药。

（二）常用治疗药物

1. 抑制胃酸的药物

（1）碱性制酸药：可中和胃酸，缓解疼痛，促进溃疡愈合。

（2）H_2受体拮抗剂：可选择性地竞争结合 H_2受体，降低胃酸分泌，促进溃疡愈合。

（3）质子泵抑制剂：在酸性环境中被激活，可对 H^+-K^+-ATP 酶产生不可逆的抑制作用，从而阻断酸分泌的最后步骤，待新的 ATP 酶合成后，酸分泌才恢复。例如，奥美拉唑，常规剂量下可抑制 24 小时酸分泌≥90％，能迅速控制症状和使溃疡愈合。

需要注意的是，长期抑酸可引起上腹饱胀、腹痛、便秘、恶心等消化不良表现，或诱发胃肠道菌群紊乱。

2. 胃黏膜保护药

胃黏膜保护药在酸性环境下可与溃疡面的黏蛋白结合，覆盖于胃黏膜上发挥治疗作用，促进胃上皮细胞分泌黏液，抑制胃蛋白酶活性，促进前列腺素的分泌，有利于黏膜细胞的再生。常见的胃黏膜保护药有铋剂、硫糖铝、铝碳酸镁等。铋剂能干扰幽门螺杆菌的代谢，用于根除幽门螺杆菌的联合治疗，但不宜长期使用。

3. 胃肠动力药物

部分消化性溃疡患者出现恶心、呕吐和腹胀等症状，提示有胃排空迟缓、胆汁反流者，可给予胃肠动力药物。

（三）药物治疗的选择

1. 治疗幽门螺杆菌感染

对消化性溃疡幽门螺杆菌呈阳性者，应行幽门螺杆菌感染的治疗。有效根除幽门螺杆菌感染治疗 1～2 周，溃疡面积较小者，可使溃疡直接愈合；对溃疡面积较大并有近期出血并发症或症状未缓解者，抗幽门螺杆菌感染后应继续抗酸治疗 2～4 周。

2. 抑制胃酸治疗

抑酸剂可阻止胃酸对胃黏膜的破坏。H_2受体拮抗剂和质子泵抑制剂是消化性溃疡抑酸的首选药物。质子泵抑制剂疗效优于 H_2受体拮抗剂，这是由于质子泵抑制剂使胃内 pH 值>

3 以上的时间每天长达 15～17 小时，而 H_2 受体拮抗剂仅为 8～12 小时。碱性制酸药由于溃疡愈合率低，仅作为止痛的辅助用药。

幽门螺杆菌相关性溃疡在根除幽门螺杆菌后，再予 2～4 周(DU)或 4～6 周(GU)抑酸治疗；非幽门螺杆菌相关溃疡(如非甾体抗炎药溃疡)则给予常规抑酸治疗，DU 疗程为 4～6 周，GU 疗程为 8 周。

3. 非甾体抗炎药溃疡的药物治疗

有活动性溃疡者，应尽可能停用或减少非甾体抗炎药的用量。若病情需要长期服用非甾体抗炎药，宜选择适当的方法，以预防溃疡及并发症的发生。危险因素包括：有消化性溃疡病史，年龄>60 岁，同时应用抗凝剂及肾上腺皮质激素，有慢性疾病(特别是心血管疾病)等。对于高风险者(合并消化性溃疡，大于 2 项以上危险因素)，建议停用非甾体抗炎药；若不能停用者，可选择 COX-2 抑制剂和米索前列醇或高剂量质子泵抑制剂。对于中风险者(有小于及等于 2 项危险因素)，可选用 COX-2 抑制剂或非选择性非甾体抗炎药和米索前列醇或高剂量质子泵抑制剂。对于低风险者(无相关因素)，可应用非选择性非甾体抗炎药。

幽门螺杆菌感染是非甾体抗炎药溃疡的独立致病因素。长期服用非甾体抗炎药者，建议给予根除幽门螺杆菌治疗。对溃疡愈合期内无法停用非甾体抗炎药者，根除幽门螺杆菌感染并不能缩短质子泵抑制剂治疗溃疡愈合的时间。

对伴有心血管疾病者，常选择阿司匹林和抗血小板药物，如氯吡格雷，可增加溃疡消化道出血风险，虽然氯吡格雷不是溃疡的直接因素，但抗血管生长作用可延缓溃疡的修复，因此建议消化道出血者若使用抗血小板药物，均建议预防性应用质子泵抑制剂。

4. 溃疡复发的预防及治疗

抑酸疗法治愈溃疡者一年内复发率较高。使用非甾体抗炎药、幽门螺杆菌感染、吸烟、以前有过并发症等都是导致溃疡复发的重要危险因素，应尽可能地消除上述危险因素。对幽门螺杆菌感染呈阳性的溃疡者，根除幽门螺杆菌感染后，溃疡的复发率明显降低。幽门螺杆菌根治后成人再感染率很低，每年仅有 1%～3%。

溃疡的愈合需要黏膜下组织结构的修复与重建，从而具备完整的黏膜防御功能。溃疡高质量愈合者 1 年溃疡复发率明显低于低质量愈合者，因此应加强胃黏膜保护剂的应用。

(四)并发症的治疗

1. 大量出血

(1)有休克者，应维持患者生命体征稳定。

(2)局部止血药的使用：用冰水或在冰盐水中加入去甲肾上腺素反复灌洗胃腔，也可口服。老年人应慎用强烈血管收缩剂。

(3)全身用药：使用 H_2 受体拮抗剂和质子泵抑制剂来抑制胃酸分泌，如奥美拉唑，40mg，每 12 小时 1 次，静脉滴注或静脉推注，必要时可增加剂量，80mg 或 8mg/h 静脉泵入，维持使用。此外，生长抑素可直接抑制胃酸和胃泌素的分泌，促进前列腺素的合成，减少胃黏膜的血流量。

(4)内镜下止血是快速而有效的手段。

2. 急性穿孔

有急性穿孔者，应禁食，并放置胃管抽吸胃内容物，防止腹腔继发感染。若为饱食后发生的穿孔，患者常伴有弥散性腹膜炎，需在6～12小时内施行急诊手术。慢性穿孔进展较缓慢，穿孔毗邻脏器时可引起粘连和瘘管形成，必须行外科手术进行治疗。

3. 输出道梗阻

功能性或器质性梗阻的治疗方法基本相同，包括：①静脉输液，纠正水、电解质代谢紊乱和代谢性碱中毒，补充能量。②放置胃管，以解除胃潴留。③口服或注射 H_2 受体拮抗剂和质子泵抑制剂。④不全性梗阻者可应用促进胃动力药，以减少胃潴留。

六、护理

(一)常规护理

1. 基础生命体征观察

(1)大量出血后，多数患者在24小时内可出现低热，一般不超过38.5℃，持续3～5天。

(2)出血时先出现脉搏加快，再出现血压下降。

(3)注意测量坐卧位血压和脉搏(如果患者卧位改坐位血压下降＞20mmHg，心率加快＞10次/分，提示血容量明显不足，是紧急输血的指征)。

2. 活动与体位

病室环境应安静、舒适；对疼痛剧烈者，应给予卧床休息，避免头晕、跌倒；有大出血时，应绝对卧床休息，并取平卧位，将下肢稍抬高；出现休克时，应注意保暖，并给予氧气吸入；呕吐时，应将患者的头偏向一侧；休克患者床边应悬挂防跌倒牌，取平卧位时应拉起床档；应做好禁食患者的口腔护理，并向患者解释禁食的目的。

3. 饮食护理

出血期患者应禁食；应关注患者的补液量是否恰当，防止血容量不足；恢复期患者可根据医嘱给予适当饮食，如流质、无渣半流食等，饮食应从流质、无渣(低纤维)半流食到低纤维普食。

(二)专科护理

1. 对症护理

(1)帮助患者减少或去除加重或诱发疼痛的因素，如停服非甾体抗炎药、避免进食刺激性食物、戒除烟酒等。

(2)十二指肠溃疡常表现为空腹痛或午夜痛，可指导患者在疼痛前进食制酸性食物，如苏打饼干；或服用制酸药物，以防疼痛发生，也可采用局部热敷或针灸镇痛。

(3)当患者发生并发症时，应有针对性地采取相关护理措施，并通知医生，协助救治。

(4)确定有急性穿孔时，应立即禁食、禁水，留置胃管，抽吸胃内容物，并做胃肠减压。

(5)患者若无休克症状，可将床头抬高35°～45°，以利于胃肠漏出物向下腹部及盆腔引流，并可松弛腹肌，以减轻腹痛及有毒物的吸收。

(6)迅速建立静脉通道，做好备血等各项术前准备工作。

(7)幽门梗阻所致的频繁呕吐者，需禁食、留置胃管，进行连续的胃肠减压。

(8)每天清晨和睡前可给3%氯化钠溶液或2%碳酸氢钠溶液洗胃，加强支持疗法，静脉补液，2000～3000mL/d，以保证机体的能量供给。

2. 用药护理

遵医嘱为患者进行药物治疗，并注意观察药效及其不良反应。

(1)生长抑素及其类似物：善宁和思他宁在静脉推注时需注意药物的连续性、速度，注意有无不良反应，如恶心、呕吐等。静脉推注生长抑素前，需先缓慢手推 250μg，停止用药＞5 分钟者应重新手推 250μg。

(2)根除幽门螺杆菌治疗：幽门螺杆菌阳性的患者，需服用杀幽门螺杆菌的三联用药，即联合使用质子泵抑制药、阿莫西林(需做青霉素皮试)和克拉霉素，疗程一般为 7 天。

(3)保护胃黏膜治疗：胃黏膜保护药主要有硫糖铝、达喜等，达喜一般在餐后 2 小时嚼服。硫糖铝片只在酸性条件下有效，故对十二指肠溃疡疗效好，应在餐后 2～3 小时给药，也可与抗胆碱药同服，但注意不能与多酶片同服，以免降低二者的效价。硫糖铝片可有口干、恶心、便秘等不良反应。铋剂在酸性环境中才能起作用，故应餐前服用，并向患者说明服药期间粪便可呈黑色，停药后会恢复正常。

(4)抗酸分泌治疗：临床常用的抑制胃酸分泌的药物有 H_2 受体拮抗药(如雷尼替丁、西咪替丁等)和质子泵抑制药(如奥美拉唑、泮托拉唑、雷贝拉唑等)，胃溃疡质子泵抑制药的疗程一般为 6～8 周，十二指肠溃疡质子泵抑制药的疗程为 4～6 周。质子泵抑制药需餐前 30 分钟服用；抗酸药乳剂给药前要充分摇匀，服用片剂时应嚼服；抗酸药与奶制品相互作用可形成络合物，要避免同时服用。酸性的食物及饮料不宜与抗酸药同服。氢氧化铝凝胶能阻碍磷的吸收，老年人长期服用应警惕引起骨质疏松。H_2 受体拮抗药长期使用可导致乏力、腹泻、粒细胞减少、皮疹，部分男性患者可有乳房轻度发育等不良反应，亦可能出现头痛、头晕、疲倦等反应，治疗过程中应向患者解释并注意观察，出现不良反应后应及时告知医生；另外，这类药物空腹口服给药吸收快，药物应在餐中或餐后即刻服用，也可将一天剂量一次性在夜间服用，但不能与抗酸药同时服用；静脉给药时应注意控制速度，速度过快可引起低血压和心律失常。质子泵抑制药可引起头晕，特别是用药初期，应嘱患者避免开车或做其他必须注意力高度集中的事。

3. 其他应急措施及护理

(1)消化道出血：①凡年龄在 45 岁以上，有长期溃疡病史反复发作者，8 小时内输血 400～800mL，血压仍不见好转者，或大出血合并幽门梗阻或穿孔时，需做好术前准备。②冰生理盐水洗胃法的作用主要是利用冰生理盐水来降低胃黏膜的温度，使血管收缩，血流量减少，以达到止血的目的；洗胃过程中要密切观察患者的腹部情况，如有无急性腹痛、腹膜炎，并观察患者的心跳、呼吸和血压的变化。

(2)活动无耐力：患者活动后会出现乏力、虚弱、气喘、出汗、头晕、眼前发黑、耳鸣等，应嘱其注意休息，适量活动；贫血程度轻者可参加日常活动，无须卧床休息；对严重贫血者，应根据其活动耐力下降程度制订休息方式、活动强度及每次活动持续时间。对于活动无耐力的患者，应注意增加其营养，为其提供高蛋白、高维生素、易消化饮食，必要时给予静脉输血、血浆、清蛋白。

(3)穿孔：应早期发现，立即禁食，补血，补液，迅速做好术前准备，置胃管给予胃肠减压，争取 6～12 小时内紧急行手术治疗。

(4)幽门梗阻：轻症患者可进流质饮食，重症患者需禁食、静脉补液，每天清晨和睡前准备 3%氯化钠溶液或 2%碳酸氢钠溶液洗胃，保留 1 小时后排出。必要时，可行胃肠减压，一般应连续吸引72小时，使胃得到休息，幽门部水肿消退，梗阻松解；准确记录出入量，定期复查血电解质。

(三)健康指导

1. 休息与活动

嘱患者保持乐观情绪，规律生活，避免过度紧张和劳累，选择适当的锻炼方式，提高机体抵抗力。向患者及其家属讲解引起及加重溃疡病的相关因素。

2. 用药指导

教育患者按医嘱正确服药，学会观察药物疗效及不良反应，不随便停药、减量，防止溃疡复发；指导患者慎用或勿用致溃疡药物，如阿司匹林、泼尼松等，若出现呕血、黑便，应立即就医。

3. 饮食指导

(1)嘱患者宜少量多餐，养成定时进餐的习惯：每餐不宜过饱，以免胃窦部过度扩张而刺激胃酸分泌；症状缓解后，应及时恢复正常餐次及饮食。

(2)嘱患者忌食刺激性强的食物：机械性刺激较强的食物包括生、冷、粗、硬类(如水果、蔬菜等)以及产气性食物(如洋葱、芹菜、玉米、干果等)；化学性刺激强的食物多为产酸类或刺激胃酸大量分泌类，如浓肉汤、咖啡、油炸食物，以及酸辣、香料等调味品，碳酸饮料类等，并嘱患者戒除烟、酒。

(3)选择营养丰富、易消化的食物：主食以面食为主，因面食较柔软、易消化，不习惯于面食者可以用米粥代替。蛋白质类食物具有中和胃酸的作用，如适量饮用脱脂淡牛奶能稀释胃酸，宜安排在两餐之间饮用，因其钙质吸收可刺激胃酸分泌，故不宜多饮。脂肪到达十二指肠时可使小肠分泌肠抑促胃液素，抑制胃酸分泌，但又因其可使胃排空延缓而促进胃酸分泌，故应摄入适量的脂肪。

4. 心理指导

(1)不良的心理因素可诱发和加重患者的病情，而消化性溃疡的患者因疼痛刺激或并发出血，易产生紧张、焦虑等不良情绪，使胃黏膜保护因素减弱、损害因素增加，导致病情加重，故应加强对患者的心理疏导，多与患者交谈，使患者了解疾病的诱发因素、疾病过程和治疗效果，增强其治疗信心，克服焦虑、紧张心理。

(2)应为患者创造安静、舒适的环境，以减少不良刺激。

(3)要耐心倾听患者的痛苦与忧伤，了解患者的不良精神因素及各种应激。

(4)在取得患者信任的基础上，指导患者调整各种不良的生活方式与饮食习惯，消除其各种心理、社会压力。

5. 出院指导

(1)向患者及其家属讲解引起溃疡病的主要原因以及加重和诱发溃疡病的有关因素。

(2)告知患者本病治愈率较高，但易复发，病程迁延，易出现相应并发症，故积极消除诱因、合理饮食、按时服药，对预防复发十分重要。

(3)指导患者合理安排休息时间，保证充足的睡眠，生活要有规律，避免精神过度紧张，长时间脑力劳动后要适当活动，保持良好的心态。

(4)指导患者规律进食，少量多餐，强调正确饮食的重要性。

(5)嘱患者按医嘱服药,指导患者正确服药的方法,学会观察药效及不良反应,不随便停用药物,以减少复发,尤其在季节转换时更应注意。

(6)嘱患者注意病情变化,定期复诊,及早发现和处理并发症,如上腹疼痛节律发生变化并加剧,或出现呕血、黑便,应立即就医。

(7)嘱患者养成排便后观察粪便的习惯。

第二节 胃食管反流病

胃食管反流病(GERD)是指胃、十二指肠内容物反流入食管而产生胃灼热、反酸等症状的疾病,该病亦可引起反流性食管炎及咽喉、气管炎症等食管以外的症状。反流物以胃酸、胃蛋白酶多见,也可为十二指肠液、胆汁、胰液等,反流可见于胃大部切除后、胃肠吻合术后、胃食管吻合术后、食管肠吻合术后。患者可无食管炎症的内镜表现,而仅有临床症状。有食管炎者,临床表现与炎症程度不一致。本病以中年人发病者居多。

一、病因与病理

胃食管反流病是由多种因素造成的消化道动力障碍性疾病,存在酸或其他有害物质(如单酸、胰酶等)的食管反流。正常情况下,食管有防御胃酸及十二指肠内容物侵袭的功能,包括抗反流屏障、食管廓清功能及食管黏膜组织的抵抗力。胃食管反流病的发病是抗反流防御机制下降和反流物对食管黏膜攻击作用的结果。

二、临床表现

胃食管反流病的临床表现可分为典型症状、非典型症状和消化道外症状。典型症状有胃灼热、反流;非典型症状为胸痛、上腹部疼痛、恶心、反胃等;消化道外症状包括口腔、咽喉部、肺及其他部位(如脑、心)的一些症状。

1. 胸骨后烧灼痛

胸骨后烧灼痛又称胃灼热,症状多在进食后1小时左右发生,半卧位、躯体前屈或剧烈运动时可诱发,而过热、过酸食物则可使之加重。烧灼感的严重程度不一定与病变的轻重一致。严重食管炎尤其有瘢痕形成者可无或仅有轻微烧灼感。

2. 胃食管反流

患者每于餐后、躯体前屈或卧床时有酸性液体或食物从胃、食管反流至咽部或口腔,多在胸骨后烧灼痛发生前出现。

3. 咽下困难

胃食管反流病初期常可因食管炎引起继发性食管痉挛而出现间歇性咽下困难,后期由于食管瘢痕形成狭窄,烧灼痛反而减轻,常被永久性咽下困难所替代,进食固体食物时可在剑突处引起堵塞感或疼痛。

4. 消化道外症状

反流液可侵蚀咽部、声带和气管而引起慢性咽炎、慢性声带炎和气管炎,临床上称为Delahunty综合征。胃液反流及胃内容物吸入呼吸道,尚可致吸入性肺炎。近年来的研究已表明,GERD与部分反复发作的哮喘、咳嗽、声音嘶哑、夜间睡眠障碍、咽炎、耳痛、牙龈炎、癔球症、牙釉质腐蚀等有关。婴儿食管下括约肌尚未发育,易发生GERD,并引起呼吸系统疾病,甚至营养不良及发育不良。

三、诊断

(一)诊断要点

胃食管反流病的临床表现复杂且缺乏特异性,仅凭临床表现难以区分生理性胃食管反流或病理性胃食管反流,必须采用综合诊断技术协助诊断。凡临床发现不明原因的反复呕吐、咽下困难,反复发作的慢性呼吸道感染、难治性哮喘、生长发育迟缓,反复出现窒息、呼吸暂停等症状时,都应考虑到胃食管反流病存在的可能性,必须针对不同情况,选择必要的辅助检查,以明确诊断。

(二)辅助检查

1. X线检查

传统的食管钡餐检查将胃食管影像学和动力学结合起来,可显示有无黏膜病变、狭窄、裂孔疝等,并显示有无钡剂的胃食管反流,因而对诊断有互补作用,但敏感性较低。

2. 内镜检查

鉴于我国是胃癌、食管癌高发国家,因此对拟诊患者一般先行内镜排查,特别是症状发生频繁、程度严重、伴有报警征象或有肿瘤家族史的患者。上消化道内镜检查有助于确诊糜烂性食管炎以及有无合并症和并发症,如裂孔疝、食管炎性狭窄、食管癌等,同时有助于诊断及评估本病的严重程度。

3. 高分辨率食管测压

食管测压能帮助评估患者的食管功能,尤其是对治疗困难者。GERD行食管测压的主要阳性表现包括食管下括约肌压力下降、食管体部动力障碍等。

4. 24小时食管pH监测

监测指标包括:①总酸暴露时间,即24小时总的、立位、卧位pH值<4的总时间百分率。②酸暴露频率,即pH值<4的次数。③酸暴露的持续时间,即反流持续时间≥5分钟的次数和最长反流持续时间。

根据pH监测的有关参数,由计算机测算酸反流积分。无线pH监测技术(Brava胶囊)可以分析48～72小时的食管pH值变化,提高患者监测时的舒适度及依从性,有助于更好地了解酸反流与临床症状之间的相关性。

5. 多导腔内电阻抗(MII)

多导腔内电阻抗可以不借助胃酸来确认食管内食物团块的存在,可以同时监测酸、弱酸或非酸反流。MII通常与测压或pH监测相结合。当结合测压时,多导腔内阻抗测压法(MII-EM)能提供食管收缩及食物团块输送的信息。当结合pH监测时,24小时pH多导腔内阻抗监测法(MII-pH)可以检测到不依赖pH改变的胃食管反流信息(包括酸和非酸反流)。通过MII-pH检测,可以明确反流的分布及清除;依据pH值的变化,可简单区分酸与非酸反流;根据MII检测,可区分反流物为液体、气体或混合反流。MII-pH已成为诊治GERD的可靠标准,可以指导药物选择、手术治疗、内镜下抗反流治疗等。

四、治疗

胃食管反流病的治疗目的：①愈合食管炎症，消除症状。②防治并发症。③提高生活质量，预防复发。治疗方式：包括调整生活方式、内科治疗和内镜治疗。具体措施有抑酸，增加食管对酸、碱反流物的清除，促进胃排空，增加食管下括约肌张力等。

(一)一般治疗

合理改变体位是减少反流的有效方法，如餐后保持直立、避免过度负重、不穿紧身衣、抬高患者的床头等。有肥胖者，应进行减肥治疗。嘱患者睡前 3 小时勿进食，以减少夜间的胃酸分泌；饮食宜少量、高蛋白、低脂肪和高纤维素，限制咖啡因、酒精、巧克力及酸辣食品的摄入。许多药物能降低食管下括约肌的压力，如黄体酮、茶碱、前列腺素、抗胆碱药、β 受体兴奋剂、α 受体阻滞药、多巴胺、地西泮和钙通道阻滞剂等，在应用时应加以注意。

(二)内科药物治疗

药物治疗的目的在于加强抗反流屏障功能，提高食管清除能力，改善胃排空与幽门括约肌功能，以防止胃、十二指肠内容物反流，保护食管黏膜。

1. 抑酸剂

抑酸剂包括质子泵抑制剂和 H_2受体拮抗剂。质子泵抑制剂能持久抑制基础与刺激后的胃酸分泌，是治疗 GERD 最有效的药物，使用质子泵抑制剂常规或双倍剂量治疗 8 周后，多数患者症状完全缓解，但因患者食管下括约肌张力未能得到根本改善，故停药后约 80%的患者会在 6 个月内复发，因此推荐在病变愈合后继续维持治疗 1 个月。若停药后仍有复发，建议按需维持治疗。为防止夜间酸突破的发生，对部分须严格控制胃酸分泌的患者，可以在质子泵抑制剂清晨服药 1 次的基础上，于临睡前加用 H_2受体拮抗剂 1 次，二者有协同作用。

2. 制酸剂和胃黏膜保护剂

制酸剂治疗本病沿用已久，如氢氧化铝、碳酸钙、铝碳酸镁等。铝碳酸镁对黏膜有保护作用，同时能可逆性地吸附胆酸等碱性物质，使黏膜免受损伤，尤其适用于非酸反流相关的 GERD 患者。此外，黏膜保护剂能在受损黏膜表面形成保护膜，以隔绝有害物质的侵蚀，有利于受损黏膜的愈合。

3. 促动力药

此类药物有多潘立酮、莫沙必利、伊托必利等。多潘立酮为选择性多巴胺受体拮抗剂，对食管和胃平滑肌有显著促动力作用；莫沙必利是 5-羟色胺受体 4($5\text{-}HT_4$)激动剂，对全胃肠平滑肌均有促动力作用；伊托必利具有独特的双重作用机制，既可阻断多巴胺 D_2受体，也可抑制乙酰胆碱酯酶活性，同时还能提高食管下括约肌的张力，对心脏无不良影响。

4. 联合用药

抑酸与促动力药物的联合应用是目前治疗 GERD 最常用的方法，与单用质子泵抑制剂相比，联用促动力药物通过抑制反流和改善食管廓清以及胃排空能力而起到协同作用。例如，使用巴氯芬，20mg，每天 3 次，可以明显抑制一过性食管下括约肌松弛的发生，但需注意巴氯芬停药前要逐渐减量，以防症状反跳。

5. 个体化用药

本病可根据临床分级给予个体化用药。轻度者，可单独选用质子泵抑制剂、促动力药或 H_2 受体拮抗剂；中度者，宜采用质子泵抑制剂或 H_2 受体拮抗剂和促动力药联用；重度者，宜加大质子泵抑制剂的口服剂量，或质子泵抑制剂与促动力药联用。对久治不愈或反复发作且伴有明显焦虑或抑郁者，应加用抗抑郁或抗焦虑药治疗，如 5-羟色胺再摄取抑制剂或 5-羟色胺及去甲肾上腺素再摄取抑制剂。

五、护理

(一)常规护理

1. 病情观察

注意观察患者疼痛的部位、性质、程度、持续时间及伴随症状，及时发现和处理异常情况。

2. 去除和避免诱发因素

(1)避免应用降低食管下括约肌的药物及引起胃排空延迟的药物，如激素、抗胆碱能药物、茶碱、地西泮、钙拮抗剂等。

(2)避免饭后剧烈活动及睡前 2 小时进食，白天进餐后不宜立即卧床，嘱患者睡眠时将床头抬高 15～20cm，以改善平卧位状态下食管的排空功能。

(3)嘱患者应避免进食可降低食管下括约肌压的食物，如高脂肪饮食、巧克力等，以高蛋白、低脂肪、无刺激、易消化饮食为宜，少食多餐。

(4)嘱患者注意减少一切引起腹内压增高的因素，如便秘、紧束腹带等。

3. 指导并协助患者减轻疼痛

(1)保持环境安静舒适，以减少对患者的不良刺激和减轻心理压力。

(2)疼痛时，鼓励患者尽量做深呼吸，以腹式呼吸为主，以减轻胸部压力刺激。

(3)协助患者取舒适体位。

(4)告知患者宜保持情绪稳定，焦虑的情绪易引起疼痛加重。

(5)教会患者一些放松和转移注意力的技巧，如听音乐、看小说等，以利于缓解疼痛。

4. 用药护理

遵医嘱可为患者使用促胃肠动力药和抑酸药。

(二)健康指导

1. 疾病知识指导

因改变生活方式或生活习惯对多数患者能起到一定的作用，故应向患者介绍 GERD 的有关知识，指导其了解并避免导致食管下括约肌压降低的各种因素。例如，避免摄入过多促进反流和胃酸过量分泌的高脂肪食物；鼓励患者咀嚼口香糖，增加唾液分泌，以中和反流物；适当控制体重，减少腹部脂肪过多引起的腹压增高；平时避免进行重体力劳动和高强度体育锻炼。

2. 用药指导与病情监测

指导患者严格按医嘱规定的剂量、用法服药，并了解药物的主要不良反应。应用制酸药的患者，治愈后逐渐减少剂量，直至停药；或者改用缓和的其他制剂，再逐渐停药。嘱患者平时应自备铝碳酸镁片、硫糖铝等碱性药物，出现不适症状时即可服用；当出现胸骨后灼热感、胸痛、吞咽不适等症状加重时，应及时就诊。

第三节　急性胰腺炎

急性胰腺炎是胰腺的急性炎症，轻症急性胰腺炎为自限性疾病，无明显的器官功能障碍，对液体治疗反应良好，一般数日可完全恢复；重症急性胰腺炎则有胰腺坏死、出血，炎症可波及胰周组织，甚至累及远处器官，可出现局部并发症，如胰腺坏死、胰腺假性囊肿、胰腺脓肿等，亦可并发多器官功能衰竭，病死率为10%～20%。急性胰腺炎最常见的病因为胆囊炎、胆石症，其次为大量饮酒和暴饮暴食。

一、病因

1. 机械性病因

胆管梗阻、胰管梗阻、十二指肠反流、手术等都可导致急性胰腺炎的发生。胆石症是急性胰腺炎发病的两大主因之一，在我国，一半以上的急性胰腺炎患者的诱因为胆石症。有胆石症并发急性胰腺炎的患者，如不解决胆石症的问题，其急性胰腺炎可反复发作。

2. 代谢性病因

酒精中毒、甲状旁腺功能亢进等可导致急性胰腺炎的发生。酒精中毒在急性胰腺炎的发病中占重要地位，在整个急性胰腺炎患者中，以酒精中毒和胆石症为病因者可达80%。

3. 感染性病因

病毒可导致急性胰腺炎的发生，如腮腺炎病毒、柯萨奇病毒B、埃可病毒等。

4. 血管性病因

低血容量性休克、结节性多动脉炎等亦可导致急性胰腺炎的发生。

5. 药物性病因

许多药物均与急性胰腺炎的发病有关，其中以糖皮质激素和口服避孕药最为常见。

6. 其他病因

胰腺癌、壶腹部癌和部分转移性癌、高脂蛋白血症等亦可导致急性胰腺炎的发生。

二、临床表现

1. 一般症状

(1)腹痛：为本病最早出现的症状，往往在暴饮暴食或极度疲劳之后发生，多为突然发作，位于上腹正中或偏左。疼痛为持续性进行性加重，似刀割样。疼痛可向背部、胁部放射。若为出血坏死性胰腺炎，发病后短暂时间内即可发展为全腹痛、急剧腹胀，同时很快即出现轻重不等的休克。

(2)恶心、呕吐：发作频繁，病情进行性加重，很快即进入肠麻痹期，吐出物呈粪样。

(3)黄疸：黄疸在急性水肿型胰腺炎出现的较少，约占1/4，而在急性出血性胰腺炎则出现的较多。

(4)脱水:急性胰腺炎的脱水主要因肠麻痹、呕吐所致,而重型胰腺炎在短时间内即可出现严重的脱水及电解质紊乱,出血坏死型胰腺炎发病后数小时至十几小时即可呈现严重的脱水现象,以及无尿或少尿。

(5)由于胰腺有大量炎性渗出,导致胰腺的坏死和局限性脓肿,患者可出现不同程度的体温升高。若为轻型胰腺炎,一般体温在39℃以内,3~5天即可下降。若为重型胰腺炎,则体温常在39~40℃,常出现谵妄,持续数周不退,并可出现毒血症的表现。

(6)少数出血坏死性胰腺炎,胰液及坏死溶解的组织沿组织间隙到达皮下,并溶解皮下脂肪,而使毛细血管破裂出血,使局部皮肤呈青紫色,有的可融合成大片状,常在腰部前下腹壁出现,亦可在脐周出现。

(7)胰腺的位置较深,一般的轻型水肿型胰腺炎在上腹部深处有压痛,少数在前腹壁有明显压痛;而急性重型胰腺炎由于其有大量的胰腺溶解、坏死、出血,前、后腹膜均被累及,出现全腹肌紧张、压痛及全腹胀气,并可有大量炎性腹腔积液,可有移动性浊音,或有肠鸣音消失,出现麻痹性肠梗阻。

(8)由于渗出液的炎性刺激,患者可出现胸腔反应性积液,以左侧为多见,可引起同侧的肺不张,出现呼吸困难。

(9)大量的坏死组织积聚于小网膜囊内,在上腹部可以看到一隆起性包块,触之有压痛,边界不清。少数患者腹部的压痛等体征已不明显,但仍然有高热、白细胞计数升高等表现。

2. 局部并发症表现

(1)胰腺脓肿:常于起病2~3周后出现,此时患者常有高热伴中毒症状,腹痛加重,可扪及上腹部包块,白细胞计数明显升高。腹腔穿刺液为脓性,培养后有细菌生长。

(2)胰腺假性囊肿:多在起病3~4周后形成,查体时常可扪及上腹部包块,大的囊肿可压迫邻近组织而产生相应症状。

3. 全身并发症表现

患者常有急性呼吸衰竭、急性肾衰竭、心力衰竭、消化道出血、胰性脑病、败血症及真菌感染、高血糖等并发症。

三、诊断

(一)诊断要点

任何有上腹部疼痛,难以解释的休克或血尿淀粉酶升高的患者,均应考虑有急性胰腺炎的可能。急性胰腺炎的诊断标准为:①有与急性胰腺炎相符合的腹痛症状。②血清淀粉酶和/或脂肪酶至少高于正常上限的3倍。③腹部影像学检查符合急性胰腺炎的影像学改变。具有上述3项中的2项标准,即可诊断为急性胰腺炎。

当急性胰腺炎有B超检查见胆总管内结石或胆总管扩张>4mm(胆囊切除者胆总管扩张>8mm)、血清胆红素>40μmol/L、胆囊结石伴碱性磷酸酶和/或谷丙转氨酶高于正常上限的3倍时,即可诊断为胆源性胰腺炎。

(二)辅助检查

1. 胸、腹部X线片

胸、腹部X线片对发现有无胸腔积液、肠梗阻有一定帮助。

2. B超检查

轻型急性胰腺炎时，B超可见胰腺呈弥散性、均匀增大，外形饱满，界限模糊，内部回声减弱，但比较均匀，也可有胰腺局部肿大。重症急性胰腺炎时，B超可见胰腺实质肿胀，失去正常形态，内部回声不规则，表现为回声减弱或增强，或出现无回声区，回声的改变取决于胰腺坏死和内出血的情况。B超还可用于判断有无胆道结石和胰腺水肿、坏死。

3. CT检查

CT检查能明确显示胰腺解剖，是诊断急性胰腺炎的标准方法，可确定急性胰腺炎是否存在及其严重程度，以及有无局部并发症，并可鉴别囊性或实质性病变，判断有无出血坏死，评价炎症浸润的范围，且不受肠道气体的干扰。CT平扫对坏死性胰腺炎诊断的敏感性较低，增强CT扫描敏感性可明显提高。改良的CT严重指数（MCTSI）评分常用于胰腺炎症反应及坏死程度的判断，轻症急性胰腺炎的MCTSI评分＜4分，中重症及重症急性胰腺炎的MCTSI评分≥4分。

4. MRI检查

MRI检查对于胰腺炎的诊断价值并不优于CT检查，可通过胆胰管造影（MRCP）来判断有无胆胰管梗阻。

5. 经内镜逆行性胰胆管造影（ERCP）和超声内镜（EUS）检查

此两项检查对急性胰腺炎的诊治有重要作用。EUS检查主要用于诊断，尤其对于鉴别恶性肿瘤和癌前病变（如壶腹部肿瘤、微小结石病等）有重要意义；ERCP主要用于治疗，对于一些少见病因（如奥迪括约肌功能障碍等）也有辅助诊断作用。

四、鉴别诊断

1. 消化性溃疡急性穿孔

消化性溃疡急性穿孔有较典型的溃疡病史，腹痛突然加剧，腹肌紧张，肝浊音界消失，X线透视见膈下有游离气体等，可资鉴别。

2. 胆石症和急性胆囊炎

胆石症和急性胆囊炎常有胆绞痛史，疼痛位于右上腹，常放射到右肩部，Murphy征阳性，血及尿淀粉酶轻度升高，B超及X线胆道造影可明确诊断。

3. 急性肠梗阻

急性肠梗阻的腹痛为阵发性，伴有腹胀、呕吐、肠鸣音亢进，有气过水声，无排气，可见肠型，腹部X线可见液气平面。

4. 心肌梗死

心肌梗死的患者常有冠心病病史，突然发病，有时疼痛限于上腹部，心电图显示心肌梗死图像，血清心肌酶升高，血尿淀粉酶正常。

五、治疗

（一）轻症急性胰腺炎

轻症急性胰腺炎以内科治疗为主，但对于有胆囊结石的轻症急性胰腺炎患者，在病情控制后，应尽早行胆囊切除术；胆源性轻症急性胰腺炎在治疗过程中如出现病情进展，可行鼻胆管引流或内镜下十二指肠乳头括约肌切开术。

1. 支持治疗

病变早期应予以患者足量的静脉水化，给予每小时 250～500mL 的等渗晶体液（如乳酸林格氏液），除非患者存在心血管或肾脏疾病等禁忌证。在起病后 24～48 小时，以降低尿素氮为足量静脉水化的目标，同时应结合患者病情，每隔 6 小时重新评估患者所需补液量。

2. 抑制胰腺分泌

(1)禁食及胃肠减压：可减少胰腺的分泌。轻症急性胰腺炎患者待恶心、呕吐和腹痛消失后，即可逐步开放进食，可先给予少量无脂流质饮食，逐步过渡到低脂固体饮食。若有复发表现，需再度禁食。

(2)H_2受体阻滞药或质子泵抑制剂：可抑制胃酸分泌，从而保护胃黏膜及减少胰腺分泌。

(3)生长抑素及其类似物：具有多种内分泌活性，如抑制胃酸分泌；抑制胰腺外分泌，使胰液量、碳酸氢盐、消化酶分泌减少；抑制胰岛素、胰高血糖素、胆囊收缩素等，对胰腺细胞有保护作用，可阻止急性胰腺炎的进展。早期应用生长抑素及其类似物能迅速控制病情、缓解临床症状，使血淀粉酶快速下降并减少并发症，提高治愈率。例如，施他宁，首剂 250μg，加入 10%葡萄糖溶液 20mL 中缓慢静脉推注；继而改为 3～6mg，加入 10%葡萄糖溶液 500mL 中静脉滴注，维持 12～24 小时。善宁，首剂 0.1mg，加入 10%葡萄糖溶液 20mL 中缓慢静脉推注；继而改为 0.6mg，加入 10%葡萄糖溶液 500mL 中静脉滴注，维持治疗 12～24 小时。

3. 抗生素

胆源性急性胰腺炎可选用氨基糖苷类、喹诺酮类、头孢菌素类及抗厌氧菌药物，其他病因的轻型急性胰腺炎不推荐静脉使用抗生素预防感染。

4. 抑制胰酶活性，减少胰酶合成

(1)抑肽酶：可抑制肠肽酶，中断瀑布效应，应尽早使用，剂量宜大。参考剂量：第 1 天，50000U/h，总量为 100000～250000U；随后改为 20000～40000U/d，疗程 1～2 周。

(2)加贝酯：为一种非肽类蛋白分解酶抑制剂，对胰蛋白酶、血管舒缓素、磷脂酶 A_2 等均有极强的抑制作用，并有松弛肝胰壶腹部括约肌的作用。用药方法：100mg 加入 250mL 液体内，3 次/天，静脉滴注 3 天，症状减轻后改为 100mg，1 次/天，静脉滴注，疗程 7～10 天，滴速为 1mg/(kg·h)且不宜大于 2.5mg/(kg·h)。用药期间要注意有无皮疹及过敏性休克的发生。

(3)乌司他丁：为一种蛋白酶抑制剂，可抑制胰蛋白酶等各种胰酶，还可稳定溶酶体膜，抑制溶酶体酶释放、心肌抑制因子产生和炎性介质释放。用药方法：100000U，加入 500mL 液体中静脉滴注，1～2 小时内滴完，1～3 次/天。

(二)中重症急性胰腺炎

1. 禁食和胃肠减压

禁食和胃肠减压可减少胰腺的分泌，减少胃酸的刺激，以及减轻胀气和肠麻痹。

2. 营养支持

营养支持对保护肠黏膜屏障功能、降低感染等并发症十分重要，应贯穿中重症急性胰腺炎的整个治疗。在血流动力学和心脏功能稳定的情况下，应早期进行营养支持，初期主要是肠外营养,但应尽早(发病48小时内)过渡到肠内营养。重症急性胰腺炎患者胃肠功能一旦恢复,即应实施肠内营养。

发生中重症及重症急性胰腺炎时,炎症反应、肠道菌群失调、生长因子缺乏和肠黏膜上皮细胞过度凋亡等因素可导致肠黏膜屏障损伤,进而发生肠道衰竭,导致细菌及内毒素易位,肠源性细菌到达胰腺,形成胰腺及胰腺周围组织继发感染与脓毒症。肠内营养是防止肠道衰竭的重要措施,可维持肠屏障功能,增加肠黏膜血流灌注和促进肠蠕动,避免肠道菌群易位,维持肠道内细菌平衡,改善肠道通透性,限制由肠道介导的全身炎症反应。

3. 液体复苏

液体复苏,维持水、电解质平衡和加强监护是早期治疗的重点。复苏液首选乳酸林格氏液,对于需要快速复苏的患者,可适量选用代血浆制剂,补液速度控制在250～500mL/h,但扩容治疗需避免液体复苏不足或过度,可通过动态监测中心静脉压或肺毛细血管楔压、心率、血压、尿量、血细胞比容及混合静脉血氧饱和度(SvO_2)等指标作为指导。

4. 抗生素

对无感染的急性胰腺炎患者不推荐静脉使用抗生素预防感染,伴有感染的中重症及重症急性胰腺炎患者应常规使用抗生素。选择抗生素时应注意:①应选用广谱抗生素,因为每一病例都可分离出数种病原菌。②对主要病原菌应有强大的杀灭、抑制作用。③兼顾厌氧菌,推荐方案为碳青霉烯类、第三代头孢菌素联合抗厌氧菌药物、青霉素联合内酰胺酶抑制剂,疗程为14天,可根据病情延长应用时间。临床上,若患者出现无法用细菌感染来解释发热等表现时,应考虑到真菌感染的可能,可经验性应用抗真菌药,同时进行血液或体液的真菌培养。

5. 生长抑素和生长激素联合疗法

生长激素的作用主要是促进蛋白合成、调节免疫和抗感染。生长激素用量一般为4～8U,皮下注射,每天2次,注意高血糖等不良反应。

6. 糖皮质激素

患者除非出现重要脏器严重并发症,否则一般不用糖皮质激素。常用甲基泼尼松龙,40～80mg/d,静脉滴注,每天1次或2次。

六、护理

(一)常规护理

1. 休息与体位

(1)胰腺炎患者应卧床休息,保证睡眠及环境的安静,以降低代谢及胰腺分泌,增加脏器的血流量,促进组织修复和体力恢复,改善病情。

(2)协助患者选择舒适的卧位,鼓励其翻身;防止患者因剧痛在床上辗转不宁而坠床,必要时加床档,周围不要有危险物,以保证患者安全。

2. 疼痛的护理

(1)嘱患者禁食,必要时给予胃肠减压,以减少对胰腺的刺激。

(2)评估患者疼痛的部位、性质、程度,疼痛>5分或难以忍受者,可联系医生给予镇痛解痉药物，30 分钟后观察镇痛效果。患者应禁用吗啡，因吗啡可引起奥迪括约肌收缩，增加胆管内压力。

(3)协助患者变换体位，一般取半卧位，使膝弯曲、靠近胸部以缓解疼痛；可适当按摩患者背部，以增加其舒适感。

3. 饮食护理

急性期患者应禁食，防止食物及酸性胃液进入十二指肠刺激胰腺分泌消化酶，加重胰腺炎，禁食期间每天应为患者补液 2000～3000mL，以补充血容量；重症者每天应补液 5000～10000mL；行胃肠减压的患者，补液量应适当增加，并注意补充电解质，以维持电解质及酸碱平衡；患者腹痛和呕吐症状控制后(淀粉酶正常)，可逐步给予进食，饮食要循序渐进，开始时可给患者饮水，无腹痛时可给予对胰腺刺激较小的糖类饮食，应从流质逐渐过渡到软食，症状缓解后可选用少量优质蛋白质(25g/d)，以利于胰腺的恢复。

4. 心理护理

护理人员应注意观察患者的情绪反应，了解患者对急性胰腺炎的恐惧程度，给予患者同情、理解和关心，积极地干预患者的心理活动，向患者及其家属讲解有关急性胰腺炎的理论知识、药物治疗的大致过程，使其了解急性胰腺炎的预后，保持情绪稳定，并能主动配合治疗和护理。

(二)专科护理

1. 管道护理

(1)胃管的护理：胃管应妥善固定，保持负压吸引；观察胃管的引流液的量、色、性质；保持胃管的通畅，常规每班 2 次检查胃管的通畅性，若发现胃管不通畅，可试冲胃管。

(2)腹腔引流管或胰周引流管的护理：应妥善固定，定时挤压，保持引流通畅；观察引流液的量、色、性质，必要时配合医生做引流管的冲洗。

(3)肠内营养的护理：进行肠内营养阶段要做好肠内营养的护理，营养液滴注前后应使用生理盐水或温开水冲洗管道，持续滴注时每 4 小时冲洗 1 次，保持滴注通畅，滴注完成后需冲管，并用封口塞封住营养管末端，没有封口塞时，则将营养管末端反折，并用无菌纱布包扎，将其妥善固定于腹部皮肤上。

(4)导尿管的护理：应妥善固定，保持引流通畅，每天进行 2 次会阴护理，记录尿量；置管后，次日起做好导尿管的夹管锻炼，以了解患者膀胱感觉的恢复情况；根据患者的病情需要、体质和膀胱功能恢复情况，选择拔除导尿管的时间。

2. 用药护理

(1)遵医嘱给予患者镇痛药。

(2)观察镇痛药的效果：使用阿托品或山莨菪碱效果不佳时，应及时通知医生，可加用哌替啶，必要时可重复给予解痉镇痛药；若疼痛持续存在，应考虑是否并发有胰腺脓肿和假性囊肿形成；如疼痛剧烈，腹肌紧张、压痛、反跳痛明显，提示并发了腹膜炎，应报告医生及时进行处理。

3. 发热护理

(1)监测患者体温的变化，注意热型及体温升高的程度。

(2)患者有高热时,可采取头部冷敷、酒精擦浴等物理降温方法,并观察降温效果。

(3)遵医嘱使用抗生素,严格执行无菌操作。

(4)病房应注意定期进行空气消毒,减少探视人数。

4. 口腔护理

胰腺炎患者在禁食期间一般不能饮水,对口渴者,可含漱或湿润口唇;为了减轻因胃肠减压、安置鼻导管引起的不适及口腔干燥,每天可用消毒液体石蜡于胃肠减压管周围涂抹,并定时为患者清洗口腔;对口唇干燥者,可用液体石蜡为其润唇。

(三)健康指导

(1)鼓励患者每天进行可耐受的活动,以不出现心悸、气短、乏力等症状为宜。

(2)嘱患者应积极治疗胆管结石,以消除诱发胰腺炎的因素;告知患者饮酒与胰腺炎的关系,强调戒酒的重要性。

(3)告知患者进食低脂饮食,以及高热量、高蛋白、富含维生素、易消化饮食的重要性,嘱其少量多餐。

(4)指导患者遵医嘱服药,并告知其服药须知,如药名、作用、剂量、途径、不良反应及注意事项等。

(5)教会患者疼痛评估法、放松疗法及正确使用镇痛药物,告知患者放置各种导管的目的、注意事项和引起的不适。

(6)指导并发糖尿病的患者进行饮食控制。

(7)嘱患者保持良好的精神状态,避免情绪激动。

(8)帮助患者及其家属正确认识胰腺炎易复发的特性,强调预防复发的重要性;注意腹部体征,若出现左上腹剧烈疼痛,应及时就诊。

第四节　慢性胰腺炎

慢性胰腺炎是指胰腺实质持续性炎症,导致腺体广泛纤维化、腺泡和胰岛细胞萎缩,使胰腺的内分泌、外分泌功能受损,且常有钙化及假性囊肿形成。慢性胰腺炎的典型症状为反复腹痛、消化不良、腹泻、消瘦等,晚期可出现胰腺囊肿、糖尿病或黄疸。本病因缺乏简便而特异的诊断方法,故诊断困难,常被误诊。

一、病因

慢性胰腺炎的发病原因与急性胰腺炎相似,在国外以酒精中毒为主,在国内以胆管疾病(尤其是胆结石)为主;其他少见者为营养不良、腹部外伤、高钙血症、代谢异常、自身免疫异常、血管病变、肝病、遗传性因素等。少数患者确实无病因可寻,称为特发性慢性胰腺炎。

二、临床表现

慢性胰腺炎的临床表现轻重不一,可无症状,或仅有轻度消化不良,而中度以上的慢性胰腺炎患者可有腹痛、腹胀、黄疸等胰腺炎急性发作症状,胰腺内、外分泌功能不足表现,以及腹腔积液、感染等。

1. 腹痛

腹痛占慢性胰腺炎症状的60%～100%，疼痛呈间歇性或慢性，常在上腹部，可放射至季肋部、左侧肩部及背部。开始时，腹痛持续几小时到几天，随疾病进展，腹痛日趋频繁，持续时间延长。腹痛在仰卧位时加剧，屈膝位或俯卧位时缓解，饮酒、进油腻食物后易发作。疾病后期，随着胰腺内、外分泌功能的下降，疼痛可能会减轻，甚至消失。

2. 胰腺外分泌不足的表现

轻中度患者仅有食欲减退、腹胀等消化不良症状，当脂肪酶排量降低到正常的10%以下时才会出现脂肪泻，排出大量恶臭且有油脂的粪便。同样，胰蛋白酶低于正常的10%时才会有粪便中蛋白丢失。患者由于害怕疼痛而进食很少，体重减轻，并有多种维生素特别是脂溶性维生素缺乏的表现。

3. 胰腺内分泌不足的表现

6%～46%的患者可有糖尿病或糖耐量异常，糖尿病常在出现临床症状后5～10年内发生。

4. 黄疸

黄疸的发生率为1%～28.2%，主要是由胰头显著纤维化或假性囊肿压迫胆总管下段所致。

5. 其他体征

部分患者有上腹部压痛，急性发作时可有腹膜刺激征，当并发巨大假性囊肿时可扪及包块。患者由于消化吸收功能障碍可导致消瘦，亦可出现其他并发症的相关体征。

三、诊断

(一)诊断要点

慢性胰腺炎的主要诊断依据：①有典型临床表现，如反复发作的上腹痛或急性胰腺炎表现等。②影像学检查提示胰腺钙化、胰管结石、胰管狭窄或扩张等。③有病理学特征性改变。④有胰腺外分泌功能不全表现。其中，有②或③者可确诊慢性胰腺炎，有①和④者可拟诊慢性胰腺炎。

(二)辅助检查

1. 腹部X线片

腹部X线片可发现部分患者胰腺区域的钙化灶、结石影。

2. 超声及其相关技术

(1)腹部超声：可见胰腺形态改变；胰腺纤维化时，胰腺内部回声增强；胰管有不规则扩张及管壁回声增强；有结石或钙化时，可见光团及声影；有囊肿时，可见液性暗区。腹部超声因敏感度和特异度较差，故仅作为慢性胰腺炎的初筛检查。

(2)内镜超声(EUS)：避免了肠道气体和肠壁脂肪的干扰，克服了体外超声诊断胰腺疾病的不足，主要表现为胰实质回声增强、主胰管钙化等。EUS对慢性胰腺炎的早期诊断不敏感，EUS-FNA可提高敏感性和特异性。

(3)胰管内超声(IDUS)：将超声探头经十二指肠乳头逆行插至主胰管中，可对主胰管内局灶性狭窄病变进行鉴别诊断。

3. 胰腺 CT 检查

胰腺 CT 检查为慢性胰腺炎的首选检查方法，可见胰腺失去正常结构，呈弥散性增大或萎缩，密度不均；胰管不规则扩张或粗细不均；胰管内有结石或钙化征象。胰腺 CT 检查对中晚期慢性胰腺炎诊断准确性较高，对早期的诊断价值有限。胰腺 CT 检查有助于并发症的诊断，包括假性囊肿、门脾静脉血栓、假性动脉瘤及胰管胸膜瘘等。

4. MRI 检查

MRI 检查对慢性胰腺炎诊断价值优于 CT，尤其对胰实质异常改变敏感，主要包括脂肪抑制 T1 加权像信号强度降低，加对比剂后延迟增强，且增强不明显。

5. 胰胆管影像学检查

胰胆管影像学检查包括内镜逆行胰胆管造影术(ERCP)和磁共振胰胆管造影术(MRCP)。ERCP 主要显示胰管形态改变，以往是重要的诊断依据，但其为有创性检查，仅在诊断困难时选用，更多的是一种治疗手段。MRCP 可清楚显示胰管病变的部位、程度和范围。胰泌素增强 MRCP 能观察胰管顺应性，评估胰管分支数量或出现的新分支，通过碳酸氢盐及胰液的分泌量可间接评估胰腺外分泌功能。

6. 胰管镜检查

胰管镜检查可直接观察胰管内病变，如狭窄、结石、阻塞等，同时还能进行组织活检、收集胰液及细胞学刷检等，对慢性胰腺炎的早期诊断及胰腺癌的鉴别诊断有意义。

7. 胰腺组织活检

胰腺组织活检是诊断慢性胰腺炎的金标准，主要用于慢性胰腺炎与胰腺癌的鉴别诊断。

四、鉴别诊断

1. 胰腺癌

慢性胰腺炎与胰腺癌的鉴别甚为困难，可用的方法包括以下几种。①血清 CA19-9、CA12-5、CA50、CA242 检测，在胰腺癌诊断中有一定参考价值，但有假阳性。②胰液检查：通过 ERCP 获取胰液，如检出癌细胞，则可确诊为胰腺癌。③实时超声及内镜超声引导下细针胰腺穿刺如发现癌细胞，可确诊为胰腺癌，但阴性者并不能排除诊断。④CT、MRI 和 PET 等检查亦有助于二者的鉴别。

2. 消化性溃疡

十二指肠球部后壁穿透性溃疡可与胰腺粘连，从而引起顽固性疼痛，借助内镜检查可与慢性胰腺炎进行鉴别。

3. 原发性胰腺萎缩

原发性胰腺萎缩多见于 50 岁以上的患者，一般无腹痛、脂肪泻、体重减轻、食欲减退和全身水肿等临床表现，借助超声及 CT 检查可与慢性胰腺炎进行鉴别。

五、治疗

慢性胰腺炎的治疗原则为去除病因、控制症状、改善胰腺功能、治疗并发症和提高生活质量等。

(一)一般治疗

慢性胰腺炎患者须戒烟、戒酒,避免过量食用高脂饮食。

(二)专科治疗

1. 去除病因

慢性胰腺炎患者应戒酒和积极治疗胆道疾病。戒酒能使半数以上酒精性慢性胰腺炎患者疼痛缓解,延缓胰实质破坏进展;当甘油三酯>500mg/dL时,则需以他汀类药物控制疼痛。硫唑嘌呤等药物能引起胰腺炎,故应注意避免这些可能的原因。

2. 胰腺外分泌功能不全的治疗

对于胰腺外分泌功能不全,主要应用外源性胰酶制剂替代治疗,并辅助饮食疗法,有助于改善消化吸收不良、脂肪泻等。比较理想的胰酶制剂应是肠溶型、含高活性的脂肪酶、超微微粒型,建议餐中服用。

3. 止痛治疗

(1)胰酶制剂等非镇痛药物:胰酶可抑制胆囊收缩素的释放和胰酶分泌而缓解疼痛。H_2受体拮抗剂或PPI可减少胰液分泌,降低胰管内压,减轻疼痛,可增加胰酶制剂疗效,因为保持胰酶活性的最佳pH值应>6.0。胆囊收缩素受体拮抗剂(如丙谷胺600mg/d)也有一定疗效,如经治疗疼痛无改善甚或加重者,可试用生长抑素衍生物奥曲肽治疗,每次餐前给予100～200μg,皮下注射。

(2)镇痛药物:宜从对乙酰氨基酚和非甾体抗炎药开始,效果不佳时可选择弱阿片类药物,仍不能缓解甚或加重时可选用强阿片类镇痛药物。需要注意的是,吗啡能使肝胰壶腹部括约肌痉挛,应避免使用。

4. 内分泌不足的替代治疗

内分泌不足的替代治疗主要是对糖尿病的治疗,采用强化的常规胰岛素治疗方案,以维持慢性胰腺炎患者最佳的代谢状态。由于慢性胰腺炎合并糖尿病的患者对胰岛素较敏感,因此应注意预防低血糖的发生。

六、护理

(一)常规护理

1. 一般护理

应保持患者所处环境整洁、安静、空气流通及适宜的温、湿度;协助患者取弯腰、屈膝侧卧位。

2. 饮食护理

嘱患者避免进食刺激性强、产气多、高脂肪和高蛋白食物,严格禁酒。

3. 心理护理

护理人员应经常巡视,以了解患者的需要;向患者解释引起疼痛的原因、本病的治疗方法和预后,以消除其疑虑;教会患者减轻疼痛的方法;向患者说明禁食、禁水的重要性,取得患者的配合;帮助患者及其家属正确认识胰腺炎,强调预防复发的重要性;嘱患者避免过度疲劳和情绪激动,保持良好的精神状态;指导患者遵医嘱服药。

(二)专科护理

1. 疼痛的护理

疼痛的护理措施:合理应用镇痛药;禁食、胃肠减压;遵医嘱给予抗胰酶药、解痉药或镇痛药;协助患者变换体位,使其膝弯曲,靠近胸部,以缓解疼痛;按摩患者背部,以增加其舒适感。

2. 血糖升高的护理

因胰腺内分泌功能不足而致糖尿病的患者,应遵医嘱服用降糖药物;胰腺全切者,则需终身注射胰岛素。嘱患者要定时监测血糖和尿糖;严格控制主食的摄入量,不食或少食含糖量较高的水果,多进食蔬菜,以及注意进行适度锻炼等。

(三)健康指导

1. 疾病知识指导

告知患者有关慢性胰腺炎的病因、治疗原则及相关注意事项,以便取得患者的配合。

2. 心理指导

慢性胰腺炎由于病程长,病情反复,患者常会产生焦虑、悲观、消极情绪,护士应为患者提供安全舒适的环境,了解患者的感受,耐心解答患者的问题,讲解有关疾病治疗和康复的知识,配合患者家属,帮助患者树立战胜疾病的信心。

3. 饮食指导

告知患者慢性胰腺炎急性发作期应禁食,病情缓解后可进食高糖、低脂、少渣半流质饮食。

(1)限制脂肪的摄入量,病情好转后可递增至 40～50g/d。

(2)每天供给蛋白质 50～70g,注意选用含脂肪少、高生物价蛋白食物。

(3)因所需能量由糖类补充为主,故每天可供给适当的糖类食物。

(4)慢性胰腺炎多伴有胆管病或胰腺动脉硬化,胆固醇供给量应小于 300mg/d。

(5)维生素应供给充足,多进食富含 B 族维生素、维生素 A、维生素 C 的食物,特别是含维生素 C 丰富的食物。

(6)食物选择的原则是富于营养、易于消化、少刺激性。

(7)嘱患者应少食多餐,每天以 4 餐或 5 餐为宜,烹调加工应使菜肴清淡、细碎、柔软,不用烹调油,可采取蒸、煮、烩、熬、烧、炖等方法。

(8)指导患者戒烟、戒酒,限制茶、咖啡的摄入。

4. 出院指导

(1)向患者及其家属介绍疾病的主要诱发因素和疾病的过程。

(2)告知患者应积极治疗胆管疾病,注意防治胆道蛔虫病。

(3)指导患者及其家属掌握饮食的卫生知识,嘱患者平时应养成富营养、食勿饱的规律进食习惯。

(4)慢性胰腺炎患者易发生脂泻(稍食用油荤即腹泻),且患病期长,难以根治,患者易出现营养不良,嘱患者应进食富含营养的食物,如鱼、瘦肉、豆腐等。

(5)嘱患者米、面等含糖量高的食物以及新鲜蔬菜宜适当多食,但不能过饱,以七八分饱即可(若合并有糖尿病,则应适当控制糖类的摄入)。

(6)嘱患者宜少食煎炒的食物,多食蒸炖的食物,以利于消化吸收;盐不宜多,以淡食为好;应避免进食刺激性强、高脂肪和高蛋白食物。

(7)嘱患者应避免情绪激动,保持良好的精神状态,戒除烟、酒等不良嗜好,防止疾病复发;若有不适,应及时就诊。

第五节　急性胃炎

急性胃炎是由各种有害因素引起的胃黏膜或胃壁的炎症,因其主要病损是糜烂和出血,故常被称为糜烂出血性胃炎。糜烂是指黏膜破坏但不超过黏膜肌层;出血是指黏膜下或黏膜内血液外渗而无黏膜上皮破坏,常同时伴有黏膜水肿和脆弱。急性胃炎根据胃黏膜病理学改变的不同,可分为急性单纯性胃炎和急性糜烂出血性胃炎;按发病部位不同,可分为胃窦炎、胃体炎及全胃炎。

一、病因

急性胃炎常由化学、物理(多为机械因素和温度因素)、微生物感染或细菌毒素等引起。在进食被微生物和细菌毒素污染的食物引起的急性单纯性胃炎中,病原微生物包括沙门菌、嗜盐杆菌、幽门螺杆菌、轮状病毒及诺沃克病毒等,细菌毒素以金黄色葡萄球菌毒素为多见。

二、临床表现

急性胃炎的临床表现常因病因的不同而不一致。因酗酒、进食刺激性食物引起者,多有上腹部不适、疼痛、食欲减退、恶心、呕吐等,一般不很严重;由致病微生物及其毒素引起者,常于进食后数小时或24小时内发病,多伴有腹泻、发热和稀水样便,称为急性胃肠炎,严重者有脱水、酸中毒和休克等表现,查体有上腹部压痛、肠鸣音亢进等;由药物及应激状态引起者,常以消化道出血为主要表现,患者多有呕血和黑便,出血也可呈间歇性发作,出血量大者可发生低血容量性休克。

三、诊断

内镜结合病理学检查有助于急性胃炎的诊断。糜烂出血性胃炎确诊依靠早期胃镜检查,胃镜下可表现为黏膜充血糜烂或出血灶,超过48小时,病变可能已消失。通过临床观察、超声检查、血液生化检查、腹部X线片等可排除其他疾病。除消化道出血外,轻症、短期发生的急性胃黏膜病变不推荐首选胃镜检查。

四、鉴别诊断

急性胃炎依据病史、临床表现,诊断一般不难,但应注意与消化性溃疡、早期急性阑尾炎、急性胆囊炎、急性胰腺炎等鉴别。

五、治疗

1.一般治疗

对急性胃炎的治疗,应去除病因,卧床休息,停止一切对胃有刺激的食物或药物,给予清淡饮食,必要时禁食,可多饮水,腹泻较重时可饮糖盐水。

2. 对症治疗

急性胃炎时应针对患者表现出的不同症状进行治疗。

(1)腹痛者:可行局部热敷,疼痛剧烈者可给予解痉止痛药,如阿托品、复方颠茄片、山莨菪碱等。

(2)剧烈呕吐时,可注射甲氧氯普胺(胃复安)。

(3)必要时,可给予患者口服 H_2受体拮抗剂,如西咪替丁、雷尼替丁,以减少胃酸分泌,减轻胃黏膜炎症:也可应用铝碳酸镁或硫糖铝等抗酸药或黏膜保护药。

3. 抗感染治疗

对于急性胃炎患者,一般不需要抗感染治疗,但对于由细菌引起的急性胃炎患者,尤其是伴腹泻者,可选用小檗碱(黄连素)、呋喃唑酮(痢特灵)、磺胺类制剂、诺氟沙星(氟哌酸)等喹诺酮制剂、庆大霉素等抗菌药物进行治疗。

4. 维持水、电解质及酸碱平衡

因呕吐、腹泻导致水、电解质紊乱时,轻者可给予口服补液,重者应予静脉补液,可选用平衡盐液或 5%葡萄糖盐水,并注意补钾;对于有酸中毒者,可用 5%碳酸氢钠注射液予以纠正。

六、护理

(一)常规护理

1. 一般护理

(1)休息:嘱患者要注意休息,减少活动,避免劳累;有急性出血时,应卧床休息。

(2)饮食:嘱患者进食无渣、温热、半流质饮食;有少量出血时,可进食牛奶、米汤等流质饮食,以中和胃酸,并利于胃黏膜的修复;对于呕血者,应暂禁食,可静脉补充营养。

(3)环境:为患者创造整洁、舒适、安静的环境,定时开窗通风,保证空气新鲜以及温、湿度适宜,使其心情舒畅。

(4)出血期间,应协助患者用生理盐水漱口,每天 2 次。

(5)评估:评估患者的心理状态,并进行有针对性的疏导,以缓解患者的紧张情绪。

2. 药物治疗的护理

应注意观察患者用药后的疗效、不良反应等,告知患者用药的相关事项。例如,抑制胃酸的药物应多于餐前服用,抗生素类药物应多于餐后服用;询问患者有无过敏史,并严密观察用药后的反应;使用止泻药时,应注意观察患者的排便次数,观察其粪便的颜色、性状及量,告知其腹泻控制后要及时停药;告知患者应用解痉镇痛药(如山莨菪碱或阿托品)后会出现口干等不良反应,并且青光眼及前列腺增生症者应禁用。

3. 高热的护理

对发热 39℃以上的患者,应行物理降温,如头置冰袋或用冰水冷敷,用酒精或温水擦浴,效果不理想者,应遵医嘱给予解热药;对畏寒患者,应注意保暖,因患者退热时往往大量出汗,故应及时给予其更换衣裤,并进行保暖,防止因受寒而致上呼吸道感染。

4. 消化道出血的急救与护理

(1)患者有呕血、便血等出血病史,出现面色苍白、表情淡漠、出冷汗、脉搏细数、肠鸣音亢进等表现者，应首先考虑有出血的存在，并严密观察患者的血压变化。

(2)患者出现呕血，应立即给予去枕平卧，使其头偏向一侧、绝对卧床、禁食，及时备好吸引器，并立即通知值班医生或主管医生。

(3)迅速为患者建立静脉通路(使用大号针头)，同时做血型、交叉配血试验，加快患者的输液速度，如已有备血，则应立即取血。

(4)及时为患者测量血压、脉搏、体温，每隔15～30分钟监测1次，并做好记录。

(5)给予患者吸氧，保持其呼吸道通畅，同时注意保暖。

(6)密切观察患者病情变化，并注意呕吐物及粪便的颜色、性质、量，做好记录。

(7)有食管静脉曲张破裂出血者，应备好三腔二囊管，并配合医生置入三腔二囊管进行止血。

(8)按医嘱给予患者止血药及扩容药。

(9)正确记录患者24小时出入量，必要时给予留置导尿，做好重症护理记录。

(10)做好患者的心理疏导，消除其紧张、焦虑的情绪。

5.预防窒息及抢救护理

(1)嘱患者呕血时不要屏气，尽量将血轻轻呕出，以防窒息。

(2)准备好抢救用品，如吸引器、鼻导管、气管插管和气管切开包等。

(3)患者出现窒息时，应立即为其开放气道，上开口器。

(4)立即清除患者口腔、鼻腔内的血凝块，用吸引器吸出其呼吸道内的血液及分泌物。

(5)迅速抬高患者床尾，协助患者取头低足高位。如患者意识清楚，应鼓励其用力咳嗽，并用手轻拍其背部，以帮助患者将支气管内的淤血排出。如患者意识不清，则应迅速将患者上半身垂于床边，并一手托扶，另一手轻拍其患侧背部。

(6)清除患者口、鼻腔内的淤血，用压舌板刺激其咽喉部，引起呕吐反射，使其能咯出阻塞于咽喉部的血块。对牙关紧闭者，可用开口器及舌钳进行协助。

(7)如以上措施不能使血块排出，应立即用吸引器吸出淤血及血块，必要时可立即行气管插管或气管镜直视下吸取血块。气道通畅后，若患者自主呼吸未恢复，应行人工呼吸，给予高流量吸氧，或按医嘱应用呼吸中枢兴奋药。

6.腹痛的护理

(1)明确诊断后，可遵医嘱给予患者局部热敷、按摩、针灸，或给予镇痛药物等，以缓解腹痛症状，同时应安慰、陪伴患者，使其精神放松，保持情绪稳定，消除其紧张、恐惧心理，以增强患者对疼痛的耐受性。

(2)非药物镇痛方法：可以用分散注意力法，如数数、谈话、深呼吸等。

(3)行为疗法：如放松技术、音乐疗法等。

7.恶心、呕吐与上腹部不适的护理

(1)评估患者的症状是否与精神因素有关，关心和帮助患者，以消除其紧张情绪。

(2)及时为患者清理呕吐物、更换衣物，协助患者取舒适体位。

(3)避免不良刺激：对于严重呕吐的患者，要密切观察，及时纠正水、电解质平衡紊乱。一般呕吐物为消化液和食物时，有酸臭味；混有大量胆汁时，常呈绿色；混有血液时，呈鲜红色或棕色残渣。

8. 呕血、黑便的护理

(1)需排除因鼻腔出血或进食大量动物血、铁剂等所致的呕血、黑便。

(2)必要时,可遵医嘱给予患者输血、补液、补充血容量等治疗。

(二)健康指导

1. 饮食指导

(1)急性期患者病情较重,排便次数多,常伴有呕吐,严重者会出现脱水和电解质紊乱,此时应禁食,使胃肠道彻底休息,依靠静脉输液的方式补充水和电解质。

(2)病情较轻的患者,可饮糖盐水,补充水和盐,纠正水、盐代谢紊乱。

(3)病情缓解后的恢复期,可首先试食流质饮食。

(4)一般患者呕吐停止后可选用清淡流质软食,注意少量多餐,每天以 6～7 餐为宜,开始时可给少量米汤、藕粉、杏仁霜等,待症状缓解、排便次数减少后,可改为全流质食物。

(5)尽量少用产气及其他含脂肪多的食物,如牛奶及其他奶制品、蔗糖及肉类等。

2. 心理指导

(1)向患者解释症状出现的原因:患者因出现呕血、黑便或症状反复发作而产生紧张、焦虑、恐惧心理,护理人员应向其耐心说明出血原因,并给予解释和安慰,应告知患者通过有效治疗,出血会很快停止,通过自我护理和保健可减少疾病的复发。

(2)心理疏导:耐心解答患者及其家属提出的问题,告知患者精神紧张不利于呕吐的缓解,特别是有的呕吐与精神因素有关,紧张、焦虑还会影响食欲和消化能力,而树立信心及情绪稳定则有利于症状的缓解。

(3)应用放松技术:嘱患者可利用深呼吸、转移注意力等放松技术,以减少呕吐的发生。

3. 出院指导

向患者及其家属进行卫生宣传教育,本病是胃黏膜的一种急性损害,只要去除病因和诱因,就能治愈,也可以防止其发展为慢性胃炎;应向患者及其家属讲明本病的病因,如因药物引起者,应告诫患者今后禁用此药,如疾病需要必须使用,应遵医嘱配合服用制酸药及胃黏膜保护药;指导患者饮食要有规律性,少食多餐,避免进食刺激性食物和服用对胃有损害的药物,或遵医嘱从小剂量开始且于饭后服药;嘱患者要节制烟、酒;告知患者应遵医嘱坚持服药,如有不适,要及时来医院就诊,并定期进行门诊复查。

第六节　慢性胃炎

慢性胃炎是胃黏膜的慢性炎症,以淋巴细胞和浆细胞浸润为主。本病十分常见,占接受胃镜检查患者的 80%～90%。慢性胃炎的发病率随年龄增加而升高,男性多于女性。慢性胃炎根据病变部位及发病机制不同,可分慢性胃窦炎(B 型胃炎)及慢性胃体炎(A 型胃炎),B 型胃炎主要与幽门螺杆菌感染有关,而 A 型胃炎主要由自身免疫反应引起。

一、病因

本病的病因尚未完全阐明,可能与物理、化学及生物性等有害因素长期反复作用于易感人体有关。

1. 食物与药物

浓茶、咖啡、油炸或辛辣食品及各种佐料可促进胃液分泌，使原有胃炎者症状加重，但尚无引起慢性胃炎的直接证据。非甾体抗炎药，如阿司匹林，可引起胃黏膜糜烂，糜烂愈合后可遗留慢性胃炎。

2. 吸烟与饮酒

长期吸烟者，慢性胃炎的发病率明显上升，每天吸烟 20 支以上的人，40%可发生胃黏膜炎症。长期嗜酒者多有浅表性胃炎，若不戒酒，可发展成萎缩性胃炎，但也有资料证实饮酒与胃炎没有因果关系。

3. 幽门螺杆菌感染

目前认为，慢性胃炎最主要的病因是幽门螺杆菌感染。研究表明，慢性胃炎患者幽门螺杆菌感染率达 90%以上。

4. 免疫因素

胃黏膜萎缩伴有恶性贫血者中有 80%～90%的患者血液内因子抗体为阳性，胃体萎缩性胃炎常可检测到壁细胞抗体(PCA)，萎缩性胃炎常有细胞免疫功能异常，这些都说明胃炎特别是萎缩性胃炎的发生与免疫因素有关。

5. 十二指肠液反流

当幽门括约肌功能不全时，胆汁、胰液和十二指肠液反流入胃，削弱胃黏膜屏障功能，可使胃黏膜遭受胃酸和胃蛋白酶的侵袭而产生炎症。

6. 其他因素

遗传、缺铁性贫血、铅接触、放射线、其他细菌或肝炎病毒感染等亦可导致慢性胃炎的发生。

二、临床表现

慢性胃炎病程迁延，大多无明显症状，部分患者有消化不良表现，可有上腹部不适，以进餐后为甚，以及无规律的隐痛、嗳气、反酸、烧灼感、食欲缺乏、恶心、呕吐等，少数患者可有消化道出血症状，一般为少量出血。A 型胃炎可以明显表现为厌食和体重减轻，也可伴有贫血，在有典型恶性贫血发生时，可出现舌炎、舌萎缩周围神经病变。

三、诊断

(一)诊断要点

慢性胃炎患者的症状常无特异性，体征很少，X 线检查一般只有助于排除其他胃部疾病，确诊要靠胃镜检查及胃黏膜活组织检查。在我国，有 50%～80%的慢性胃炎患者在胃黏膜中可找到幽门螺杆菌。

(二)辅助检查

1. 胃液分析

测定基础胃液分泌量(BAO)及组胺试验可以判断胃泌酸功能，有助于慢性萎缩性胃炎的诊断。慢性浅表性胃炎患者的胃酸多正常，广泛而严重的慢性萎缩胃炎患者的胃酸分泌多有减少。

2. 血清学检测

慢性萎缩性胃炎患者血清胃泌素常中度升高，这是因胃酸缺乏而不能抑制G细胞分泌之故。若病变严重，不但胃酸和胃蛋白酶原分泌减少，内因子分泌也减少，因而导致维生素B_{12}水平也下降。

3. 胃肠X线钡餐检查

随着消化内镜技术的发展，目前胃炎的诊断很少应用上消化道造影，用气钡双重造影显示胃黏膜细微结构时，萎缩性胃炎可出现胃黏膜皱襞相对平坦、减少。

4. 胃镜和活组织检查

胃镜和活组织检查是诊断慢性胃炎的主要方法。浅表性胃炎常以胃窦部最为明显，多为弥散性胃黏膜表面黏液增多，有灰白色或黄白色渗出物，病变处黏膜红白相间或呈花斑状，类似麻疹样改变，有时有糜烂。慢性萎缩性胃炎的黏膜多呈苍白或灰白色，亦可呈红白相间，白区凹陷；皱襞变细或平坦，由于黏膜变薄，可透见呈紫蓝色的黏膜下血管；病变可弥散或主要在胃窦部，如伴有增生性改变者，黏膜表面呈颗粒状或结节状。取胃黏膜组织做病理学检查，可判断慢性浅表性胃炎、慢性萎缩性胃炎，肠上皮化生、异型增生等。

四、鉴别诊断

1. 胃癌

慢性胃炎的症状（如食欲缺乏、上腹不适、贫血等）及少数胃窦胃炎的X线征象与胃癌颇为相似，需特别注意加以鉴别。绝大多数患者通过胃镜检查及活组织检查即可进行鉴别。

2. 消化性溃疡

慢性胃炎与消化性溃疡均有慢性上腹痛症状，但消化性溃疡以上腹部规律性、周期性疼痛为主，而慢性胃炎疼痛很少有规律性并以消化不良为主。二者的鉴别主要依靠胃镜检查。

3. 慢性胆道疾病

慢性胆道疾病（如慢性胆囊炎、胆石症）常有慢性右上腹痛、腹胀、嗳气等消化不良的症状，易误诊为慢性胃炎，但慢性胆道疾病胃肠检查无异常发现，胆囊造影及B超异常可确诊。

4. 其他

肝炎、肝癌及胰腺疾病等亦可因出现食欲缺乏、消化不良等症状而易误诊为慢性胃炎，全面查体及有关检查结果可与慢性胃炎进行鉴别。

五、治疗

慢性胃炎的治疗包括病因治疗、对症治疗。无症状的慢性非萎缩性胃炎可不做任何处理。慢性胃炎需要根据不同的临床症状、内镜检查结果及病理改变选择不同的治疗方法。

1. 饮食治疗

慢性胃炎患者宜进食易消化、无刺激性的食物，少吃过酸、过甜食物，忌烟酒、浓茶、咖啡、饮料，进食过程应细嚼慢咽。

2. 去除病因

嘱患者应避免服用损伤胃黏膜的药物，如阿司匹林、吲哚美辛等。

3. 根除幽门螺杆菌治疗

对慢性胃炎伴有萎缩及糜烂、慢性胃炎伴有消化不良症状、计划长期使用非甾体抗炎药、有胃癌家族史者,应给予患者根除幽门螺杆菌治疗。根除幽门螺杆菌治疗能使部分患者消化不良症状消失,同时可减轻炎症程度、减少肠上皮化生的发生或进展。质子泵抑制剂对幽门螺杆菌有较强的抑制作用,提高胃内酸碱度能明显加强抗菌药物的杀菌活性。

2012 年,第四次全国幽门螺杆菌感染处理共识推荐使用铋剂、质子泵抑制剂、两种抗菌药物组成的四联疗法作为幽门螺杆菌感染的一线治疗方案。标准剂量的质子泵抑制剂:埃索美拉唑 20mg、雷贝拉唑 10mg、奥美拉唑 20mg、兰索拉唑 30mg、泮托拉唑 40mg,2 次/天。有效抗生素:包括甲硝唑 400mg 或替硝唑 500mg、克拉霉素 250～500mg、呋喃唑酮 100mg、四环素 750mg、阿莫西林 1000mg、左氧氟沙星 200mg,2 次/天。抗生素的选择:在无过敏的情况下,优先选择阿莫西林,甲硝唑在高耐药地区避免使用,克拉霉素耐药超过 20%地区避免使用,老年患者合并冠心病时克拉霉素给予低剂量,儿童避免使用左氧氟沙星。

另一种当前可选择的方案是序贯治疗,即质子泵抑制剂合用阿莫西林 5 天治疗,序贯质子泵抑制剂、克拉霉素、甲硝唑 5 天治疗。

任何一种方案初次治疗失败后,可通过调整抗生素进行补救治疗。治疗无效的患者,可结合抗生素敏感试验选择药物。

4. 对症治疗

对于无症状的慢性胃炎患者,可以进行随访;以反酸、腹痛为主要表现,尤其内镜下表现为糜烂的患者,可给予抑酸治疗;消化不良以腹胀、早饱为主要表现者,可应用促动力药以改善症状;存在胆汁反流者,可给予中和胆汁的黏膜保护剂,如铝碳酸镁、瑞巴派特等;萎缩性胃炎伴有恶性贫血者,可给予维生素 B_{12} 和叶酸;有肠上皮化生者,可适当给予中药及维生素类药物;存在心理问题者,可以考虑给予心理干预。

六、护理

(一)常规护理

1. 休息

指导患者在急性发作时应卧床休息,并可用转移注意力、做深呼吸等方法减轻疼痛症状;对恢复期患者,应嘱其避免劳累,注意劳逸结合,保证充分休息。

2. 饮食

(1)慢性胃炎急性发作时,可给予患者少渣半流食;对于恢复期患者,可指导其服用富含营养、易消化的食物,避免食用辛辣、生冷等刺激性食物以及饮浓茶、咖啡等饮料。

(2)对于嗜酒患者,应嘱其戒酒。

(3)指导患者加强饮食卫生,并养成良好的饮食习惯(定时进餐、少量多餐、细嚼慢咽)。

(4)对胃酸缺乏者,可嘱其酌情食用酸性食物,如山楂、食醋等。

3. 活动

嘱患者病情缓解时可进行适当的锻炼,以增强机体抵抗力。

4. 环境

为患者创造良好的休息环境，定时开窗通风，保证病室的温、湿度适宜。

5. 日常护理

除日常漱洗外，嘱患者应定时沐浴、洗头、剪指（趾）甲、理发、剃须、更衣。对重症卧床者，嘱其做床上擦浴，及时为其更衣和换被单。对长期卧床者，应为其制订预防压疮的措施，定时为其翻身、变换体位，受压部位可用温水进行擦拭及按摩，并保持患者床单位的平整、清洁、干燥、舒适。

（二）专科护理

1. 对症护理

主要的护理措施是为患者减少或避免损害胃黏膜的因素。如有胆汁反流者，应遵医嘱使用考来烯胺等；若因其他疾病而需用阿司匹林、激素、铁剂等对胃损害较大的药物时，应嘱患者餐后服用，或从小剂量开始；有幽门螺杆菌感染者，应遵医嘱为其使用抗菌药物。

2. 药物治疗的护理

（1）抗酸分泌治疗：告知患者质子泵抑制药（如奥美拉唑、泮托拉唑、雷贝拉唑等）需餐前30分钟服用。

（2）保护胃黏膜治疗：告知患者达喜一般应餐后2小时嚼服。

3. 恶心、呕吐的护理

（1）协助患者取正确体位，头偏向一侧，防止误吸。

（2）安慰患者，消除其紧张、焦虑的情绪。

（3）呕吐后，应及时为患者进行清理，更换床单元，并协助患者取舒适体位。

（4）观察呕吐物的性质、量及呕吐次数。

（5）必要时，可遵医嘱给予患者镇吐药物。

4. 营养不良的护理

（1）为患者提供可口、不油腻、高营养、易咀嚼的食物。

（2）嘱患者应少量多餐，当感到恶心、呕吐时，应暂停进食。

（3）为患者预防性使用镇吐药，并观察药物疗效。

（4）告知患者减轻和预防恶心、呕吐的方法，如深呼吸、分散注意力等。

（5）指导患者进食易消化的优质蛋白食物，如瘦肉、鱼肉、蛋类、奶类，并适当进食各种新鲜蔬菜、水果，以补充维生素。

（6）嘱患者应加强口腔护理，保持口腔湿润、清洁，以增进食欲。

（7）辅助患者进餐时，应留给患者充分的咀嚼、吞咽时间，喂饭速度不宜过快。

（8）遵医嘱给予患者肠道外营养，如静脉滴注复方氨基酸、脂肪乳剂等。

5. 腹痛的护理

（1）评估患者腹痛的部位、性质及程度。

（2）嘱患者应卧床休息，协助患者取有利于减轻疼痛的体位。

（3）可利用局部热敷、针灸等方法来为患者缓解疼痛。

（4）必要时，可遵医嘱给予患者镇痛药物。

6. 活动无耐力的护理

协助患者进行日常生活活动，指导患者改变体位时动作要慢，以免发生直立性低血压；根据患者病情，与患者共同制订每天的活动计划，指导患者逐渐增加活动量。

（三）健康指导

1. 饮食指导

（1）嘱患者应注意饮食的酸碱平衡：当胃酸分泌过多时，可饮牛奶、豆浆，食用馒头或面包，以中和胃酸；当胃酸分泌减少时，可食用浓缩的肉汤、鸡汤，带酸味的水果或果汁，以刺激胃液的分泌，帮助消化，并要避免食用可引起腹部胀气和含纤维较多的食物，如豆类、豆制品、蔗糖、芹菜、韭菜等。

（2）告知患者通过口服抗生素治疗慢性胃炎时，可同时饮用酸奶，以保护胃黏膜。

2. 心理指导

护理人员应向患者讲解慢性胃炎的病因及防治知识，指导患者如何保持合理的生活方式和去除对疾病的不利因素，并根据患者所表现出的各种心理问题及时进行疏导。

3. 出院指导

（1）向患者及其家属讲解引起慢性胃炎的有关病因，指导患者如何防止诱发因素，从而减少或避免疾病的复发。

（2）嘱患者出院后应保持良好的心理状态，生活要有规律，合理安排工作和休息时间，注意劳逸结合，继续配合治疗。

（3）嘱患者应保持乐观情绪，避免精神过度紧张、焦虑、愤怒、抑郁。

（4）嘱患者应加强饮食卫生和饮食营养，养成规律的饮食习惯。

（5）嘱嗜酒患者应戒酒，以防止酒精损伤胃黏膜。

（6）嘱患者应选择营养丰富、易于消化的食物，定时定量，少量多餐，不暴饮暴食。

（7）对胃酸缺乏者，应嘱其适当进食酸性食物及水果；对萎缩性胃炎患者，应嘱其不宜多食脂肪。

（8）嘱患者用餐时及用餐后 2～3 小时应尽量少饮水，勿食过冷、过热、易产气的食物等。

（9）对胃酸过多者，应嘱其避免进食能刺激胃酸分泌的食物。

第八章　风湿免疫科疾病

第一节　类风湿关节炎

类风湿关节炎(RA)是一种以慢性对称性周围性多关节炎症为主要表现的异质性、系统性、自身免疫性疾病。

一、病因

类风湿关节炎的病因研究迄今尚无定论,尽管各种炎症介质、细胞因子、趋化因子在RA的发病过程中备受关注,但其具体机制仍不清楚。

1.环境因素

目前认为,一些感染因素,如病毒、细菌和支原体等,可能通过某些途径影响RA的发病和病情进展。

2.遗传因素

流行病学调查显示,RA的发病与遗传因素密切相关,家系调查RA现症者的一级亲属患RA的概率为11%,单卵双生子同时患RA的概率为12%～30%,而双卵孪生子同患RA的概率只有4%。

3.性激素

RA的患病率存在性别差异,绝经期前女性的发病率显著高于同龄男性,妊娠、口服避孕药可缓解病情,这些现象提示性激素在RA发病中的作用,即雌激素可促进RA的发生,而孕激素则可能减轻病情或防止其发生。

二、临床表现

1.关节表现

RA典型的表现为对称性的多关节炎症,主要侵犯小关节,最常受累的关节是腕关节、近端指间关节、掌指关节,其次是足趾关节以及膝、踝、肘、肩等关节。

(1)疼痛和压痛:关节痛往往是RA最早的症状,多呈对称性、持续性疼痛,时轻时重,并伴有压痛。受累关节局部皮肤可出现褐色色素沉着。

(2)关节肿胀:凡受累的关节均可发生肿胀,关节腔内积液或关节周围软组织炎症是该症状产生的主要原因,常见于腕关节、掌指关节、近端指间关节、膝关节等。其中,近端指间关节的梭状指是类风湿关节炎的特征性表现,后期可致纽扣襻样畸形。

(3)晨僵:约95%以上的类风湿关节炎患者可出现晨僵。晨僵是类风湿关节炎突出的临床表现,持续时间大多超过1小时,作为观察RA活动性的指标,持续时间与关节炎症程度成正比。

(4)关节畸形:晚期患者因滑膜炎的绒毛结构破坏软骨和软骨下的骨质结构,使关节周围的肌腱、韧带受损,不能保持关节的正常位置,并出现不同程度的关节畸形,如掌指关节半脱位造成尺侧偏斜、近端指间关节过伸造成远端指间关节过屈而呈天鹅颈畸形等。由于关节周围肌肉的萎缩、痉挛,可使畸形更为加重。

(5)关节功能障碍:关节肿痛、结构破坏及畸形都可引起关节的活动障碍,按程度可分为4级。Ⅰ级:能正常完成日常生活与各项工作;Ⅱ级:可以从事正常活动,但有1个或多个关节活动受限;Ⅲ级:只能胜任一般工作任务或自理生活中的一部分;Ⅳ级:丧失大部分或全部活动能力,日常生活自理能力和参与工作能力均受限。

2. 关节外表现

(1)类风湿结节:为本病的特异性表现,可出现在20%~30%的患者,多见于肘尺骨鹰嘴突附近及跟腱等部位。类风湿结节呈对称性分布,质硬,无压痛,大小不一,直径为数毫米至数厘米不等,是本病活动性的指标之一。

(2)类风湿血管炎:可出现在多个系统,是关节外损害的病理基础,影响中、小关节。①甲床或指端小血管炎,少数患者可发生局部组织的缺血性坏死。②侵犯呼吸系统时可出现渗出性胸膜炎,部分患者有肺间质性病变及肺动脉高压等。③心脏受累的最常见表现是心包炎,也可见心肌炎、心瓣膜炎以及冠状动脉炎引起的心肌梗死。④眼部病变表现为巩膜炎、结膜炎等,严重者可因巩膜软化而影响视力。⑤神经系统受累可出现脊髓受压、多发性神经炎等表现。

3. 并发症

RA可并发心包炎、心肌炎、胸膜炎等。内脏血管炎和感染常常是类风湿关节炎患者死亡的主要原因。

三、诊断

(一)诊断要点

1. RA的诊断标准

(1)美国风湿病学会1987年修订的RA分类标准如下:①晨僵至少1小时(≥6周)。②有3个或3个以上的关节受累(≥6周)。③有手关节受累(≥6周)。④有对称性关节炎(≥6周)。⑤有类风湿皮下结节。⑥有X线片相关改变。⑦血清类风湿因子呈阳性。上述指标≥4条,并排除其他关节炎,即可确诊为RA。

(2)2012年早期RA(ERA)分类诊断标准:①晨僵≥30分钟。②有大于3个关节区的关节炎。③手关节炎。④类风湿因子(RF)呈阳性。⑤抗环瓜氨酸多肽抗体呈阳性。14个关节区包括:双侧肘、腕、掌指、近端指间、膝、踝和跖趾关节。上述指标≥3条,即可诊断为RA。

2. 病变分期

(1)早期:有滑膜炎,无软骨破坏。

(2)中期:介于早期和晚期之间(有炎症、关节破坏、关节外表现)。

(3)晚期:已有关节结构破坏,无进行性滑膜炎。

3. 关节功能分级

(1)Ⅰ级:功能状态完好,完成日常任务无碍(能自由活动)。

(2)Ⅱ级:能从事正常活动,但有1个或多个关节活动受限或不适(中度受限)。

(3)Ⅲ级:只能胜任一般职业性任务或自理生活中的一部分(显著受限)。

(4)Ⅳ级:大部分或完全丧失活动能力,需要长期卧床或依赖轮椅,很少或不能生活自理(卧床或轮椅)。

4. RA 病情评估

RA 病情评估需结合临床及辅助检查,判断类风湿关节炎活动性的项目包括疲劳的严重性、晨僵持续的时间、关节疼痛和肿胀的程度、关节压痛和肿胀的数目、关节功能受限程度,以及急性炎症指标(如血沉、C 反应蛋白和血小板)等。

(二)辅助检查

1. X 线片

关节 X 线片可见软组织肿胀、骨质疏松及病情进展后的关节面囊性变、侵袭性骨破坏、关节面模糊、关节间隙狭窄、关节融合及脱位。

2. MRI 检查

手关节及腕关节的 MRI 检查可提示早期的滑膜炎病变,对发现类风湿关节炎患者的早期关节破坏很有帮助。

3. 超声检查

关节超声是简易的无创性检查,对于滑膜炎、关节积液以及关节破坏有鉴别意义。

四、鉴别诊断

1. 骨关节炎

骨关节炎多见于中、老年人,起病过程大多缓慢,手、膝、髋及脊柱关节易受累,而掌指、腕及其他关节较少受累;病情通常随活动而加重或因休息而减轻,晨僵时间多小于半小时;双手受累时,查体可见 Heberden 和 Bouchard 结节,膝关节可触及摩擦感;不伴有皮下结节及血管炎等关节外表现;类风湿因子多为阴性,少数老年患者可有低滴度阳性。

2. 银屑病关节炎

银屑病关节炎的多关节炎型和类风湿关节炎很相似,但银屑病关节炎的多关节炎型患者有特征性银屑疹或指甲病变,或伴有银屑病家族史,常累及远端指间关节,早期多为非对称性分布,血清类风湿因子等抗体为阴性。

3. 强直性脊柱炎

强直性脊柱炎多见于青年男性,以中轴关节(如骶髂关节及脊柱关节)受累为主,虽有外周关节病变,但多出现在下肢大关节,为非对称性的肿胀和疼痛,并常伴有棘突、大转子、跟腱、脊肋关节等肌腱和韧带附着点的疼痛。关节外表现多为虹膜睫状体炎、心脏传导阻滞障碍及主动脉瓣关闭不全等。X 线片可见骶髂关节侵袭、破坏或融合,患者类风湿因子呈阴性,并且多有 HLA-B27 抗原呈阳性。此外,强直性脊柱炎有更为明显的家族发病倾向。

4. 系统性红斑狼疮

系统性红斑狼疮患者在病程早期可出现双手或腕关节的关节炎表现,但患者常伴有发热、疲乏、口腔溃疡、皮疹、血细胞减少、蛋白尿或抗核抗体呈阳性等狼疮特异性、多系统表现，而关节炎症表现较类风湿关节炎患者程度轻，不出现关节畸形，实验室检查可发现多种自身抗体。

5.反应性关节炎

反应性关节炎起病急，发病前常有肠道或泌尿道感染史，以大关节(尤其是下肢关节)非对称性受累为主，一般无对称性手指近端指间关节、腕关节等小关节受累，可伴有眼炎、尿道炎、龟头炎及发热等，HLA-B27 可呈阳性，而类风湿因子呈阴性，患者可出现非对称性骶髂关节炎的 X 线改变。

五、治疗

RA 的治疗原则：由于 RA 的病因不明，因此目前尚缺乏根治和预防的有效方法，临床治疗的目的主要是控制炎症，缓解症状，保持及恢复受累关节功能，并防止因骨质破坏而引起畸形。

(一)一般治疗

治疗感染病灶、减少诱发因素是缓解症状、防止 RA 复发的关键措施。同时，急性期患者应关节制动，多卧床休息；缓解期患者应积极进行功能锻炼，辅以热浴、蜡浴、红外线、理疗后配合按摩，以保持和增进关节功能。

(二)药物治疗

根据药物性能不同，将治疗 RA 的常用药物分为五大类，即非甾体抗炎药、改变病情抗风湿药、糖皮质激素、生物制剂和中药制剂等。

(1)非甾体抗炎药：本类药物具有镇痛消肿作用，是改善关节炎症状的常用药，但不能控制病情，必须与改变病情抗风湿药同服。非甾体抗炎药包括塞来昔布、美洛昔康、双氯芬酸、吲哚美辛、布洛芬等。

(2)改变病情抗风湿药：该类药物发挥作用缓慢，临床症状明显改善需 1～6 个月，具有改善和延缓病情进展的作用。药物的选择和应用的方案往往需根据患者的病情活动性、严重性和进展而定，一般首选甲氨蝶呤，并将它作为联合治疗的基本药物。另外，柳氮磺吡啶、来氟米特、羟氯喹亦在临床上应用广泛。

(3)糖皮质激素：在关节炎急性发作时，可给予短效激素，如泼尼松，一般每天不超过 10mg，若患者伴有心、肺、眼和神经系统等器官受累情况，可予泼尼松，每天剂量为 30～40mg，症状控制后递减，以每天 10mg 或低于 10mg 维持，但由于它不能根治本病，因此停药后疾病会复发。

(4)生物制剂：有抗炎及防止骨破坏的作用。为增加疗效和减少不良反应，本类生物制剂宜与甲氨蝶呤联合应用。其主要的不良反应包括注射部位局部的皮疹、感染(尤其是结核感染)，有些生物制剂长期使用可致淋巴系统肿瘤的患病率增加。

(5)中药制剂：常用的中药制剂包括雷公藤多苷、青藤碱、白芍总苷等。

六、护理

(一)一般护理

1.休息与体位

(1)急性期患者常伴有发热、乏力等全身症状，应嘱其卧床休息，并注意体位和姿势，但不提倡绝对卧床；根据患者病情，采用短时间制动，使关节休息，减轻炎症反应；嘱患者进行关节主动或主动加被动的最大耐受范围内的伸展运动，每天 1 次或 2 次，以防发生关节失用。

(2)患者关节疼痛减轻、全身症状好转后，应鼓励患者及早下床或在床上做各种主动或被动锻炼。

(3)嘱缓解期患者应加强肢体功能锻炼，主要以关节的伸展与屈曲运动为主，每天进行 2 次或 3次。

2. 饮食护理

嘱患者应避免进食辛辣、刺激性食物，可适当进食高维生素、高蛋白、营养丰富、清淡、易消化的食物。

3. 病情观察

(1)观察患者关节疼痛及肿胀的程度、部位，晨僵持续的时间，是否有关节畸形和功能障碍。

(2)观察患者是否有关节外表现，如有无皮下结节，有无咳嗽、呼吸困难，有无胸闷、心前区疼痛，有无皮肤溃疡，有无口干、眼干等。如发现出现上述关节外表现，常提示病情发生变化，应及时通知医生予以处理。

(3)注意观察患者服药后的疗效和不良反应。

(二)用药护理

(1)指导患者遵医嘱用药，告知患者用药方法和注意事项，并观察药物的不良反应。例如，非甾体类药物易引起胃肠反应，应同时服用胃黏膜保护剂。

(2)只有在一种改变病情抗风湿药足量使用 1~2 周后无效时，才能更改为另一种药物。

(3)应避免两种或两种以上改变病情抗风湿药同时服用，以免使不良反应增多。

(4)老年人宜选用半衰期短的改变病情抗风湿药，对有溃疡病史的老年人，宜服用选择性环氧化酶-2 抑制剂，以减少胃肠道的不良反应。

(5)改变病情抗风湿药可引起胃肠道反应，肝、肾功能损害，骨髓抑制等，用药期间应严密观察，定期监测患者血、尿常规以及肝、肾功能等。

(6)生物制剂主要的不良反应包括注射部位局部的皮疹、感染(尤其是结核感染)，长期使用者，淋巴系统肿瘤的患病率增加，故应密切观察患者服药后的相关表现，发现问题应及时停药。

(三)对症护理

1. 晨僵的护理

告知患者早晨起床后可进行温水浴或用热水浸泡僵硬的关节后活动关节，或起床后先活动关节，再下床活动，夜间睡眠时戴弹力手套保暖，可减轻晨僵程度；避免在关节僵直发作时安排治疗，在服镇痛药物后、疲劳出现前或未发生僵硬时进行活动更为适宜。

2. 预防关节失用

患者卧床期间，为保持关节功能，防止关节畸形和肌肉萎缩，护士应指导或帮助患者进行锻炼，活动强调应以患者能承受为宜，如活动后疼痛持续加重，应减少活动量。在症状基本控制后，应鼓励患者及早下床活动，必要时可为患者提供辅助工具，避免长时间不活动。将肢体锻炼由被动向主动逐渐转变，也可配合理疗、按摩，以增加局部血液循环，松弛肌肉，活络关节，防止关节失用。

(四)心理护理

患者可因病情反复发作、迁延不愈、疗效不佳而出现情绪低落、忧郁、孤独,对生活失去信心,护士应在与患者的接触中以和蔼的态度,疏导、解释、安慰、鼓励等方法帮助患者尽快适应残疾,建立起良好的护患关系,使患者能积极配合治疗。

1. 帮助患者调整心态

指导患者对疾病勿悲观失望,学会自我调节与控制。

2. 鼓励患者进行自我护理

与患者一起制订康复的重点目标,激发患者对家庭、社会的责任,鼓励患者正确认识和对待疾病,积极与医护人员配合。对已发生关节功能残障的患者,要鼓励其尽量做到生活自理或参加力所能及的工作,以体现其生存价值。

3. 参与集体活动

组织患者参加相关疾病知识的集体学习,以达到相互启发、相互学习、相互鼓励的目的,也可让患者参加集体娱乐活动,以充实生活。

4. 建立社会支持体系

告知患者家属或亲友要给予患者物质支持和精神鼓励,亲人的关心会使患者情绪稳定,从而增强其战胜疾病的信心。

(五)健康指导

1. 用药指导

嘱患者应遵医嘱用药,不可擅自停药或增减剂量;教会患者观察药物的疗效及不良反应,并定期复查;若出现病情反复或严重胃肠道不适、黑便等药物不良反应时,应及早就医。

2. 疾病知识指导

向患者及其家属介绍 RA 的有关知识,使患者学会自我护理的方法。

3. 生活指导

嘱患者合理安排休息和活动,避免过度劳累;避免感染、寒冷、潮湿等一切可能诱发本病的因素;每天应有计划地进行锻炼,以保护关节功能,防止失用;多进行热水浴,缓解关节不适。

4. 饮食指导

嘱患者多进食高钙、高维生素、优质蛋白质食物,每天食用盐的摄入量不超过 5g。

第二节　系统性红斑狼疮

系统性红斑狼疮(SLE)是一种累及多系统、多器官,血清中可产生以抗核抗体为代表的多种抗体的自身免疫性疾病,临床以面部蝶形红斑为典型表现的皮肤、关节、肾脏的损害。系统性红斑狼疮以青年女性为多见,患病年龄以 20～40 岁最多,发病率可因地区、种族、性别、年龄而异。

一、病因与病理

本病的病因至今尚未肯定，大量研究显示，遗传、内分泌、感染、免疫异常和一些环境因素与本病的发病有关。

在遗传因素、环境因素、雌激素水平等各种因素相互作用下，导致T淋巴细胞减少、B细胞过度增生，产生大量的自身抗体，并与体内相应的自身抗原结合，形成相应的免疫复合物，沉积在皮肤、关节、小血管、肾小球等部位，在补体的参与下，可引起急、慢性炎症及组织坏死(如狼疮肾炎)，或抗体直接与组织细胞抗原作用，引起细胞破坏(如红细胞、淋巴细胞及血小板壁的特异性抗原与相应的自身抗体结合，分别引起溶血性贫血、淋巴细胞减少症和血小板减少症)，从而导致机体的多系统损害。

二、临床表现

1. 一般症状与体征

本病患者常伴有疲乏无力、发热和体重下降等表现。

2. 皮肤和黏膜病变表现

本病的皮肤与黏膜病变表现多种多样，大体可分为特异性和非特异性两类。①特异性皮损：有蝶形红斑、亚急性皮肤红斑狼疮、盘状红斑。②非特异性皮损：有光过敏、脱发、口腔溃疡、皮肤血管炎(紫癜)、色素改变(沉着或脱失)、网状青斑、雷诺现象、荨麻疹样皮疹，少数患者还有狼疮脂膜炎或深部狼疮及大疱性红斑狼疮。

3. 骨骼、肌肉受累表现

骨骼、肌肉受累表现有关节痛、关节炎、关节畸形，以及肌痛、肌无力、无血管性骨坏死、骨质疏松。

4. 心脏受累表现

心脏受累表现可有心包炎(4%的患者有心包压塞征象)、心肌炎(主要表现为充血性心力衰竭)、心瓣膜病变、冠状动脉炎(少见，主要表现为胸痛、心电图异常和心肌酶升高)。

5. 呼吸系统受累表现

呼吸系统受累表现可有胸膜炎、胸腔积液、肺减缩综合征(主要表现为憋气感和膈肌功能障碍)、肺间质病变、肺栓塞、肺出血和肺动脉高压。

6. 肾脏受累表现

肾脏受累可表现为肾炎或肾病综合征。出现肾炎时，尿内可出现红细胞、白细胞、管型和蛋白尿，肾功能测定早期正常，逐渐进展，后期可出现尿毒症。肾病综合征和实验室表现有全身水肿，伴程度不等的腹腔、胸腔和心包积液者，常有大量蛋白尿、血清蛋白降低和高脂血症等表现。

7. 神经系统受累表现

神经系统受累表现可有抽搐、精神异常、器质性脑综合征(包括器质性遗忘/认知功能不良、痴呆和意识改变)，其他还有无菌性脑膜炎、脑血管意外、横贯性脊髓炎和狼疮样硬化，以及外周神经病变等。

8. 血液系统受累表现

血液系统受累表现可有贫血、白细胞计数减少、血小板减少、淋巴结肿大和脾大。

9. 消化系统受累表现

消化系统受累表现可有食欲缺乏、恶心、呕吐、腹泻、腹腔积液、肝大、肝功能异常及胰腺炎,少见的有肠系膜血管炎、布加综合征和蛋白丢失性肠病等。

10. 其他表现

本病患者还可以合并甲状腺功能亢进或低下、干燥综合征等疾病。

三、诊断

(一)诊断要点

系统性红斑狼疮的诊断主要依靠临床表现、实验室检查、组织病理学检查和影像学检查。1997 年,美国风湿病协会修订的系统性红斑狼疮分类标准中,明确将血液学异常、免疫学异常和自身抗体呈阳性等实验室检查列入了诊断标准。系统性红斑狼疮的实验室检查结果对于系统性红斑狼疮的诊断、鉴别诊断、判断活动性与复发都有重要的意义。

(二)辅助检查

1. 血液检查

血常规检查可表现为全血细胞减少、单纯性白细胞减少或血小板减少,疾病活动期血沉增快、肝肾功能异常等。

2. 尿液检查

患者可有蛋白尿、红细胞尿、管型尿等。

3. 免疫学检查

(1)抗核抗体(ANA):几乎所有的系统性红斑狼疮患者的抗核抗体均为阳性。抗核抗体检测是目前系统性红斑狼疮首选的筛查项目,但特异性较低。

(2)抗双链 DNA 抗体:为诊断系统性红斑狼疮的标记性抗体之一,特异性高达 95%,多出现在疾病的活动期,与疾病的活动、肾脏病变及预后有关。

(3)抗 Sm 抗体:亦是系统性红斑狼疮的标记性抗体之一,特异性高达 99%,但敏感性低,与系统性红斑狼疮的活动性无关,主要用于早期或不典型患者的诊断与回顾性诊断。

(4)抗磷脂抗体:阳性率为 50%。抗磷脂抗体阳性者易发生血栓、习惯性流产、血小板减少。

(5)补体:血清总补体、C3 和 C4 降低,有助于系统性红斑狼疮的诊断,尤其是 C3 低下,常提示疾病处于活动期。

4. 其他检查

肾穿刺活组织检查对诊断狼疮性肾炎和估计预后有一定价值;皮肤狼疮带试验呈阳性,代表系统性红斑狼疮有活动性。

四、鉴别诊断

有发热、皮疹的系统性红斑狼疮应与皮肌炎、成人斯蒂尔病、系统性血管炎、感染性疾病及肿瘤性疾病等相鉴别；以关节炎为主的系统性红斑狼疮应与类风湿关节炎、急性风湿热等相鉴别；以肾脏受累为主的系统性红斑狼疮应与原发性肾小球疾病相鉴别。

五、治疗

系统性红斑狼疮目前仍无根治方法，治疗的目的在于控制病情及维持临床缓解。由于系统性红斑狼疮是一种高度异质性的疾病，因此治疗的关键是早期发现、早期治疗，根据疾病的活动性及严重程度，指导个体化的治疗方案；治疗过程中要定期复查、检测药物的毒副反应，及时调整治疗方案，坚持长期规范治疗。同时，要重视伴发病（如高血压、骨质疏松、糖尿病、动脉粥样硬化等）的治疗，从而保护患者的重要脏器功能，延长患者寿命，改善其生活质量。

1. 一般治疗

嘱患者应正确认识疾病，保持乐观的情绪，消除恐惧心理；疾病处于活动期时要注意休息，保证充足的睡眠，避免过度强光和紫外线照射；处于生育年龄的女性患者要选择合适的方式避孕；避免使用诱发或加重病情的药物；预防并积极治疗感染；活动期不做预防接种，尽可能不用活疫苗；遵医嘱配合治疗，学会自我认识疾病活动的征象，坚持定期随访。

2. 药物治疗

（1）糖皮质激素：目前治疗系统性红斑狼疮的主要药物，可以显著抑制炎症反应，还具有抑制抗原-抗体反应的作用。糖皮质激素制剂众多，疗效无明显差别，一般选用中效激素，如泼尼松、泼尼松龙等。病情较轻者，常先用泼尼松，晨起顿服，病情明显好转后 2 周或疗程 6 周内缓慢减量。对于危重型系统性红斑狼疮，如狼疮性肾炎的急进性肾炎、肾衰竭或有明显精神症状、严重溶血性贫血者，可采用激素冲击治疗，即用甲泼尼龙 500～1000mg 进行冲击治疗，连用 3～5 天为 1 个疗程，继而根据病情逐渐减量；如有需要，可于 1～2 周后重复使用。可短期局部应用激素治疗皮疹，但脸部应避免使用强效激素类外用药，一旦使用，疗程不应超过 1 周。小剂量激素（泼尼松≤10mg/d）可减轻系统性红斑狼疮患者的症状。

（2）免疫抑制剂：为更好地控制病情、保护脏器功能、减少复发、减少激素的用量，大多数患者尤其是活动程度较严重的系统性红斑狼疮患者，在应用激素的同时，应加用免疫抑制剂。临床常用的免疫抑制剂有环磷酰胺、环孢素、甲氨蝶呤、他克莫司、硫唑嘌呤、来氟米特、羟氯喹、雷公藤多苷。这类药物应用过程中可出现胃肠道反应、骨髓抑制、肝肾损害、性腺抑制、诱发肿瘤等不良反应，应注意监测。

（3）非甾体抗炎药：主要用于有发热、关节肌肉疼痛、关节炎、浆膜炎等的系统性红斑狼疮患者，应注意消化性溃疡出血、肾肝功能等方面的不良反应。

（4）抗疟药：可控制皮疹和减轻光敏感，常用硫酸羟氯喹，但需注意有心脏病史，特别是心动过缓或有传导阻滞者，应禁用抗疟药。

3. 其他治疗

对于病情危重或治疗困难的病例，可根据临床情况选择静脉注射大剂量免疫球蛋白、血浆置换、人造血干细胞移植等。近些年，生物制剂已逐渐应用于系统性红斑狼疮的治疗。

六、护理

(一)一般护理

1. 休息与活动

嘱患者应保持室内空气新鲜,预防感冒,疾病处于活动期时应卧床休息,疾病处于缓解期时可适当活动,病情完全稳定后可进行正常工作和学习,但应避免劳累和诱发因素。

2. 饮食护理

嘱患者应合理膳食,选择高热量、高蛋白、高维生素食物,少食多餐,宜进软食,不食有增强光敏感、诱发或加重病情的食物,如芹菜、无花果、蘑菇、烟熏食物以及大蒜、葱、姜等辛辣刺激性食物;有明显水肿、高血压或少尿的患者,应严格限制水、钠的摄入;如水肿主要因低蛋白血症引起且无氮质潴留时,可给予正常量的优质蛋白饮食;对于有氮质血症的水肿患者,应同时限制食物中蛋白质的摄入;对于慢性肾衰竭的患者,可根据肾小球滤过率(GFR)来调节蛋白质的摄入量;对于进食低蛋白饮食的患者,需注意提供足够的热量,以免引起负氮平衡,同时注意补充各种维生素。

3. 皮肤护理

(1)嘱患者应保持皮肤清洁、干燥,每天用温水擦洗,禁用碱性过强的肥皂。

(2)有皮疹、红斑或光敏感者,应指导患者避免阳光直接照射裸露皮肤,日光强时尽量不要外出,必须外出时应采取遮阳措施,如打伞、戴遮阳镜或遮阳帽、穿浅色长衣长裤且衣领要小,以免皮肤过分暴露,皮疹或红斑处可遵医嘱用抗生素治疗,做好创面换药。

(3)嘱患者应避免接触刺激性物品,如刺激性化妆品、染发剂、农药等。

(4)嘱患者避免皮肤抓伤、受压,穿宽松柔软的棉质内衣。

(5)嘱患者避免服用可诱发风湿病症状的药物,如普鲁卡因胺等。

(二)用药护理

(1)非甾体抗炎药:主要的不良反应为胃肠道反应,应嘱患者饭后服药,或遵医嘱同时服用胃黏膜保护剂、H_2受体拮抗剂、米索前列醇等可减轻损害;长期使用非甾体抗炎药的患者还可出现肝肾毒性、皮疹等,嘱患者用药期间应监测肝肾功能,严密观察患者有无用药后的不良反应。

(2)糖皮质激素:长期大量应用糖皮质激素可引起继发感染、无菌性骨坏死、血压升高、血糖升高、电解质紊乱、骨质疏松、向心性肥胖、加重或引起消化性溃疡,也可诱发精神失常。因此,在服药期间,应给予患者低盐、高蛋白、高钾、高钙饮食,补充钙剂和维生素 D,定期为患者测量血压,并监测血糖、尿糖的变化,做好皮肤和口腔黏膜的护理。应向患者强调按医嘱服药的必要性及不能自行停药或减量过快,以免引起“反跳”。

(3)免疫抑制剂:此类药物主要的不良反应为白细胞减少,也可引起胃肠道反应、黏膜溃疡、皮疹、肝肾功能损害、脱发、出血性膀胱炎、畸胎等,应鼓励患者多饮水,观察尿液颜色,及早发现出血性膀胱炎。对于脱发者,应做好患者的心理护理,为不影响美观,可建议患者戴假发,以增强自尊。

(4)抗疟药:氯喹衍生物排泄缓慢,长期使用可以在体内蓄积,引起视网膜退行性病变及黄斑变性，引起视觉异常和失明，故应告知患者在服药前及用药后应定期检查眼底，发现病变者应及时停药，停药后视力一般可以恢复。

(三)心理护理

评估患者的焦虑程度，鼓励其说出自身感受，向患者委婉地说明焦虑对身体状况可能产生的不良影响，帮助患者提高解决问题的能力。对于脏器功能受损、预感生命受到威胁而悲观失望者，应主动向其介绍治疗成功的病例及治疗进展，鼓励其树立战胜疾病的信心。同时，还要嘱咐患者家属对患者多给予关心、理解及心理支持。

(四)健康指导

(1)避免诱因：指导患者应避免一切可能诱发本病的因素，如阳光、药物及手术等；为避免日晒和寒冷的刺激，嘱患者外出时可戴宽边帽子、穿长袖衣服及长裤；育龄期妇女应避孕；病情活动期，伴有心、肺、肾功能不全者，属于妊娠禁忌，并应避免进行各种预防接种。

(2)休息与活动：在疾病缓解期，嘱患者应逐渐增加活动量，可参加社会活动和日常工作，但要注意劳逸结合，避免过度劳累。

(3)皮肤护理指导：嘱患者应注意个人卫生，切忌挤压皮肤斑丘疹，以预防皮损处感染。

(4)用药指导：嘱患者应坚持严格遵医嘱治疗，不可擅自改变药物剂量或突然停药，保证治疗计划得到落实；应向患者详细介绍所用药物的名称、剂量、给药时间、方法等，并教会其观察药物疗效及不良反应的方法。

(5)疾病教育及调适指导：向患者及其家属介绍本病的有关知识，使他们了解若能及时、正确、有效治疗，病情可以长期缓解，过正常生活；嘱患者家属给予患者精神支持和生活照顾，以维持其良好的心理状态。

(6)生育指导：告知患者如无中枢神经系统、肾脏或其他脏器的严重损害，病情处于缓解期达半年以上者，一般能安全妊娠，并分娩出正常婴儿；非缓解期的系统性红斑狼疮患者容易出现流产、早产和死胎，发生率约为 30%，故应注意避孕；病情活动期，伴有心、肺、肾功能不全者，属妊娠禁忌；妊娠前 3 个月至妊娠期应用环磷酰胺、甲氨蝶呤、硫唑嘌呤者均可能影响胎儿的生长发育，故必须停用以上药物至少 3 个月后方能妊娠。

第三节 风湿热

风湿热是由于 A 组乙型溶血性链球菌感染后发生的一种反复发作的急性或慢性全身性结缔组织炎症性疾病，常侵及关节、心脏、皮肤，也可累及神经及其他脏器，发病年龄以 5～15 岁为多见，以寒冷、潮湿地区发病率高，如治疗不彻底，可导致慢性风湿性心瓣膜病。

一、病因与病理

链球菌感染是诱发风湿热的病因。有研究提出，风湿性心瓣膜病和风湿热的病因可能是病毒，也可能由细菌和病毒的协同作用所致。

本病的发病机制尚不清楚，可能与 A 组乙型溶血性链球菌感染后的两种免疫反应(变态反应和自身免疫)有关。有些抗链球菌抗体可与人体的心脏、丘脑等组织发生交叉免疫反应，导致Ⅱ型变态反应性组织损伤；链球菌菌体成分及其代谢产物与相应抗体作用形成的免疫复合物沉积于关节、心肌、心瓣膜，导致Ⅰ型变态反应性组织损伤；风湿性心脏病患者体内可出现抗心肌抗体的自身免疫抗体，损伤心肌组织，发生心脏炎。

本病的病变可累及全身结缔组织，基本病变为炎症和具有特征性的风湿小体，主要累及心脏、关节和皮肤，从而可产生相应的临床表现。

二、临床表现

(一)前驱症状

半数病例在发病前1～4周有咽喉炎或扁桃体炎等上呼吸道链球菌感染的临床表现。

(二)典型表现

1.发热

50%～70%的患者会出现发热症状，轻者仅有低热或无发热，成人多见中度发热，高热多见于儿童，热型常不规则。

2.心脏炎

心脏炎是本病最严重的表现，以心肌炎及心内膜炎多见，亦可发生全心炎，心肌、心内膜、心包均可受累。

(1)心肌炎：发生心肌炎时，患者可出现心动过速、心音减弱、心脏扩大及心律失常等表现。

(2)心内膜炎：主要侵犯二尖瓣，其次为主动脉瓣，多次复发可造成心瓣膜永久性瘢痕形成，导致风湿性心瓣膜病。

(3)心包炎：有心包炎表现者，多存在全心炎，临床表现为心前区疼痛、心动过速、呼吸困难，有5%～10%的病例心底部可听到心包摩擦音。

3.关节炎

关节炎占急性风湿热总数的50%～60%。典型的关节炎呈游走性、多发性，常侵犯数个大关节，以膝、踝、肘、腕、肩关节常见。急性发作时，受累关节表现为红肿、灼热、疼痛和压痛，活动受限制，但一般不会出现关节畸形。

4.舞蹈病

舞蹈病多发生于儿童，以女童多见，是一种累及锥体外系的风湿性神经系统疾病，表现为以四肢和面部肌肉为主的不自主、无目的的快速运动，如伸舌歪嘴、挤眉弄眼、耸肩缩颈、语言障碍、书写困难、细微动作不协调等，在兴奋或注意力集中时加剧，入睡后消失。

5.皮下结节

皮下结节常与心脏炎同时出现，好发于肘、腕、膝、踝等关节伸侧的骨质隆起或肌腱附着处，与皮肤无粘连，无痛，质硬，如豌豆大小，直径多为0.1～1cm，常在起病数周后才出现，经2～4周可自然消失。

6.环形红斑、结节性或多形性红斑

环形红斑是风湿热的特征性体征，一般在风湿热后期出现，多分布于躯干及四肢屈侧，呈环形或半环形，如钱币大小，色淡红或暗红，边缘可轻度隆起，环内肤色正常，多于数小时或1～2天内消失，反复出现，消失后不留痕迹。

三、诊断

(一)诊断要点

风湿热目前使用的仍然是1992年修订的Jones标准,即如果有一项主要指标和两项次要指标,再加上有先驱链球菌感染的证据,即可确定诊断。

(二)辅助检查

1.实验室检查

风湿热活动期患者的血常规检查有白细胞和中性粒细胞升高,并有核左移现象,也可见轻度贫血,血沉增快,血清蛋白电泳可见清蛋白降低、α_2球蛋白及γ球蛋白增加,黏蛋白也增加,免疫球蛋白IgM/IgG、补体在急性期升高,特别是补体C3、C4在风湿热临床症状出现第二天即有变化,故对风湿热活动期有诊断上的意义。

2.抗链球菌的证据

链球菌感染最直接的证据是在患者咽部培养出A组R溶血性链球菌,其阳性率仅有20%~25%。抗链球菌抗体滴度升高也是新近链球菌感染的可靠指标,链球菌感染后2周左右,大多数风湿热患者的ASO滴度升高大于500U,4~6周时达高峰,8~10周后逐渐恢复正常。

3.胸部X线和心电图检查

患者胸部X线片可表现为正常或有心影增大,心脏受累可出现心电图异常,如窦性心动过速或过缓、期前收缩等心律失常表现,房室传导阻滞,Q-T间期延长及ST-T的改变。

4.超声心动图检查

患者的超声心动图检查可发现患者心脏增大,心瓣膜水肿和增厚、闭锁不全或狭窄,以及心包积液等。

四、鉴别诊断

(1)类风湿关节炎:多侵犯小关节和脊柱,大关节受累较少,多数不侵犯心脏,发病前多无溶血性链球菌感染;由于关节囊软骨等组织被破坏,故后期可遗留关节畸形;类风湿因子检测呈阳性。

(2)系统性红斑狼疮:面部常有蝶形红斑,伴有肝、肾等多系统、多脏器损害,白细胞减少,血和骨髓涂片可查到狼疮细胞,抗核抗体呈阳性,血清补体C3下降。

(3)亚急性感染性心内膜炎:多见于原有心瓣膜病的患者,有进行性贫血、脾脏肿大、杵状指、皮肤黏膜瘀斑及栓塞现象,血培养呈阳性,抗生素治疗有效。

(4)病毒性心肌炎:在临床上与风湿性心肌炎很难区分,但本病起病前1~3周常有上呼吸道或肠道感染史,抗"O"多正常,关节疼痛不明显,病毒中和抗体滴度升高。

五、治疗

(一)一般治疗

风湿热活动期必须卧床休息,若无明显心脏受损表现,在病情好转后,可适当活动,直至症状消失、血沉正常;若有心脏扩大、心包炎、持续性心动过速和明显的心电图异常者,在症状消失、血沉正常后仍需卧床休息3～4周,恢复期亦应适当控制活动3～6个月。

(二)抗风湿治疗

抗风湿治疗常用的药物有水杨酸制剂和糖皮质激素两类,无心脏炎的患者不必使用糖皮质激素。

1.水杨酸制剂

水杨酸制剂是治疗急性风湿热的最常用药物,对风湿热的退热、消除关节炎症和血沉的恢复均有较好的效果。虽然本药有明显抑制炎症的作用,但不能去除病理改变,因而对心脏瓣膜病变无明显预防作用。常用的药物为阿司匹林,起始剂量为儿童每天80～100mg/kg,成人每天4～6g;分4～6次口服;或水杨酸钠,每天6～8g,分4次服用。使用水杨酸制剂治疗风湿热应逐渐增加到预期剂量,直至取得满意的临床疗效;症状控制后,剂量减半,维持6～12周。水杨酸制剂的不良反应常有胃部刺激症状,如恶心、呕吐、食欲减退等,此时可用氢氧化铝,不宜服用碳酸氢钠,因后者可降低水杨酸制剂在胃肠道的吸收,增加肾脏的排泄,并可促发或加重充血性心力衰竭。如患者不能耐受水杨酸制剂,可用其他非甾体抗炎药,如萘普生、吲哚美辛、双氯芬酸钠等。

2.糖皮质激素

临床研究表明,糖皮质激素与阿司匹林在对风湿热的疗效方面并无明显差别,且有停药后"反跳"现象和较多的不良反应。当急性风湿热患者出现心脏受累表现时,应及时加用糖皮质激素。激素治疗开始剂量宜足量,可用泼尼松,成人每天60～80mg,儿童每天2mg/kg,分3次或4次口服,直至炎症控制、血沉恢复正常之后再逐渐减量,以每天5～10mg维持,总疗程需2～3个月。病情严重者,可用氢化可的松,每天300～500mg;或地塞米松,每天0.25～0.3mg/kg,静脉滴注。

(三)抗生素治疗

风湿热一旦确诊,即应给予1个疗程的青霉素治疗,以清除溶血性链球菌。需要注意的是,即使患者溶血性链球菌咽培养阴性,亦应给予足疗程的青霉素治疗。溶血性链球菌感染持续存在或再感染均可使风湿热进行性恶化,因此根治链球菌感染是治疗风湿热必不可少的措施,一般应用普鲁卡因青霉素,40万～80万U,每天1次,肌内注射,共用10～14天;或用长效青霉素(如苯唑西林)120万U,肌内注射1次。对青霉素过敏者,可予口服红霉素,每天4次,每次0.5g,共服10天。

六、护理

(一)一般护理

1.生活护理

(1)休息与活动:嘱患者应绝对卧床休息。无心脏炎者,应绝对卧床休息2周。有心脏炎时,轻者应绝对卧床休息4周,重者应绝对卧床休息6～12周,伴心力衰竭者待心功能恢复后再卧床休息3～4周,血沉接近正常时方可逐渐下床活动,活动量根据心率、心音、呼吸、有无疲劳而调节。一般患者恢复至正常活动量所需的时间:无心脏受累者为1个月,有轻度心脏受累者为2～3个月,有严重心脏炎伴心力衰竭者为6个月。

(2)饮食:给予患者易消化、高蛋白、高维生素食品;有心力衰竭者,应适当限制盐和水,少量多餐,详细记录液体出入量,并保持大便通畅。

2. 病情观察

注意观察患者的心率、心律和心音变化,有无烦躁不安、面色苍白、多汗、气急等心力衰竭表现,并详细记录,及时处理。

3. 对症护理

患者有关节痛时,可令其保持舒适体位,避免疼痛肢体受压,移动肢体时动作要轻柔;告知患者应注意患肢保暖,并做好患肢的皮肤护理。

(二)用药护理

嘱患者服药期间应注意药物的不良反应。例如,阿司匹林可引起胃肠道反应、肝损害和出血,告知患者可饭后服药,或同服氢氧化铝以减少胃肠刺激,加用维生素 K 可防止出血;泼尼松可引起消化道应激性溃疡、肾上腺功能不全、满月脸、肥胖、精神症状、高血压、电解质紊乱等,应注意密切观察;患者有心肌炎时,使用洋地黄制剂易出现中毒表现,用量应酌减,并注意观察患者有无恶心、呕吐、心律不齐、心动过缓等中毒反应,并注意补钾。

(三)心理护理

风湿热因易复发,产生心脏损害,导致慢性风湿性心脏病,严重地影响到了患者的生命质量,故家长及患儿易产生焦虑,年长儿还可因长期休学引起担忧或由于舞蹈病而产生自卑感。护士应关心爱护患者,耐心为其解释各项检查、治疗、护理措施的意义,以便取得患者的合作;及时为患者解除各种不适,如发热、出汗、疼痛等,以增强患者战胜疾病的信心。

(四)健康指导

1. 生活指导

嘱患儿家长应注意患儿卫生,并加强患儿居室的通风、防潮、保暖,以避免链球菌的感染。

2. 疾病知识指导

向患儿及其家长讲解疾病的有关知识和护理要点,使家长学会病情观察、预防感染、防止复发的各种措施,积极控制咽部链球菌感染,预防风湿热的复发;告知患儿家长当患儿发生慢性扁桃体炎或咽喉炎时,应及时就医。

第四节　硬皮病

硬皮病是一种以皮肤各系统、血管和内脏器官出现异常纤维化为特点的一种全身性结缔组织病。本病在结缔组织病中仅次于系统性红斑狼疮,发病高峰年龄为 30～50 岁,以女性居多,儿童发病者相对少见。

一、病因

1. 遗传因素

部分硬皮病患者有明显的家族史。

2. 感染因素

不少硬皮病患者发病前常有急性感染性疾病，包括咽峡炎、扁桃体炎、肺炎、猩红热、麻疹、鼻窦炎等。

3. 结缔组织代谢异常

硬皮病患者可有广泛的结缔组织病变，对患者的成纤维细胞培养显示胶原合成的活性明显增高。

4. 血管异常

硬皮病患者多有雷诺现象，不仅限于肢端，也可发生于内脏血管等处。

二、临床表现

(1)硬皮病起病隐匿，常先有雷诺现象，手指肿胀、僵硬，或有关节痛、关节炎表现。雷诺现象可先于皮肤病变几个月或几年出现。

(2)皮肤病变一般先见于双侧手指及面部，然后向躯干蔓延，表现为水肿、皮肤增厚变硬、萎缩、皮纹消失、毛发脱落。

(3)患者可有吞咽困难，结肠受累者可导致便秘。

(4)肺部病变主要表现为肺间质纤维化。

(5)有心脏受累者，表现为心脏增大、心力衰竭、心律失常；有肺动脉高压者，可导致肺心病。

(6)患者指端可有下陷区、溃疡、瘢痕。

(7)关节炎与腱鞘炎可发生于早期，晚期可发生挛缩，使关节僵直，固定在畸形位置。

三、诊断

1. 主要标准

患者有近端硬皮病，即手指和掌指关节或跖趾关节以上的任何部位皮肤有对称性增厚、绷紧和硬化。这类病变可累及整个肢体、面部、颈和躯干(胸和腹部)。

2. 次要标准

(1)双侧肺基底部纤维化：胸部X线片上显示双侧网状的线形或线形结节状阴影，以肺基底部最明显，可呈弥散性磨玻璃影或“蜂窝肺”外观。这些改变不能归因于原发性肺部病变。

(2)手指硬皮病：皮肤改变仅限于手指。

(3)手指的凹陷性瘢痕或指垫组织消失：患者有缺血所致的指尖凹陷或指垫(指肚)组织消失。

四、鉴别诊断

硬皮病应与嗜酸性筋膜炎、硬肿病等相鉴别。

五、治疗

本病尚无非常有效的治疗药物和方法，目前治疗以改善病情为主，尽可能增加患者存活率、减少致残率和并发症；治疗目标包括预防内脏器官受累、阻止或减慢已受累器官功能的恶化、改善已受累器官(包括皮肤)的功能。

(一)一般治疗

嘱患者戒烟、保暖、避免情绪激动，为患者进行积极的皮肤护理，并注重对患者病情的观察，给予积极的心理支持和鼓励。

(二)药物治疗

目前本病的药物治疗主要包括抗炎及免疫调节治疗、针对血管病变的治疗及抗纤维化治疗3个方面。

1.抗炎及免疫调节治疗

(1)非甾体抗炎药：对于关节痛和肌痛一般都有疗效，早期进行积极和持续的物理治疗可改善进行性活动受限和肌肉萎缩，保存肢体功能。

(2)糖皮质激素：中、小剂量的糖皮质激素早期使用，可改善早期硬皮病的关节痛、肌痛、皮肤水肿及硬化等症状，对间质性肺炎及心肌病变亦有一定疗效，一般常先用泼尼松，30mg/d，连用数周，逐渐减为维持量(5～10mg/d)；硬皮病晚期，特别是肾功能不全及伴有肺纤维化的患者，糖皮质激素应慎用。

(3)免疫抑制剂：硬皮病早期存在明确的细胞和体液免疫异常，从这点看，用免疫抑制剂治疗应该是合理的选择，但临床治疗和实验结果均无明显证据支持这一推断。常用的免疫抑制剂有环孢素、环磷酰胺、硫唑嘌呤、甲氨蝶呤等。甲氨蝶呤对改善早期皮肤的硬化有效，而对其他脏器受累无效，但有报道用硫唑嘌呤治疗23个月、5-FU治疗6个月，患者并无具有临床意义的改变。环孢素的一项实验显示，其对皮肤病变有效，但剂量相关的不良反应常见，特别是肾毒性。

2.针对血管病变的治疗

(1)硬皮病相关指(趾)端血管病变的治疗：硝苯地平为治疗雷诺现象的首选用药，严重雷诺现象可静脉用伊洛前列素或其他前列环素及其类似物。对弥散型患者的指(趾)端溃疡，钙离子拮抗剂和类前列腺素治疗无效者，可考虑用波生坦治疗。

(2)硬皮病相关肺动脉高压(PAH)的治疗：①可给予氧疗、利尿剂、强心剂及抗凝治疗。②肺动脉血管扩张剂治疗，目前临床上应用的主要有钙离子拮抗剂、前列环素及其类似物、内皮素-1受体拮抗剂等。

(3)硬皮病相关肾危象的治疗：肾危象是硬皮病的重症表现，应使用血管紧张素转化酶抑制剂类药物控制高血压。

3.抗纤维化治疗

纤维化是硬皮病的特征性表现，虽然TGF-β在硬皮病的纤维化发病机制中有重要作用，但TGF-β拮抗剂对硬皮病纤维化的疗效仍有待进一步研究。

(三)针对其他受累脏器的治疗

硬皮病消化道受累出现的胃食管反流性疾病、食管溃疡和狭窄常用质子泵抑制剂治疗；胃和小肠动力失调所致的吞咽困难、胃食管反流性疾病、饱腹感、假性梗阻等可用促动力药多潘立酮和莫沙必利治疗；小肠细菌过度生长导致的胃胀气、肠吸收不良和腹泻，抗生素交替使用虽有效，但需要经常改变抗生素种类，以免发生耐药。

六、护理

(一)病情观察

(1)观察患者的生命体征及皮肤情况。

(2)观察患者的病情、饮食、关节疼痛和活动情况。

(3)观察患者有无内脏的受累及并发症的发生。

(二)症状护理

(1)潜在的皮肤完整性受损:患者的手部及足部可用棉手套、厚袜子进行保护,可嘱患者戴帽子和多穿衣物,以防因躯干部位受寒冷刺激而引发反射性效应。

(2)吞咽困难及呛咳的护理:有些硬皮病患者对固体食物咽下困难,饮食稍有不慎即可发生呛咳,需严格进行饮食管理,给予此类患者高蛋白质、高维生素流质饮食,嘱其多食用新鲜水果汁、蔬菜,忌食辛辣及刺激性食物;患者进食时,可为患者摇高床头 20°,以减少胃食管反流的发生。

(3)疼痛的护理:可遵医嘱适量给予患者非甾体抗炎药,嘱患者取舒适的体位,转移注意力,可看些小说、漫画等分散注意力,保持环境安静、舒适;护士应耐心听取患者倾诉,给予其适当安慰,以减轻其心理负担,提高其痛阈。

(4)呼吸道护理:肺部受累的护理措施是预防呼吸道感染,防止劳累,密切观察病情(特别是呼吸的频率、节律、深浅度);患者有呼吸异常时,应做好气管切开的准备工作。

(5)预防皮肤感染:嘱患者应注意个人卫生,常修剪指甲,清洁皮肤,不要用手抠鼻子,防止抓破皮肤,穿宽松棉制衣服。

(6)硬化皮损的护理:可按医嘱使用血管活化药、结缔组织形成抑制药。吸烟能使血管发生痉挛,故应嘱患者戒烟。告知患者洗澡水的温度要适宜,禁止用热水烫洗;对有皮肤干燥、瘙痒的患者,洗浴后可用滋润皮肤、温和的润滑剂止痒,避免搔抓、擦破皮肤,保护好受损皮肤的完整性,防止皮损长期受压及冷热刺激。

(三)健康指导

(1)嘱患者应注意保暖,避免受寒,特别是秋冬季节,因气温变化剧烈,故需及时增添保暖设施。

(2)嘱患者应防止外伤,注意保护受损皮肤;告知患者即使是较小的外伤,也要引起足够重视。

(3)嘱患者应戒烟,保持生活规律,保证睡眠时间。

(4)告知患者应进食高蛋白质、高纤维化食物,避免进食刺激性强的食物;如有吞咽困难时,应进流质饮食。

(5)嘱患者应防止精神刺激和精神过度紧张,保持愉快、乐观的情绪。

(6)告知患者应加强关节的活动,保持关节的功能位置,并防止发生烫伤、冻伤等。

第五节　纤维肌痛综合征

纤维肌痛综合征是一种非关节性风湿病,表现为肌肉骨骼系统多处疼痛与发僵,并在特殊部位有压痛点。纤维肌痛综合征可继发于外伤及风湿病,这类纤维肌痛综合征被称为继发性纤维肌痛综合征；如不伴有其他疾患，则被称为原发性纤维肌痛综合征。纤维肌痛综合征多见于女性，发病高峰年龄为20～60岁。

一、病因

(1)神经递质分泌异常：文献报道，血清素和P物质等神经递质在本病的发病中起重要作用。

(2)免疫紊乱：在纤维肌痛综合征患者的真皮-表皮交界处有免疫反应物沉积、组织缺氧及通透性增强，提示本病的发病与免疫紊乱存在一定关系。

二、临床表现

(1)典型表现：纤维肌痛综合征的主要症状是全身疼痛和僵硬感，以肩胛带肌和骨盆带肌群为著；慢性起病，有逐渐加重的趋势，外界环境刺激可使病情恶化。

(2)其他表现：如肠易激综合征、紧张性头痛、感觉异常、明显乏力等。

(3)有特殊压痛点：如枕骨下肌肉附着处、颈5～7横突间隙前部、斜方肌外缘中点、肩胛嵴中点、第2肋软骨结合处、肋骨外上髁以远2cm处、臀部外上象限、股骨大转子后部、膝近端内侧脂肪垫等处存在特殊压痛点。

三、诊断

纤维肌痛综合征一般没有特异性化验检查及其他辅助检查阳性表现，根据临床特征及典型压痛点即可确诊。

1. 持续3个月以上的全身性疼痛

患者身体的左、右侧，腰的上、下部及中轴骨骼(颈椎、前胸、胸椎、下背部)等部位同时出现疼痛。

2. 压痛点有按压痛

当按压患者的特殊压痛点时，至少有11个点出现疼痛。

四、治疗

1. 消除使症状加重的诱因

告知患者应避免居住于寒冷、潮湿的环境中，避免体力活动过度或过少，以及焦虑与紧张等不良情绪的影响，保证充足的睡眠。

2. 药物治疗

(1)阿米替林：该药是一种抗抑郁药，一般于睡前口服，对疼痛、失眠、晨僵有明显改善作用；有明显焦虑者，可合用艾司唑仑口服。

(2)普瑞巴林：具有镇痛、抗惊厥作用，对于减轻患者疼痛、改善睡眠有较好的作用。

(3)度洛西丁：除了可缓解患者的疼痛症状外，还可缓解患者的焦虑与抑郁。

(4)氯丙嗪：一般睡前服，可改善患者的睡眠不良，并可减轻患者的肌痛症状。

3. 心理治疗

本病多见于中青年女性，患者多有明显的神经、精神症状，如头痛、失眠、心烦、焦虑等，因此应给予患者适当的心理治疗。

五、护理

(一)病情观察

(1)应密切观察患者的生命体征变化。

(2)疼痛的观察:观察患者疼痛的部位、性质,以及压痛点的多少,并应注意观察患者疼痛的程度是否有加重。

(3)密切观察患者的睡眠和精神症状。

(二)症状护理

(1)轻症纤维肌痛:一般可随着紧张的解除而自行消退,但常可能出现反复或转为慢性,应告知患者通过伸展练习、有氧健身、改善睡眠、局部热敷、轻柔按摩等可能使病情减轻。

(2)焦虑或抑郁:应告知患者本人及家属本病是一种功能性疾病,不会造成残疾或重要器官损伤,不必顾虑重重,否则很容易加重症状,需要患者积极配合治疗。

(三)健康指导

(1)告知患者家属要给予患者足够的理解和关心,以便为患者疾病康复创造良好的基础。

(2)指导患者应正确认识及对待纤维肌痛综合征,要进行自我调节,放松心情,解除顾虑,平日可做一些体育运动,还要培养多方面的兴趣,多与人交往,以便消除抑郁、焦虑等不良情绪,夜间入睡也会变得更加容易。

参考文献

[1]乐俊.临床内科常见疾病的诊疗与护理[M].昆明:云南科学技术出版社,2014.

[2]董燕斐,张晓萍.内科护理[M].北京:人民军医出版社,2015.

[3]邵迴龙.内科疾病临床诊疗[M].石家庄:河北科学技术出版社,2013.

[4]刘国强,徐敏,王青海,等.实用内科诊疗学[M].石家庄:河北科学技术出版社,2013.

[5]徐炳福,刘兰,郭香丽,等.临床内科疾病诊断与护理[M].昆明:云南科学技术出版社,2014.

[6]吕希峰.临床常见疾病的诊疗及护理[M].青岛:中国海洋大学出版社,2014.

[7]葛均波.内科学[M].8版.北京:人民卫生出版社,2013.

[8]姜安丽.新编护理学基础[M].2版.北京:人民卫生出版社,2012.

[9]刘振华,李保存,赵生秀.内科护理学[M].北京:人民军医出版社,2015.

[10]李培秀.临床医疗护理常规[M].长春:吉林科学技术出版社,2016.

[11]孙洁.神经内科疾病诊疗与康复[M].长春:吉林科学技术出版社,2019.

[12]张立霞,刘文婷,谢江波.神经内科疾病临床诊疗[M].天津:天津科学技术出版社,2018.